苏翠红　主编

妇产科常见病诊断与治疗要点

中国纺织出版社有限公司

图书在版编目（CIP）数据

妇产科常见病诊断与治疗要点 / 苏翠红主编. -- 北京 : 中国纺织出版社有限公司, 2021.8

ISBN 978-7-5180-8659-7

Ⅰ.①妇… Ⅱ.①苏… Ⅲ.①妇产科病—常见病—诊疗 Ⅳ.①R71

中国版本图书馆CIP数据核字（2021）第125566号

责任编辑：樊雅莉　　责任校对：高 涵　　责任印制：王艳丽

中国纺织出版社有限公司出版发行

地址：北京市朝阳区百子湾东里A407号楼　邮政编码：100124

销售电话：010—67004422　传真：010—87155801

http://www.c-textilep.com

中国纺织出版社天猫旗舰店

官方微博 http://weibo.com/2119887771

唐山玺诚印务有限公司印刷　各地新华书店经销

2021年8月第1版第1次印刷

开本：889×1194　1/16　印张：10.5

字数：308千字　定价：78.00元

编 委 会

前　言

　　近年来，妇产科学的理论和技术已取得了前所未有的发展，对临床上治疗妇产科疾病发挥了重要作用。同时，由于国际、国内同行间的交流研讨，许多新型技术在临床上得到广泛应用，这也推动了现代妇产科学诊断和治疗水平的提高与发展。

　　本书主要介绍妇产科的基础知识和常见疾病的诊疗要点。书中以临床实践经验为基础，结合学科发展，在系统阐述相关基本理论、基本技能的基础上，重点针对临床常见妇产科疾病的诊断思路和治疗原则进行详细论述。内容新颖，针对性与实用性强，有助于医学生和临床医师对疾病作出正确诊断和恰当处理。

　　由于参编人数众多，风格不尽一致，而且写作时间和篇幅有限，书中难免存在纰漏和欠妥之处，恳请广大读者给予批评和指正，以便再版时修订，谢谢。

编　者
2021 年 3 月

目 录

第一章

妇产科常用一般检查

第一节 妇科检查

妇科体格检查应在采取病史后进行。检查范围包括全身检查、腹部检查和盆腔检查，除急诊外，应按上述先后顺序进行。盆腔检查为妇科所特有，又称为妇科检查。男性实习医生或男医师不宜对女患者单独进行体格检查，应在女医师（或护士）或患者家属陪同下进行为宜。

一、全身检查

（1）全身一般状况检查：神志、精神状态、面容、体态、全身发育、毛发分布、皮肤等。

（2）检查头部器官、颈、乳房、心、肺、脊柱、四肢、淋巴结（特别注意左锁骨上和腹股沟淋巴结）和各部分发育以及有无包块、分泌物等。

（3）常规测量体温、脉搏、呼吸、血压、体重和身高。

二、腹部检查

腹部检查是妇科体格检查的重要组成部分，应在盆腔检查前进行。

1. 视诊

注意腹部有无隆起或呈蛙腹、瘢痕、静脉曲张、妊娠纹、腹壁疝、腹直肌分离等。

2. 触诊

触诊腹壁厚度，注意肝、脾、肾有无增大或触痛，腹部有无压痛、反跳痛、肌紧张，有无包块及其大小、性质、压痛性质、活动度、表面光滑度等，若为妊娠，注意子宫底高低或胎位等。

3. 叩诊

注意有无鼓音、浊音、移动性浊音，以及其分布范围，肝、肾区有无叩击痛。

4. 听诊

听诊肠鸣音，若合并妊娠则听取胎心音。

三、盆腔检查

1. 检查器械

无菌手套、阴道窥器、鼠齿钳、长镊、子宫探针、宫颈刮板、玻片、棉拭子、消毒液、液状石蜡或肥皂水、生理盐水等。

2. 基本要求

（1）检查者应关心体贴被检查者，态度严肃，语言亲切，检查仔细，动作轻柔。

（2）除尿失禁患者外，检查前应排空膀胱，必要时导尿。大便充盈者应先排便或灌肠。

（3）每检查一人，应由医务人员更换置于被检查者臀部下面的垫单（纸），其他器械也均须每次更换，防止交叉感染。

（4）一般盆腔检查时均取膀胱截石位，检查者面向患者，立在患者两脚间。重危者、不宜搬动者在病床上或单架上检查。

（5）月经期不做检查，若有异常阴道出血，检查前应先消毒外阴。

（6）未婚者忌做双合诊及窥阴器检查，仅做直肠腹部联合诊。若确实要做妇科检查应征得本人及其家属同意后方可进行。

（7）对腹壁肥厚、高度紧张或未婚患者，在盆腔检查不满意时，宜肌注盐酸哌替啶（杜冷丁）或在骶管麻醉下进行。

3. 外阴部检查

（1）外阴发育及阴毛分布（女性为倒置三角形分布）、阴毛多少，有无畸形、水肿、皮炎、溃疡、赘生物、肿块，皮肤黏膜色泽，有无增厚、变薄、萎缩。

（2）戴消毒手套的拇指和示指分开小阴唇，暴露阴道前庭、尿道口和阴道口。

（3）未婚者处女膜应完整未破，其阴道口勉强可容示指；已婚者阴道口能容两指；经产妇处女膜仅残余痕迹，或见会阴侧切瘢痕。

（4）检查时应嘱患者用力向下屏气，观察有无阴道前壁或后壁膨出、有无尿失禁或漏尿等。

4. 阴道窥器检查

（1）根据阴道松弛程度选用适当大小的窥阴器，未婚者非经本人同意，禁用窥阴器。

（2）先将窥阴器两叶合拢，旋紧其中部螺丝，放松侧部螺丝，用液状石蜡或肥皂液润滑两叶前端；若做宫颈刮片或阴道上 1/3 段涂片细胞学检查，则不用润滑剂，以免影响检查结果。

（3）置入阴道前先用左手示指和拇指分开两侧小阴唇，暴露阴道口，右手持预先准备好的窥阴器，直接沿阴道侧后壁缓慢插入阴道内，然后向上向后推进，在推进中徐徐将两叶展平，并逐渐张开两叶，直至完全暴露宫颈为止。置入时注意防止窥阴器顶端碰伤宫颈，以免出血。

（4）取出窥阴器前，应旋松侧部螺丝，待两叶合拢再取出。

5. 视诊

（1）检查宫颈：暴露宫颈后，暂时旋紧窥阴器侧部螺丝，使窥阴器固定在阴道内。观察宫口大小、色泽、外口形状，有无糜烂、撕裂、外翻、息肉、腺囊肿、肿块，宫颈管内有无出血、分泌物。宫颈刮片或培养的标本均于此时采集。

（2）检查阴道：旋松窥阴器侧部螺丝，转动窥阴器。观察阴道前后、两侧壁黏膜颜色、皱襞，有无溃疡、赘生物、囊肿以及有无阴道隔等先天畸形。观察阴道内分泌物量、色泽、性状，有无臭味。白带异常者取分泌物做涂片或培养，找滴虫、念珠菌、淋球菌以及测定阴道 pH、白带清洁度等。

6. 双合诊检查

（1）检查者一手的二指（示指和中指）或一指（示指）放入阴道，另一手在腹部配合检查，称为双合诊。

（2）目的是扪清阴道、宫颈、宫体、输卵管、卵巢、子宫韧带和宫旁结缔组织，以及盆腔内其他器官和组织是否有异常。

（3）惯用右手（或左手）戴好手套，示、中指涂润滑剂后，轻轻通过阴道口，沿后壁放入阴道，检查阴道通畅度、深度，有无畸形、瘢痕、结节、肿块，有无触痛。

（4）再扪及宫颈大小、形状、硬度、宫颈外口形态，有无接触性出血，拨动宫颈有无疼痛（称宫颈举痛），宫颈周围穹隆情况。

（5）根据宫颈及外口朝向估计子宫位置（宫颈外口方向朝后时宫体多为前倾，朝前时宫体多为后倾，宫颈外口朝前且阴道内手指伸达后穹隆顶部即可触及宫体时，子宫为后屈）。

（6）扪清子宫情况后，将阴道内两指由宫颈后方移至侧穹隆，尽可能往上向盆腔深部扪诊，与此同时，另一手从同侧下腹壁髂嵴水平开始，由上往下按压腹壁，与阴道内手指相互对合，以触及子宫附件有无肿块、增厚、压痛。

若扪及肿块应注意其位置、大小、形状、软硬度、活动度，与子宫关系，以及有无压痛。输卵管正常不能扪及，卵巢偶可扪及。

7. 三合诊

（1）三合诊检查即腹部、阴道、直肠联合检查，一手示指放入阴道，中指放入直肠，另一手放在腹部联合检查。

（2）目的是弥补双合诊的不足，特别注意子宫后壁、直肠子宫凹陷、宫骶韧带、盆腔后部的病变，肿瘤与盆壁关系，阴道直肠隔，骶前或直肠内有无病变。

8. 直肠腹部诊

（1）一手示指伸入直肠，另一手在腹部配合检查，称直肠腹部诊。

（2）可用于未婚、阴道闭锁或其他原因不宜进行双合诊的患者。

9. 记录

通过盆腔检查，应将检查结果按下列解剖部位先后顺序记录。

（1）外阴：发育情况，婚产式（未婚、已婚或经产术），有异常发现时详加描述，如阴毛分布、稀疏或炎症、畸形等。

（2）阴道：是否通畅，黏膜情况，分泌物量、色、性状，有无臭味。

（3）宫颈：大小、硬度，有无糜烂、撕裂、息肉、腺囊肿，有无接触性出血、举痛等。

（4）宫体：位置、大小、硬度、活动度，有无压痛等。

（5）附件：有无块状物、增厚、压痛。若扪及包块，记录其位置、大小、硬度、表面光滑与否、活动度、有无压痛等，左右分别记录。

第二节　产科检查

一、早期妊娠的诊断

早期妊娠指 12 周末以前的妊娠。确诊早期妊娠主要依靠临床症状、体征和实验室检查。

（一）症状

1. 停经

健康育龄妇女月经周期正常，一旦月经过期，应首先想到妊娠。

2. 早孕反应

约于停经 6 周开始出现头晕、乏力、嗜睡、喜酸食、流涎、恶心、晨起呕吐，至妊娠 12 周多能自行消失。

3. 乳房胀痛

多发生在妊娠 8 周以后，初孕妇明显。

4. 尿频

妊娠 10 周起，增大的前位子宫压迫膀胱所致。当妊娠 12 周以后，子宫进入腹腔，尿频症状自行消失。

（二）体征

（1）乳头及乳晕着色，乳晕周围出现深褐色的蒙氏结节。

（2）外阴色素沉着，阴道黏膜及宫颈充血，呈紫蓝色且变软。

（3）双合诊触及子宫峡部极软，宫颈与宫体似不相连，即黑加征。

（4）双合诊触及子宫体增大变软，开始前后径变宽略饱满，于妊娠 5～6 周子宫体呈球形，至妊娠 8 周时子宫体约为非孕时的两倍。

（三）实验室检查

1. 超声检查

（1）B超：于妊娠5周在增大子宫轮廓中见到圆形光环（妊娠环），其中间为液性暗区（羊水），环内见有节律的胎心搏动，可确诊为早期妊娠、活胎。

（2）超声多普勒：在子宫区听到有节律、单一高调的胎心音，每分钟150~160次，可确诊为早期妊娠、活胎。

2. 妊娠试验

检测受检者尿液中绒毛膜促性腺激素（HCG）值，采用免疫学方法，近年国内最常应用的是早早孕（停经42日以内的妊娠）诊断试验法。

（1）方法：取受检者尿液置于尿杯中，将试纸标有MAX的一端浸入尿液中，注意尿液面不得超过MAX线。一日内任何时间均可测试，但以晨尿最佳。经1~5分钟即可观察结果，10分钟后的结果无效。

（2）结果判定：在白色显示区上端仅出现一条红色线，为阴性结果，未妊娠。在白色显示区上端出现两条红色线，为阳性结果，妊娠。若试纸条上端无红线时，表示试纸失效或测试方法失败。上端为对照测试线，下端为诊断反应线，试纸反应线因标本中所含HCG浓度多少可呈现出颜色深浅变化。

（3）协助诊断早期妊娠的准确率高达98%。

3. 宫颈黏液检查

早期妊娠时，宫颈黏液量少、质稠，涂片干燥后光镜下见排列成行的椭圆体。

4. 黄体酮试验

利用孕激素在体内突然消退能引起子宫出血的原理，肌注黄体酮注射液20 mg连续3日，停药后7日内未出现阴道流血，早期妊娠的可能性很大。

5. 基础体温测定

双相型体温的妇女，停经后高温相超过18日不下降，早期妊娠的可能性很大。必须指出，若妇女就诊时停经日数尚少，症状、体征及实验室检查结果还不能确诊为早期妊娠时，应嘱一周后复查。

（四）鉴别诊断

容易和早期宫内妊娠相混淆的疾病主要有以下几种。

1. 子宫肌瘤

正常妊娠和典型子宫肌瘤不难鉴别。但受精卵着床位置偏于一侧，则该侧子宫角部明显突出，使子宫表面不平及形状不对称，双合诊有可能将早期妊娠的子宫误诊为子宫肌瘤，特别是肌瘤囊性变的病例。借助B超和尿妊娠试验极易区分开。

2. 卵巢囊肿

有些早期妊娠的妇女，早孕反应不明显，双合诊因黑加征误将子宫颈部当作整个子宫，将子宫体误诊为卵巢囊肿。有些患者出现停经且伴有盆腔肿块时，易误诊为早期妊娠子宫。若仔细行双合诊，可发现卵巢囊肿多偏向一侧，活动范围较大，甚至可在一侧下腹部触及。

3. 假孕

是因盼子心切所致的幻想妊娠。在精神因素影响下，出现停经、早孕样反应，若仅依据主诉及症状描述极易误诊。双合诊检查子宫正常大，不软，尿妊娠试验阴性，可以排除妊娠。

二、中、晚期妊娠的诊断

中期妊娠是指第13~第27周末的妊娠。晚期妊娠是指第28周及其后的妊娠。妊娠中期以后，子宫明显增大，可摸到胎体、感到胎动、听到胎心，容易确诊。

（一）诊断依据

（1）有早期妊娠的经过，并逐渐感到腹部增大和自觉胎动。

（2）子宫增大，以手测宫底高度和尺测耻上子宫长度，判断与妊娠周数是否相符（表1-1）。

（3）胎动指胎儿在子宫内的活动，是胎儿情况良好的表现。孕妇多数于妊娠 18~20 周开始自觉胎动，胎动每小时 3~5 次，妊娠周数越多，胎动越活跃，但至妊娠末期胎动逐渐减少，有时在腹部检查时能看到或触到胎动。

（4）胎心于妊娠 18~20 周用听诊器经孕妇腹壁能够听到。胎心呈双音，速度较快，每分钟 120~160 次，需与其他音响相鉴别：子宫杂音、腹主动脉音、胎盘杂音均与孕妇脉搏数相一致；脐带杂音是与胎心率一致的吹风样低音响；胎动音及肠鸣音呈杂乱无章的声音。听到胎心可确诊妊娠且为活胎。

（5）胎体在妊娠 20 周后经腹壁能够触清，胎头、胎背、胎臀和胎儿肢体在妊娠 24 周后能够区分清楚。胎头圆而硬，且有浮球感；胎背宽而平坦；胎臀宽而软，形状略不规则；胎儿肢体小且有不规则活动。

表 1-1 不同妊娠周数的宫底高度及子宫长度

妊娠周数	手测宫底高度	尺测子宫长度
12 周末	耻上 2~3 横指	—
16 周末	脐耻之间	—
20 周末	脐下 1 横指	18 cm
24 周末	脐上 1 横指	24 cm
28 周末	脐上 3 横指	26 cm
32 周末	脐与剑突之间	29 cm
36 周末	剑突下 2 横指	32 cm
40 周末	脐与剑突之间或略高	33 cm

（二）实验室检查

最常用的是 B 超，能对腹部检查不能确定的胎儿数目、胎位、有无胎心搏动以及胎盘位置进行确定，也能测量胎头双顶径、股骨长度等多条径线，并可观察胎儿有无体表畸形。超声多普勒则能探出胎心音、胎动音、脐血流音及胎盘血流音。

三、产前检查

（一）定期产前检查的意义

定期进行产前检查（包括全身检查和产科检查）的意义在于能够全面、系统地了解和掌握孕妇及胎儿在妊娠期间的动态变化，是贯彻预防为主、保障孕妇和胎儿健康、做到安全分娩的必要措施。

（1）产前检查能全面了解孕妇在妊娠期间的健康状况，及早发现妊娠并发症，如妊娠高血压综合征、妊娠合并心脏病等，并予以合理的治疗。

（2）产前检查通过多种途径，能较全面地了解胎儿在母体子宫内的安危和胎儿的成熟程度，提供正确处理的依据，对降低围生儿死亡率和早期发现遗传性疾病、先天缺陷等，均有重要作用。

（3）产前检查能系统地掌握妊娠过程，早期发现妊娠的异常变化（如异常胎位等），及时予以纠正，并能及早决定分娩方式。

（4）产前检查能对孕妇进行必要的孕期卫生指导，使孕妇对妊娠、分娩有正确的认识，消除不必要的疑虑。

（二）产前检查的时间

产前检查应从确诊为早期妊娠时开始，应在妊娠 12 周前进行一次全面检查，填写在孕产妇保健手册（卡）上。经检查未发现异常者，应于妊娠 20 周起进行产前系列检查，于妊娠 20、24、28、32、36、37、38、39、40 周共做产前检查 9 次，若为高危孕妇，应酌情增加产前检查次数。

（三）产前检查时的病史询问

1. 年龄

年龄过大，特别是 35 岁以上的初孕妇，因在妊娠期和分娩期较易发生妊娠高血压综合征、胎儿畸形、产力异常等并发症。年龄过小易发生难产。

2. 职业

接触有毒物质的孕妇，应定期检测血常规及肝功能。从事体力劳动、精神高度紧张工作（如建筑高空作业、汽车司机等）及高温作业的孕妇，应在妊娠晚期调换工作。

3. 月经史及孕产史

问清末次月经第一日，计算出预产期，问清胎产次、既往孕产情况，有无流产、早产、死胎、死产、胎儿畸形、妊娠并发症、手术产、产前出血、产后出血、胎盘滞留、产褥感染等病史。问清末次分娩或流产的日期、处理经过及新生儿情况。

4. 本次妊娠过程

询问妊娠期间有无病毒感染及用药史，有无阴道流血、头晕、头痛、眼花、心悸、气短、下肢水肿等症状。

5. 既往史

着重询问有无高血压、心脏病、结核病、血液病、肝肾疾病等。询问接受过何种手术。

6. 家族史及丈夫健康状况

询问家族及丈夫有无高血压、结核病、双胎妊娠、糖尿病及遗传性疾病等。

（四）产前检查时的全身检查

应注意孕妇的发育、营养及精神状态，心肺情况，肝、脾、甲状腺有无肿大，双肾区有无叩击痛。化验应查血常规、血型、乙型肝炎病毒两对半、尿常规。一年内未做胸透者，在妊娠 20 周以后必要时行胸部透视。此外，还应着重检查以下几方面。

1. 身高与步态

身高小于 140 cm 应注意有无骨盆狭窄；步态异常应注意脊柱、骨盆及下肢有无畸形。

2. 体重

每次产前检查时均应测体重。从妊娠 5 个月起体重增加较快，但每周体重平均增加不应超过 0.5 kg，体重增加过快者常有水肿或隐性水肿。

3. 血压

每次产前检查时均应测血压。血压不应超过 18.7/12 kPa（140/90 mmHg），或不超过基础血压 4/2 kPa（30/15 mmHg），超过者应视为病态。在孕中期应行妊娠高血压综合征预测方法的血压检查（如平均动脉压、翻身试验）。

4. 水肿

每次产前检查时，均应检查孕妇体表有无水肿。

5. 乳房

检查乳房发育情况，有无肿块及慢性病变。注意乳头大小，有无内陷。若有乳头内陷应在妊娠期间予以纠正。

（五）推算预产期的方法

卵子受精是妊娠的开始。鉴于确切的受精日期无法获得，又因妊娠后不再来月经，故通常以末次月经第一日作为妊娠开始来计算。妊娠全过程实为 266 日，应加 14 日相当于 9 个月零 7 日。为了能预先计算出分娩的可能日期，每位孕妇均应确切知道自己的预产期。

1. 一般方法

推算预产期的方法为月份减 3（末次月经第一日的月份在 4 月份及以后者）或加 9（末次月经第一日的月份在 4 月份以前者），若超过 12 月需增加 1 年。日数加 7，日数超过该月份的日数需进位 1 个月。

2. 其他方法

若孕妇已记不清末次月经第一日的日期，或于哺乳期无月经来潮而受孕者，可根据早孕反应出现的日期或胎动开始出现的日期估计。

（1）根据早孕反应出现的日期估计预产期：早孕反应多数出现在停经 6 周左右，预产期该在早孕反应开始出现日期再加上 34 周（34 × 7 = 238 日）。举例：孕妇只知早孕反应开始出现日期为 1998 年 4 月 8 日，估算：4 月余 22 日，5 月 31 日，6 月 30 日，7 月及 8 月均 31 日，9 月 30 日，10 月 31 日，11 月 30 日，12 月加 2 日共 238 日，故估计预产期为 1998 年 12 月 2 日。

（2）根据胎动开始出现的日期估计预产期：初孕妇胎动开始出现在停经 20 周（经产妇则以 18 周居多）时，预产期该在胎动开始出现日期再加上 20 周（20 × 7 = 140 日）。举例：孕妇只知胎动开始出现日期为 1998 年 4 月 8 日。估计：4 月余 22 日，5 月 31 日，6 月 30 日，7 月 31 日，8 月加 26 日共 140 日，故估计预产期为 1998 年 8 月 26 日。

必须指出，上述推算或估计预产期的方法均属概算，与实际分娩日期可能有 1 ~ 2 周的出入。

（六）胎儿大小的估计

正确估计胎儿大小，对判断胎儿是否成熟以及提高新生儿存活率，具有重要意义。估计胎儿大小的常用方法有以下 3 种。

1. 以子宫增大程度估计胎儿大小

单胎、羊水量正常的胎儿大小，与子宫增大程度通常是一致的，故可以利用子宫增大程度是否与妊娠周数相符来估计胎儿大小，主要方法如下。

（1）手测宫底高度的方法：宫底高度是指以子宫底部与耻骨联合、脐或剑突的距离估计妊娠周数，借以判断胎儿大小，详见表 1-1。

（2）尺测耻上子宫长度的方法：以软尺测量耻骨联合上缘至子宫底的弯曲长度估计妊娠周数，借以判断胎儿大小，详见表 1-1。也可用下述公式计算：

$$子宫长度 = 妊娠周数 \times 5/6$$

2. 外测量法估计胎儿大小

此法较上法更准确些，主要是测量胎儿坐高径。坐高径是指屈曲姿势的胎儿头顶至臀部尖端的距离。足月胎儿的坐高径为 24 ~ 25 cm，约为胎儿身长的一半。以特殊的骨盆计一端伸入孕妇阴道内达先露部胎头顶端，另一端置于腹壁上子宫底顶点。将实测数值加倍后，再减去腹壁软组织厚度 2 cm 即为胎儿身长。胎儿身长除以 5 即为妊娠月份。其公式为：

$$胎儿身长 = 胎儿坐高径（cm）\times 2$$
$$妊娠月份 = 胎儿身长 \div 5$$

举例：测得胎儿坐高径值为 20 cm，乘以 2 为 40，减去 2 为 38，再除以 5 为 76 个月，此胎儿约为妊娠 30 周。

3. B 超测量胎头双顶径值估计胎儿大小

此法是近年来最常用的方法，其优点是简便、安全、准确度高。胎头各径线的增长与胎儿体重的增加是一致的，其中以胎头双顶径更有价值。已知胎头双顶径（BPD）值大于 8.5 cm，约有 90% 的胎儿体重大于 2 500 g，大于 8.7 cm 时约有 98% 的胎儿体重大于 2 500 g，故通常以 BPD 值 8.7 cm 作为胎儿成熟的标准。此法另一优点是能够连续测量，于妊娠 28 周以后，每周 BPD 值约增加 2 mm，若增加数值小于 1.7 mm 则可判断为低体重儿。B 超测得 BPD 值后，按下列公式计算出胎儿体重的近似值。

Thompson 公式：BPD 值（cm）× 1 060 − 6 675（误差 ±480 g）

Hellman 公式：BPD 值（cm）× 722.2 − 3 973（误差 ±382 g）

Kohom 公式：BPD 值（cm）× 623 − 2 569（误差 ±382 g）

Sabbagha 公式：BPD 值（cm）× 933.1 − 5 497.8（误差 ±404 g）

中泽忠明公式：BPD 值（cm）× 838.3 − 4 411（误差 ±654 g）

简便计算公式 I：BPD 值（cm）× 900 − 5 200

简便计算公式 II：BPD 值（cm）× 370

值得注意的是，上述各法均有误差。随着孕周的增加，绘制出 BPD 值增长曲线，若能和子宫长度曲线、母体体重曲线相对照，更能较准确地推测出胎儿大小。

（七）四步触诊法

产科检查通过四步触诊法，能够检查子宫大小、胎产式、胎先露、胎方位，以及先露部是否衔接。在做前 3 步手法时，检查者应面向孕妇；在做第 4 步手法时，检查者应面向孕妇足端。

第 1 步手法：检查者双手置于子宫底部，向下稍加按压，了解子宫外形并摸清子宫底高度，估计胎儿大小与妊娠周数是否相符。然后用双手指腹触摸，判断子宫底部的胎儿部分是胎头还是胎臀。若为胎头，则圆而硬，容易推动且有浮球感（用手指经腹壁或经阴道轻轻触动胎儿某部分，得到胎儿漂动又回弹的感觉），仔细触摸有时能触到胎头与胎背之间有一沟状区域，推动胎头时胎背不动。若为胎臀则较宽且软，形状略不规则，活动度不大，推动胎臀时胎身也随之而动。若为肩先露，子宫底高度较妊娠月份低，宫底处空虚，摸不到胎头或胎臀。

第 2 步手法：检查者两手分别放于腹部两侧。一手固定，另一手轻轻向对侧深按。两手交替操作，仔细分辨胎背和胎儿肢体的位置。若触及平坦饱满部分为胎背，并需确定胎背方向——向前、向侧方或向后，若触及高低不平、可变形部分则为胎儿肢体，有时可以感觉到胎儿肢体在活动。

第 3 步手法：检查者右手拇指与其余四指分开，放在耻骨联合上方握住先露部，再次复核是胎头或胎臀，并左右推动判断是否衔接。根据胎头与胎臀形态不同加以区别。若胎先露部未入盆可被推动，若已衔接则不能被推动。

第 4 步手法：检查者的两手分别放在先露部的两侧，沿着骨盆入口方向向下深插，核对先露部入盆程度。完全入盆时，若胎先露为胎头，在两手下插过程中，一手可顺利进入骨盆入口，另一手被胎头隆起部阻挡不能继续深插，该部位称为胎头隆突。若与胎儿肢体同侧有阻挡，为胎头处于俯屈位置的枕先露，胎头隆突为额骨。若与胎背同侧有阻挡，为胎头处于仰伸位置的面先露，胎头隆突为枕骨。

通过产科四步触诊法检查对胎先露部是胎头还是胎臀难以确定时，可行肛诊、B 超协助诊断。

（八）骨盆外测量

骨盆大小及形状是决定胎儿能否经阴道分娩的重要因素之一，故骨盆测量是产前检查不可缺少的项目。骨盆外测量虽不能直接测量出骨盆内径，但可以从骨盆外测量各径线的比例中，间接判断骨盆大小及形态，由于操作简便，临床至今仍广泛利用，使用骨盆测量器测量以下 6 个径线和耻骨弓角度。

1. 髂棘间径

测量两髂前上棘外缘的距离，正常值为 23 ~ 26 cm。

2. 髂嵴间径

测量两髂嵴最宽外缘的距离，正常值为 25 ~ 28 cm。此间径与髂棘间径能间接推测骨盆入口横径长度。

3. 粗隆间径

测量两股骨粗隆外缘的距离，正常值为 28 ~ 31 cm。此径线能间接推测中骨盆横径长度。

测量上述 3 条径线时，孕妇均取伸腿仰卧位。

4. 骶耻外径

孕妇取左侧卧位，右腿伸直，左腿屈曲。测量第 5 腰椎棘突下至耻骨联合上缘中点的距离，正常值为 18 ~ 20 cm。第 5 腰椎棘突下相当于米氏菱形窝的上角，此径线能间接推测骨盆入口前后径长度，是骨盆外测量中最重要的径线。骶耻外径值与骨质厚薄相关，此值减去 1/2 尺桡周径（围绕右侧尺骨茎突及桡骨茎突测得的前臂下端周径）值，即相当于骨盆入口前后径值。

5. 坐骨结节间径

孕妇取仰卧位，两腿弯曲，双手抱双膝。测量两坐骨结节内侧缘的距离，正常值为 8.5 ~ 9.5 cm。也可用检查者拳头测量，若其间能容纳成人手拳，则大于 8.5 cm 即属正常。此径线直接测得骨盆出口横径长度。若此径值小于 8.5 cm，应测量出口后矢状径。

6. 出口后矢状径

检查者将戴指套的右手示指伸入孕妇肛门后，指腹向骶骨方向，拇指置于孕妇体表骶尾部，两指共同找到骶骨尖端，尺放于坐骨结节径线上，汤姆斯出口测量器一端放于坐骨结节间径的中点，一端放在骶骨尖端处，看测量器刻度数字即是出口后矢状径长度，正常值为 8 ~ 9 cm。出口后矢状径不小，能弥补坐骨结节间径稍小。只要出口后矢状径与坐骨结节间径之和大于 15 cm，即表示骨盆出口无明显狭窄。

7. 耻骨弓角度

用两手拇指指尖斜着对拢，放于耻骨联合下缘，左右两拇指平放在耻骨降支上。测量两拇指间的角度即耻骨弓角度，正常值为 90°，小于 80°为不正常。此角度能反映骨盆出口横径长度。

（九）骨盆内测量

骨盆内测量能较准确地经阴道测知骨盆大小，对估计骨盆类型较骨盆外测量更有价值，适用于骨盆外测量有狭窄者，或临床怀疑有头盆不称者。测量时孕妇取截石仰卧位，外阴部消毒，检查者戴消毒手套，涂润滑油，动作要轻柔，主要测量的径线如下。

1. 对角径

测量骶岬上缘中点至耻骨联合下缘中点的距离，正常值为 12.5 ~ 13.0 cm。此值减去 1.5 ~ 2.0 cm 即为骨盆入口前后径长度（又称真结合径）。测量方法：检查者一手示、中指伸入阴道，用中指尖触骶岬上缘中点，示指上缘紧贴耻骨联合下缘，另一手示指正确标记此接触点，抽出阴道内的手指，测量中指尖至此接触点的距离即为对角径。若测量时，阴道内的中指尖触不到骶岬上缘，表明对角径大于12.5 cm。

2. 坐骨棘间径

测量两坐骨棘间的距离，正常值为 10 cm 左右。测量方法：以一手示、中指放入阴道内，分别触及两侧坐骨棘，估计其间的距离。准确的方法是用中骨盆测量器。伸入阴道内的左手示、中指稍压阴道后壁，右手将测量器合拢放入，在阴道内手指的引导下张开测量器，将两端分别固定在坐骨棘上，读出的厘米数即坐骨棘间径长度。

3. 坐骨切迹宽度

测量坐骨棘与骶骨下部间的距离，即骶棘韧带长度，代表中骨盆后矢状径。将阴道内示、中指并排放于骶棘韧带上，若能容纳三横指（5.0 ~ 5.5 cm）为正常，若小于 2 横指提示中骨盆狭窄。

第三节　生殖道脱落细胞学检查

女性生殖道细胞包括来自阴道、宫颈、子宫和输卵管的上皮细胞。生殖道脱落细胞是从阴道上段、宫颈阴道部、子宫、输卵管及腹腔等部位刮取的上皮细胞，其中以阴道上段、宫颈阴道部的上皮细胞为主。临床上常通过生殖道脱落细胞检查来反映女性生殖道生理及病理变化。生殖道上皮细胞受性激素的影响出现周期性变化，因此，检查生殖道脱落细胞可反映体内性激素水平。此外，此项检查还可协助诊断生殖器不同部位的恶性肿瘤及观察其治疗效果，既简便又经济实用。但是，生殖道脱落细胞检查找到恶性细胞只能作为初步筛选，不能定位，还需要进一步检查才能确诊。

一、生殖道脱落细胞学检查取材、制片及相关技术

（一）涂片种类及标本采集

采集标本前24 小时内禁止性生活、阴道检查、灌洗及阴道用药，取材用具必须清洁干燥。

1. 阴道涂片

主要目的是了解卵巢或胎盘功能。对已婚女性，一般在阴道侧壁上 1/3 处用小刮板轻轻刮取浅层细胞（避免将深层细胞混入影响诊断），薄而均匀地涂于玻片上；对未婚、阴道分泌物极少的女性，可将卷紧的已消毒棉签经生理盐水浸湿，伸入阴道，在其侧壁上 1/3 处轻轻卷取细胞，取出棉签，在玻片上向一个方向涂片。涂片置固定液内固定后显微镜下观察。值得注意的是，棉签接触阴道口，可能影响涂

片的正确性。

2. 宫颈刮片

是筛查早期宫颈癌的重要方法。应在宫颈外口鳞—柱状上皮交界处取材，以宫颈外口为圆心，将木质铲形小刮板轻轻刮取一周，取出刮板，在玻片上向一个方向涂片，涂片经固定液固定后显微镜下观察。注意应避免损伤组织引起出血，影响检查结果。若白带过多，应先用无菌干棉球轻轻擦净黏液，再刮取标本。该取材方法获取细胞数目较少，制片也较粗劣，故目前应用已逐渐减少。

1996 年，美国食品药品监督管理局（FDA）批准了改善的制片技术——液基薄层细胞学技术，以期改善由于传统巴氏涂片大量红细胞、白细胞、黏液及脱落坏死组织等存在造成的 50%～60% 假阴性。液基薄层细胞学与常规涂片的操作方法不同之处在于，它利用特制小刷子刷取宫颈细胞，标本取出后立即洗入有细胞保存液的小瓶中，通过高精密度过滤膜过滤，将标本中的杂质分离，并使滤后的上皮细胞呈单层均匀地分布在玻片上。这种制片方法几乎保存了取材器上所有的细胞，且去除了标本中杂质的干扰，避免了细胞的过度重叠，使不正常细胞更容易被识别。利用液基薄层细胞学技术可将识别宫颈高度病变的灵敏度和特异度提高至 85% 和 90% 左右。此外，该技术一次取样可多次重复制片，并可供作人乳头瘤病毒（HPV）DNA 检测和自动阅片。

3. 宫颈管涂片

疑为宫颈管癌，或绝经后的女性由于宫颈鳞—柱交界处退缩到宫颈管内，为了解宫颈管情况，可行此项检查。先将宫颈表面分泌物拭净，用小型刮板在宫颈管内轻刮一周作涂片。此外，使用特制细胞刷获取宫颈管上皮细胞的效果更好。将细胞刷置于宫颈管内，达宫颈外口上方 10 mm 左右，在宫颈管内旋转 360° 取出，旋转细胞刷将附着的细胞均匀地涂于玻片上，立即固定。细胞刷取材效果优于棉拭子，而且其刮取的细胞被宫颈管内的黏液保护，不会因空气干燥变性。

4. 宫腔吸片

怀疑宫腔内恶性病变时，可采用宫腔吸片检查，较阴道涂片及宫颈刮片阳性率高。选择直径 1～5 mm 不同型号塑料管，一端连于干燥消毒的注射器，另一端用大镊子送入宫腔达宫底部，上下左右转动，轻轻抽吸注射器，将吸出物涂片、固定、染色。应注意的是，取出吸管时停止抽吸，以免将宫颈管内容物吸入。宫腔吸片标本中可能含有输卵管、卵巢或盆腔、腹腔上皮细胞成分。另外，还可通过宫腔灌洗获取细胞。用注射器将 10 mL 无菌生理盐水注入宫腔，轻轻抽吸洗涤内膜面，然后收集洗涤液，离心后取沉渣涂片。此项检查简单、取材效果好，且与诊刮相比，患者痛苦小，易于接受，特别适合于绝经后出血的女性。

5. 局部印片

用清洁玻片直接贴按病灶处做印片，经固定、染色后镜检。常用于外阴及阴道的可疑病灶。

（二）染色方法

细胞学染色方法有多种，如巴氏染色法、邵氏染色法及其他改良染色法。常用的为巴氏染色法，该法既可用于检查雌激素水平，也可用于查找癌细胞。

（三）辅助诊断技术

包括免疫细胞化学、原位杂交技术、影像分析、流式细胞测量及自动筛选或人工智能系统等。

二、正常生殖道脱落细胞的形态特征

（一）鳞状上皮细胞

阴道及宫颈阴道部被覆的鳞状上皮相仿，均为非角化性的分层鳞状上皮。上皮细胞分为表层、中层及底层，其生长与成熟受雌激素影响。因而女性一生中不同时期及月经周期中不同时间，各层细胞比例均不相同，细胞由底层向表层逐渐成熟。鳞状细胞的成熟过程是：细胞由小逐渐变大；细胞形态由圆形变为舟形、多边形；胞质染色由蓝染变为粉染；胞质由厚变薄；胞核由大变小，由疏松变为致密。

1. 底层细胞

相当于组织学的深棘层，又分为内底层细胞和外底层细胞。

（1）内底层细胞：又称生发层，只含一层基底细胞，是鳞状上皮再生的基础。其细胞学表现为：细胞小，为中性多核白细胞的 4~5 倍，呈圆形或椭圆形，巴氏染色胞浆蓝染，核大而圆。育龄妇女的阴道细胞学涂片中无内底层细胞。

（2）外底层细胞：细胞 3~7 层，圆形，比内底层细胞大，为中性多核白细胞的 8~10 倍，巴氏染色胞质淡蓝，核为圆形或椭圆形，核浆比例 1:2~1:4。卵巢功能正常时，涂片中很少出现。

2. 中层细胞

相当于组织学的浅棘层，是鳞状上皮中最厚的一层。根据其脱落的层次不同，形态各异。接近底层者细胞呈舟状，接近表层者细胞大小与形状接近表层细胞；胞质巴氏染色淡蓝，根据储存的糖原多寡，可有多量的嗜碱性染色或半透明胞质；核小，呈圆形或卵圆形，淡染，核浆比例低，约 1:10。

3. 表层细胞

相当于组织学的表层。细胞大，为多边形，胞质薄，透明；胞质粉染或淡蓝，核小固缩。核固缩是鳞状细胞成熟的最后阶段。表层细胞是育龄女性宫颈管涂片中最常见的细胞。

（二）柱状上皮细胞

又分为宫颈黏膜细胞及子宫内膜细胞。

1. 宫颈黏膜细胞

有黏液细胞和带纤毛细胞两种。在宫颈刮片及宫颈吸片中均可找到。黏液细胞呈高柱状或立方状，核在底部，呈圆形或卵圆形，染色质分布均匀，胞质内有空泡，易分解而留下裸核。带纤毛细胞呈立方形或矮柱状，带有纤毛，核为圆形或卵圆形，位于细胞底部，胞质易退化融合成多核，多见于绝经后。

2. 子宫内膜细胞

较宫颈黏膜细胞小，细胞为低柱状，为中性多核白细胞的 1~3 倍；核呈圆形，核大小、形状一致，多成堆出现；胞质少，呈淡灰色或淡红色，边界不清。

（三）非上皮细胞

如吞噬细胞、白细胞、淋巴细胞、红细胞等。

三、生殖道脱落细胞在内分泌检查方面的应用

阴道鳞状上皮细胞的成熟程度与体内雌激素水平成正比，雌激素水平越高，阴道上皮细胞分化越成熟。因此，阴道鳞状上皮细胞各层细胞的比例可反映体内雌激素水平。临床上常用 4 种指数说明体内雌激素水平，即成熟指数、致密核细胞指数、嗜伊红细胞指数和角化指数。

（一）成熟指数（MI）

是阴道细胞学卵巢功能检查最常用的一种。计算方法是在低倍显微镜下观察计算 300 个鳞状上皮细胞，求得各层细胞的百分率，并按底层/中层/表层顺序写出，如底层 5、中层 60、表层 35，MI 应写成 5/60/35。若底层细胞百分率高称左移，提示不成熟细胞增多，即雌激素水平下降；若表层细胞百分率高称右移，表示雌激素水平升高。一般有雌激素影响的涂片，基本上无底层细胞；轻度影响者表层细胞 <20%；高度影响者表层细胞 >60%。在卵巢功能下降时则出现底层细胞：轻度下降底层细胞 <20%；中度下降底层细胞占 20%~40%；高度下降底层细胞 >40%。

（二）致密核细胞指数（KI）

即鳞状上皮细胞中表层致密核细胞的百分率。计算方法为从视野中数 100 个表层细胞及其中致密核细胞数目，从而计算百分率。例如，其中有 40 个致密核细胞，则 KI 为 40%。KI 越高，表示上皮细胞越成熟。

（三）嗜伊红细胞指数（EI）

即鳞状上皮细胞中表层红染细胞的百分率。通常红染表层细胞在雌激素影响下出现，所以此指数可以反映雌激素水平，指数越高，提示上皮细胞越成熟。

（四）角化指数（CI）

是指鳞状上皮细胞中的表层嗜伊红性致密核细胞的百分率，用以表示雌激素的水平。

四、阴道涂片在妇科疾病诊断中的应用

（一）闭经

阴道涂片可协助了解卵巢功能状况和雌激素水平。若涂片检查有正常周期性变化，提示闭经原因在子宫及其以下部位，如子宫内膜结核、宫颈或宫腔粘连等；若涂片中中层和底层细胞多，表层细胞极少或无，无周期性变化，提示病变在卵巢，如卵巢早衰等；若涂片表现不同程度雌激素低落，或持续雌激素轻度影响，提示垂体、垂体以上或其他全身性疾病引起的闭经。

（二）异常子宫出血

1. 无排卵性异常子宫出血

涂片显示中至高度雌激素影响，但也有较长期处于低至中度雌激素影响。雌激素水平高时 MI 右移显著，雌激素水平下降时，出现阴道流血。

2. 排卵性月经失调

涂片显示周期性变化，MI 明显右移，排卵期出现高度雌激素影响，EI 可达 90%。但排卵后，细胞堆积和皱褶较差或持续时间短，EI 虽有下降但仍偏高。

（三）流产

1. 先兆流产

由于黄体功能不足引起的先兆流产表现为 EI 于早孕期增高，经治疗后 EI 下降提示好转。若 EI 再度增高，细胞开始分散，流产可能性大。若先兆流产而涂片正常，表明流产非黄体功能不足引起，用孕激素治疗无效。

2. 过期流产

EI 升高，出现圆形致密核细胞，细胞分散，舟形细胞少，较大的多边形细胞增多。

（四）生殖道感染

1. 细菌性阴道病

常见的病原体有阴道嗜酸杆菌、球菌和放线菌等。涂片中炎性阴道细胞表现为：细胞核呈豆状，核破碎和核溶解，上皮细胞核周有空晕，胞浆内有空泡。

2. 衣原体性宫颈炎

涂片上可见化生的细胞胞浆内有球菌样物及嗜碱性包涵体，感染细胞肥大多核。

3. 病毒性感染

常见的有单纯性疱疹病毒（HSV）Ⅱ型和 HPV。

（1）HSV 感染：早期表现为感染的细胞核增大，染色质结构呈"水肿样"退变，染色质变得很细，散布在整个胞核中，呈淡的嗜碱性染色，均匀，有如毛玻璃状，细胞多呈集结状，有许多胞核。晚期可见嗜伊红染色的核内包涵体，周围可见一清亮晕环。

（2）HPV 感染：鳞状上皮细胞被 HPV 感染后具有典型的细胞学改变。在涂片标本中见挖空细胞、不典型角化不全细胞及反应性外底层细胞。典型的挖空细胞表现为上皮细胞内有 1~2 个增大的核，核周有透亮空晕环或壁致密的透亮区，提示有 HPV 感染。

五、生殖道脱落细胞在妇科肿瘤诊断上的应用

（一）癌细胞特征

主要表现为细胞核、细胞及细胞间关系的改变。

1. 细胞核的改变

表现为核增大，核浆比例失常；核大小不等，形态不规则；核深染且深浅不一；核膜明显增厚、不规则，染色质分布不均，颗粒变粗或凝聚成团；因核分裂异常，可见双核及多核；核畸形，如分叶、出芽、核边内凹等不规则形态；核仁增大变多以及出现畸形裸核。

2. 细胞改变

细胞大小不等，形态各异。胞质减少，染色较深，若变性则内有空泡或出现畸形。

3. 细胞间关系改变

癌细胞可单独或成群出现，排列紊乱。早期癌涂片背景干净清晰，晚期癌涂片背景较脏，见成片坏死细胞、红细胞及白细胞等。

（二）宫颈／阴道细胞学诊断的报告形式

主要为分级诊断及描述性诊断两种。目前我国多数医院仍采用分级诊断，临床常用巴氏 5 级分类法。

1. 巴氏分类法

（1）阴道细胞学诊断标准。

1）巴氏Ⅰ级：正常。为正常阴道细胞涂片。

2）巴氏Ⅱ级：炎症。细胞核普遍增大，淡染或有双核，也可见核周晕或胞质内空泡。一般属良性改变或炎症。临床分为ⅡA及ⅡB。ⅡB是指个别细胞核异质明显，但又不支持恶性；其余为ⅡA。

3）巴氏Ⅲ级：可疑癌。主要是核异质，表现为核大深染，核形不规则或双核。对不典型细胞，性质尚难肯定。

4）巴氏Ⅳ级：高度可疑癌。细胞有恶性特征，但在涂片中恶性细胞较少。

5）巴氏Ⅴ级：癌。具有典型多量的癌细胞。

（2）巴氏分级法的缺点。

1）以级别来表示细胞学改变的程度易造成假象，似乎每个级别之间有严格的区别，使临床医生仅根据分类级别来处理患者，实际上Ⅰ、Ⅱ、Ⅲ、Ⅳ级之间的区别并无严格的客观标准，主观因素较多。

2）对癌前病变也无明确规定，可疑癌是指可疑浸润癌还是宫颈上皮内瘤变（CIN）不明确，不典型细胞全部作为良性细胞学改变也欠妥，因为偶然也见到 CIN Ⅰ级伴微小浸润癌的病例。

3）未能与组织病理学诊断名词相对应，也未包括非癌的诊断。因此巴氏分级法正逐步被新的分类法所取代。

2. 宫颈细胞学液基薄层细胞检测（TBS 分类法）

TBS 分类法于 1988 年出台，逐渐取代了传统的巴氏分类法。1991 年进行了修订，又于 2001 年 4 月再次进行修改。

（1）标本评估。

1）满意。满意标准：①标本有标记、识别信息，含有详细临床资料的申请单。②鳞状上皮细胞量：传统涂片（CP）>8 000～10 000（15/HP），液基制片（LBP）>5 000（10/HP）。③柱状上皮细胞数量：CP >5/堆×2 或 10/堆×1，LBP >10 个以上。④未见柱状上皮细胞需化生细胞（成熟或不成熟）>10/堆。⑤及时固定、送检。

2）不满意。不满意标本有以下任何一条均适用：①标本缺乏患者的身份信息和（或）未按要求填写。②破碎的涂片并且无法修复。③鳞状上皮细胞数量过少，未达到最低细胞数量标准。④宫颈管上皮细胞或鳞状化生细胞少于 10 个（不应将子宫全切手术后女性的标本包括在内）。⑤由于被血性或炎性

渗出物遮盖、涂片过厚、固定差、空气干燥及人工污染等因素影响，妨碍了对 75% 以上的上皮细胞进行观察分析。

3）不满意样本处理：①标本拒收/未制片。②制片后判读不满意，需重新取样。

（2）诊断标准。

1）未见上皮细胞内病变或恶性细胞（NILM）。①生物性病原体：滴虫性阴道炎；真菌性阴道炎，形态学符合念珠菌属；细菌性阴道病；细菌，形态学上符合放线菌属；单纯疱疹病毒；衣原体；细胞形态改变与 HPV 感染有关。②其他：见宫内膜细胞，形态如常；年龄 >40 岁；出现时间在月经期后 15 天。③其他非肿瘤性所见（是否报告，自行选择，固定报告格式中不包括）：炎症（包括典型的修复）；放射线治疗；宫内节育器（IUD）；子宫切除术后腺上皮细胞状态；萎缩；等等。

2）上皮细胞异常，分 2 种情况。

鳞状上皮细胞异常。①非典型鳞状细胞（ASC）：意义不明（ASC-US）；不除外高级别上皮内病变（ASC-H）。②鳞状上皮内病变（SIL）：低级别鳞状上皮内病变（LSIL）；高级别鳞状上皮内病变（HSIL），具有可疑侵袭特点。③鳞状细胞癌（SCC）。

腺上皮细胞异常。①非典型腺细胞（AGC-NOS），非典型性子宫颈管上皮细胞（非特异，若有特殊应注明）；非典型性子宫内膜细胞（非特异，若有特殊应注明）。②非典型性腺细胞，倾向于肿瘤（AGC-FN）：非典型性子宫颈管上皮细胞，倾向于肿瘤；非典型性子宫内膜细胞，倾向于肿瘤。③子宫颈管原位腺癌（AIS）。④腺癌（ADCA）：子宫颈管腺癌、子宫内膜腺癌。⑤子宫外腺癌。

3）其他恶性肿瘤：需具体说明。

（三）计算机辅助细胞检测系统（PAPNET 电脑涂片系统）

近年来，PAPNET 电脑涂片系统在宫颈癌早期诊断中得到广泛应用。PAPNET 电脑涂片系统装置包括 3 部分，即自动涂片系统、存储识别系统和打印系统，是利用电脑及神经网络软件对涂片进行自动扫描、读片、自动筛查，最后由细胞学专职人员做出诊断的一种新技术，其原理是基于神经网络系统在自动细胞学检测这一领域的运用。

PAPNET 电脑涂片系统可通过经验来鉴别正常与不正常的巴氏涂片。具体步骤为：在检测中心，经过上机处理的细胞涂片每百张装入片盒送入计算机房；计算机先将涂片分为 3 000 ~ 5 000 个区域不等，再对涂片上 30 万 ~ 50 万个细胞按区域进行扫描，最后筛选出 128 个最可疑细胞，通过数字照相机进行自动对焦录制到光盘上，整个过程需 8 ~ 10 分钟；然后将光盘送往中间细胞室，经过一套与检测中心配套的专业高分辨率解像设备，由细胞学家复验。如有异议或不明确图像，可在显示器帮助下，显微镜自动找到所需观察位置，细胞学家再用肉眼观察核实。最后，采用 1991 年 TBS 分类法做出诊断报告及治疗意见，并附有阳性图片供临床医生参考。PAPNET 方法具有高度敏感性和准确性，并能克服直接显微镜下读片因视觉疲劳造成的漏诊，省时省力，适用于大量人工涂片检测的筛选工作。

第四节　输卵管通畅检查

输卵管通畅检查的主要目的是检查输卵管是否通畅，了解子宫和输卵管腔的形态及输卵管的阻塞部位。常用的方法有输卵管通气术、输卵管通液术、子宫输卵管造影术和选择性输卵管造影术等。其中输卵管通气术因有发生气栓的潜在危险，且准确性仅为 45% ~ 50%，故临床上已逐渐被其他方法取代。近年来，随着介入技术的发展和内窥镜的临床应用，已普遍采取选择性输卵管造影术和腹腔镜直视下输卵管通液术来进一步明确输卵管的通畅情况，并根据输卵管阻塞部位的不同而进一步通过输卵管介入治疗或腹腔镜治疗改善其通畅程度。此外，还有宫腔镜下经输卵管口插管通液试验和宫腹腔镜联合检查等方法。

一、输卵管通液术

输卵管通液术是检查输卵管是否通畅的一种方法，并具有一定的治疗功效。即通过导管向宫腔内注入液体，根据注射液体阻力大小、有无回流及注入液体量和患者感觉等判断输卵管是否通畅。由于操作简便，无须特殊设备，广泛用于临床。

1. 适应证

（1）不孕症，男方精液正常，疑有输卵管阻塞者。

（2）检查和评价输卵管绝育术、输卵管再通术或输卵管成形术的效果。

（3）输卵管黏膜轻度粘连者。

2. 禁忌证

（1）内外生殖器急性炎症或慢性炎症急性或亚急性发作者。

（2）月经期或有不规则阴道出血者。

（3）可疑妊娠者。

（4）严重的全身性疾病，如心、肺功能异常等，不能耐受手术者。

（5）体温高于 37.5 ℃者。

3. 术前准备

（1）月经干净 3～7 日，禁性生活。

（2）术前半小时肌内注射阿托品 0.5 mg，解痉。

（3）患者排空膀胱。

4. 方法

（1）器械：阴道窥器、宫颈钳、长弯钳、宫颈导管、20 mL 注射器、压力表、Y 形导管等。

（2）常用液体：生理盐水或抗生素溶液（由庆大霉素 8 万 U、地塞米松 5 mg、透明质酸酶 1 500 U、注射用水 20～50 mL 组成），可加用 0.5% 的利多卡因 2 mL 以减少输卵管痉挛。

（3）操作步骤。

1）患者取膀胱截石位，外阴、阴道、宫颈常规消毒，铺无菌巾，双合诊了解子宫的位置及大小。

2）放置阴道窥器充分暴露子宫颈，再次消毒阴道穹隆部及宫颈，以宫颈钳钳夹宫颈前唇。沿宫腔方向置入宫颈导管，并使其与宫颈外口紧密相贴。

3）用 Y 形管将宫颈导管与压力表、注射器相连，压力表应高于 Y 形管水平，以免液体进入压力表。

4）将注射器与宫颈导管相连，并使宫颈管内充满生理盐水或抗生素溶液，缓慢推注，压力不可超过 160 mmHg。观察推注时阻力大小、经宫颈注入的液体是否回流，患者下腹部是否疼痛。

5）术毕取出宫颈导管，再次消毒宫颈、阴道，取出阴道窥器。

5. 结果评定

（1）输卵管通畅：顺利推注 20 mL 生理盐水或抗生素溶液无阻力，压力维持在 60～80 mmHg 以下，或开始稍有阻力，随后阻力消失，无液体回流，患者也无不适感，提示输卵管通畅。

（2）输卵管阻塞：勉强注入 5 mL 即感有阻力，压力表见压力持续上升而不见下降，患者感下腹胀痛，停止推注后液体又回流至注射器内，表明输卵管阻塞。

（3）输卵管通而不畅：注射液体有阻力，再经加压注入又能推进，说明有轻度粘连已被分离，患者感轻微腹痛。

6. 注意事项

（1）所用无菌生理盐水或抗生素溶液温度以接近体温为宜，以免液体过冷造成输卵管痉挛。

（2）注入液体时必须使宫颈导管紧贴宫颈外口，防止液体外漏。

（3）术后 2 周禁盆浴及性生活，酌情给予抗生素预防感染。

二、子宫输卵管造影术（HSG）

子宫输卵管造影术是通过导管向宫腔及输卵管注入造影剂，在 X 线下透视及摄片，根据造影剂在输卵管及盆腔内的显影情况了解子宫的形态，输卵管是否通畅，输卵管阻塞的部位或结扎部位及盆腔有无粘连等，是评价输卵管的最佳方法。

该检查损伤小，能对输卵管阻塞做出较正确诊断，准确率可达80%，且有一定的治疗作用。

1. 适应证

（1）了解输卵管是否通畅及输卵管形态、阻塞部位。

（2）了解宫腔形态，确定有无子宫畸形及类型，有无宫腔粘连、子宫黏膜下肌瘤、子宫内膜息肉及异物等。

（3）内生殖器结核非活动期。

（4）不明原因的习惯性流产，于排卵后做造影了解宫颈内口是否松弛，宫颈及子宫是否畸形。

2. 禁忌证

（1）内、外生殖器急性或亚急性炎症。

（2）严重的全身性疾病，不能耐受手术者。

（3）妊娠期、月经期。

（4）产后、流产、刮宫术后6周内。

（5）碘过敏者。

3. 术前准备

（1）造影时间以月经干净3~7天为宜，最佳时间为月经干净的5~6天，当月经干净后禁性生活。

（2）做碘过敏试验，阴性者方可造影；如果使用非离子型含碘造影剂不要求做碘过敏试验。

（3）术前半小时可肌内注射阿托品0.5 mg，有助于解痉。

（4）术前排空膀胱，便秘者术前行清洁灌肠，以使子宫保持正常位置，避免出现外压假象。

4. 方法

（1）设备及器械：X线放射诊断仪或数字多动能X线胃肠机、子宫导管、阴道窥器、宫颈钳、长弯钳、20 mL注射器。

（2）造影剂：目前国内外均使用含碘造影剂，分油溶性和水溶性两种。油溶性造影剂（油剂）分为国产碘化油和进口超液化碘油；油剂（40%碘化油）密度大，显影效果好，刺激小，过敏少，但检查时间长，吸收慢，易引起异物反应，形成肉芽肿或油栓；水溶性造影剂（水剂，离子型：76%泛影葡胺注射液；非离子型：碘海醇注射液或碘氟醇注射液等）中，非离子型造影剂应用较多，其吸收快，检查时间短，可以不做碘过敏试验，有时子宫输卵管边缘部分显影欠佳，细微病变不易观察，但随着碘当量的提高，造影效果明显改善，已经有逐渐取代油剂的趋势。

（3）操作步骤。

1）患者取膀胱截石位，常规消毒外阴、阴道，铺无菌巾，检查子宫位置及大小。

2）以窥阴器扩张阴道，充分暴露宫颈，再次消毒宫颈及阴道穹隆部，用宫颈钳钳夹前唇，探查宫腔。

3）将油剂或非离子型水剂充满宫颈导管，排尽空气，沿宫腔方向将导管置入宫颈管内，徐徐注入造影剂，在X线透视下观察造影剂流经宫颈管、宫腔及输卵管情况并摄片。24小时（油剂）或20分钟（水剂）后再摄盆腔延迟片，以观察腹腔内有无游离造影剂及造影剂在腹腔内的涂抹或弥散情况、输卵管内造影剂残留情况，进而判断输卵管的通畅程度。

4）注入造影剂后子宫角圆钝，而输卵管不显影，则考虑输卵管痉挛，可保持原位，肌内注射阿托品0.5 mg或针刺合谷、内关穴，20分钟后再透视、摄片；或停止操作，下次摄片前使用解痉挛药物或行选择性输卵管造影。

5. 结果评定

（1）正常子宫、输卵管：宫腔呈倒三角形，双输卵管显影，形态柔软，24小时或20分钟后摄片，盆腔内见造影剂散在均匀分布。

（2）宫腔异常：患宫腔结核时子宫常失去原有的倒三角形，内膜呈锯齿状不平；患子宫黏膜下肌瘤时可见宫腔充盈缺损；有子宫畸形时有相应显示。

（3）输卵管异常：患输卵管结核时显示输卵管形态不规则、僵直或呈串珠状，有时可见钙化点或盆腔钙化淋巴结；有输卵管积水时输卵管远端呈气囊状扩张，远端呈球形；24小时或20分钟后延迟摄片，盆腔内未见散在造影剂分布，说明输卵管不通；输卵管发育异常，可见过长或过短的输卵管、异常扩张的输卵管、输卵管憩室等。

6. 注意事项

（1）造影剂充盈宫颈管时，必须排尽空气，以免空气进入宫腔造成充盈缺损，引起误诊。

（2）宫颈导管与子宫颈外口必须紧贴，以防造影剂流入阴道内。

（3）导管不要插入太深，以免损伤子宫或引起子宫穿孔。

（4）注入造影剂时用力不要过大，推注不可过快，防止造影剂进入间质、血管。

（5）使用油剂时，透视下发现造影剂进入血管或异常通道，同时患者出现咳嗽，应警惕发生油栓，立即停止操作，取头低脚高位，严密观察。

（6）造影后 2 周禁盆浴及性生活，可酌情给予抗生素预防感染。

（7）有时可因输卵管痉挛造成输卵管不通的假象，必要时重复进行造影或做选择性输卵管造影。

三、选择性输卵管造影术（SSG）

选择性输卵管造影术是通过将输卵管造影导管经宫颈、宫腔插至输卵管内口注入造影剂，在 X 线下透视及摄片，根据造影剂在输卵管及盆腔内的显影情况了解输卵管是否通畅、阻塞的部位及排除 HSG 时输卵管痉挛导致的输卵管未显影。该检查损伤小，能对 HSG 造成的假阳性做出更准确的判断，同时根据输卵管阻塞或通畅程度不同采取进一步的介入治疗即输卵管再通术（FTR），准确率可达 95%，且具有较好的治疗作用。

1. 适应证

（1）输卵管通而不畅或极不畅，要求治疗。

（2）HSG 中输卵管未显影或部分显影，为区别输卵管痉挛及张力高阻塞不通。

（3）HSG 显示输卵管近端阻塞，可对粘连完全阻塞及疏松粘连或分泌物较多之阻塞进行区分，此时可做 FIR 治疗。

2. 禁忌证

（1）内、外生殖器急性或亚急性炎症。

（2）严重的全身性疾病，不能耐受手术者。

（3）妊娠期、月经期。

（4）产后、流产、刮宫术后 6 周内。

（5）碘过敏者。

除以上禁忌证外，还包括：①明显输卵管积水，伞端明显包裹。②结核性输卵管阻塞。③全身发热，体温 37.5 ℃以上。

3. 术前准备

（1）选择性输卵管造影时间以月经干净 3～7 天为宜，最佳时间为月经干净的 5～6 天，当月月经干净后禁性生活。

（2）做碘过敏试验，阴性者方可造影；如果使用非离子型含碘造影剂不要求做碘过敏试验。

（3）术前半小时肌内注射阿托品 0.5 mg，有助于解痉。

（4）术前排空膀胱，便秘者术前行清洁灌肠，以使子宫保持在正常位置，避免出现外压假象。

4. 方法

（1）设备及器械：数字多动能 X 线胃肠机或数字减影血管造影机（DSA）、输卵管造影导管及外套管、导丝，阴道窥器、宫颈钳、长弯钳、20 mL 注射器。

（2）造影剂：目前国内外均使用含碘造影剂。

（3）相关药品：庆大霉素 16 万 U、地塞米松 10 mg 等。

（4）操作步骤。

1）患者取膀胱截石位，常规消毒外阴、阴道，铺无菌巾，检查子宫位置及大小。

2）以窥阴器扩张阴道，充分暴露宫颈，再次消毒宫颈及阴道穹隆部，用宫颈钳钳夹前唇，探查宫腔。

3）在透视下将输卵管导管插入外套管中，置外套管于颈管内口，然后轻轻将导管送入输卵管开口处。

4）注入造影剂，输卵管显影后，注入治疗药液，再观察输卵管内有否造影剂残留和造影剂弥散盆腔情况。

5）若 SSG 显示输卵管近端阻塞，则可用导丝插入内导管直至输卵管口，透视下轻柔推进导丝，如感到明显阻力或患者疼痛时停止，然后再注入造影剂显示输卵管再通情况。

6）术中密切观察有无手术反应，并及时处理。

5．结果评定

（1）输卵管通畅：双侧输卵管显影，形态柔软，造影剂从输卵管伞端迅速弥散至盆腔，输卵管内无造影剂残留，盆腔内见造影剂散在均匀分布。

（2）输卵管积水：输卵管近端呈气囊状扩张，远端呈球形。

（3）输卵管不通：输卵管不显影，盆腔内未见散在造影剂分布。

（4）输卵管发育异常：可见过长或过短的输卵管、异常扩张的输卵管、输卵管憩室等。

6．注意事项

（1）导管进入宫腔时，动作要轻柔，尽量减少疼痛和导管对子宫内膜的损伤。

（2）注入造影剂时用力不要过大，推注速度不可过快，防止造影剂进入间质、血管。

（3）如果输卵管近端阻塞，尝试用输卵管介入导丝再通时，要分清导丝的头端，操作轻柔的同时询问患者的感受和透视下监视尤为重要，防止造成输卵管穿孔。

（4）造影后 2 周禁盆浴及性生活，可酌情给予抗生素预防感染。

四、妇产科内镜输卵管通畅检查

近年来，妇产科内镜被大量采用，为输卵管通畅检查提供了新的方法，包括腹腔镜直视下输卵管通液检查、宫腔镜下经输卵管口插管通液试验和宫腹腔镜联合检查等方法，其中腹腔镜直视下输卵管通液检查准确率可达 95%。但由于内镜手术对器械要求较高，且腹腔镜仍是创伤性手术，故并不推荐作为常规检查方法，通常在对不孕患者行内镜检查时例行进行输卵管通液（加用亚甲蓝染液）检查。内镜检查注意事项同前。

第五节　女性内分泌激素测定

月经周期任何时间点都可以测定女性内分泌激素，每个时间点对应的各激素正常值范围不同、相互间联系不同（图1-1）；须综合各指标判断异常与否。需要了解基线水平时，宜选择月经周期第 2～第 5 天（至少一个月内未用甾体激素）。

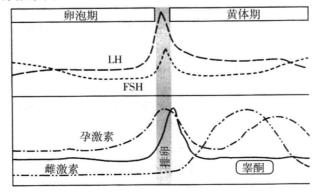

图1-1　基线水平

女性内分泌激素包括 H-P-O 生殖轴系及相关内分泌腺体分泌的激素，女性的月经、生育以及全身的健康都和内分泌激素密切相关。生殖轴通过这些激素发出刺激和抑制信号协调各内分泌器官的活动。下丘脑向垂体门脉系统脉冲式分泌促性腺激素释放激素（GnRH），刺激垂体前叶合成和释放促卵泡激素（FSH）和黄体生成素（LH），FSH、LH 刺激卵巢卵泡的发育、成熟、排卵和黄体的形成，产生的雌激素、孕激素、雄激素等甾体激素及肽类又可以反馈调控下丘脑和垂体。测定 H-P-O 轴各激素水平有助于判断女性的生理及生殖内分泌疾病状态。

激素测定一般抽取外周血，常用方法包括气相色谱层析法、分光光度法、荧光显示法、酶标记免疫法和放射免疫测定法（RIA）。近年，无放射性同位素标记的免疫化学发光法已逐步取得广泛应用。

一、下丘脑促性腺激素释放激素

下丘脑促性腺激素释放激素（GnRH）由下丘脑释放，也有人将之称为黄体生成素释放激素（LHRH）。女性正常月经周期中，变化最显著的激素是 LH，它可在月经中期出现排卵峰。而 GnRH 在外周血中含量很少，且半衰期短，测定困难，故目前主要采用 GnRH 兴奋试验与氯米芬试验来了解下丘脑和垂体的功能状态。

（一）GnRH 兴奋试验

1. 原理

LHRH 对垂体促性腺激素有兴奋作用，给受试者静脉注射 LHRH 后在不同时相抽血测定促性腺激素的含量，可了解垂体功能。

2. 方法

静脉注射 LHRH 50 μg，于注射前，注射后的 15 分钟、30 分钟、60 分钟和 90 分钟分别取静脉血 2 mL，测定促性腺激素含量。

3. 结果分析

（1）正常反应：注射 LHRH 后，LH 值的上升比基值升高 2～3 倍，高峰出现在注射后的 15～30 分钟。

（2）活跃反应：高峰值比基值升高 5 倍以上。

（3）延迟反应：高峰出现时间迟于正常反应出现的时间。

（4）无反应或低弱反应：注入 LHRH 后，LH 值无变化，处于低水平，或略有升高，但升高不足 2 倍。

4. 临床意义

（1）青春期延迟 GnRH 兴奋试验呈正常反应。

（2）垂体功能减退席汉综合征、垂体手术或放疗导致的垂体组织破坏时，GnRH 兴奋试验呈无反应或低弱反应。

（3）下丘脑功能减退可出现延迟反应或正常反应。

（4）卵巢功能不全：FSH、LH 基值均 >30 U/L，GnRH 兴奋试验呈活跃反应。

（5）多囊卵巢综合征：LH/FSH >2～3，GnRH 兴奋试验呈活跃反应，主要体现在 LH 的升高。

（二）氯米芬试验

1. 原理

氯米芬又称克罗米芬，化学结构与人工合成的己烯雌酚相似，是一种有弱雌激素作用的非甾体类的雌激素拮抗剂，在下丘脑与雌激素受体结合，阻断性激素对下丘脑和（或）垂体促性腺激素细胞的负反馈作用，诱发 GnRH 释放，用以评估闭经患者 H-P-O 的功能，以鉴别下丘脑和垂体病变。

2. 方法

月经第 5 天开始每天口服氯米芬 50～100 mg，连服 5 天，服药后 LH 可上升 85%，FSH 上升 50%，停药后 FSH、LH 下降。若以后再出现 LH 上升达排卵期水平，诱发排卵则为排卵型反应，一般在停药后 5~9 天出现排卵。若停药 20 天后 LH 未上升为无反应。同时在服药的第 1、第 3、第 5 天测 LH、FSH，第 3 周或经前测血黄体酮。

3. 临床意义

（1）下丘脑病变：下丘脑病变时对 GnRH 兴奋试验有反应，而对氯米芬试验无反应。

（2）青春期延迟：通过 GnRH 兴奋试验判断青春期延迟是否为下丘脑、垂体病变所致。

二、垂体促性腺激素测定

（一）来源及生理作用

FSH 和 LH 是垂体分泌的促性腺激素，均为糖蛋白，在血中与 α_2 和 β 球蛋白结合，受下丘脑 GnRH 和雌、孕激素的调节。每个排卵期这些激素均呈现周期性变化。FSH 的生理作用主要是促进卵泡成熟及分泌雌激素；LH 的生理作用主要是促进排卵和黄体形成，促使卵巢分泌孕激素和雌激素。

FSH 可诱导排卵前卵泡颗粒细胞中的 LH 受体，FSH 在早卵泡期处于较低水平，在卵泡成熟晚期随雌激素水平上升而略下降，排卵前迅速升高，可以协同 LH 的促卵泡成熟作用。LH 在卵泡早期处于低水平，以后逐渐上升，至排卵前 24 小时左右与 FSH 几乎同时出现高峰，LH 峰较 FSH 峰更高、更陡，排卵 24 小时后即下降，排卵期出现的陡峰是预测排卵的重要指标。FSH 和 LH 黄体期均维持在较低水平。

（二）正常值

见表 1-2、表 1-3。

表 1-2 血 FSH 正常范围（U/L）

测定时期	正常范围
青春期	≤5
正常女性	5~20
绝经后	>40

表 1-3 血 LH 正常范围（U/L）

测定时期	正常范围
卵泡期	5~30
排卵期	75~100
黄体期	3~30
绝经期	30~130

（三）临床应用

1. 协助判断闭经原因

FSH、LH 水平低于正常值，则闭经原因在垂体或下丘脑，为中枢性。FSH、LH 水平均高于正常值，病变在卵巢。

2. 了解排卵情况

测定 LH 峰值，可估计排卵时间及了解排卵情况。

3. 诊断性早熟

用于鉴别真性和假性性早熟。真性性早熟由促性腺激素分泌增多引起，FSH、LH 有周期性变化。假性性早熟的 FSH 和 LH 水平较低，而且无周期性变化。

4. 协助多囊卵巢综合征的诊治

LH/FSH >3 虽然不再作为诊断标准之一，但仍有助于病情及疗效的判断。

三、垂体催乳激素测定

（一）来源及生理作用

催乳激素（PRL）是垂体催乳激素细胞分泌的一种多肽蛋白激素，受下丘脑催乳激素抑制激素和催乳激素释放激素的双重调节。促甲状腺激素释放激素（TSH）、雌激素、5-羟色胺等对其均有促进作用。PRL 分子结构有 4 种形态：小分子 PRL、大分子 PRL、大大分子 PRL 和异型 PRL。仅小分子 PRL 具有激素活性，占分泌总量的 80%。临床测定的 PRL 是各种形态 PRL 的总和，故 PRL 的测定水平与生物学作用不一致。PRL 的主要功能是促进乳房发育及泌乳，与卵巢类固醇激素共同作用促进分娩前乳房导管及腺体发育。PRL 还参与机体的多种功能，特别是对生殖功能的调节。

（二）正常值

见表 1-4。

表 1-4　不同时期血 PRL 正常范围

测定时期	正常范围（µg/L）
非妊娠期	<25
妊娠早期	<80
妊娠中期	<160
妊娠晚期	<400

（三）临床应用

（1）闭经、不孕及月经失调者均应测定 PRL 以除外高催乳素血症。

（2）垂体肿瘤患者伴 PRL 异常增高时应除外垂体催乳激素瘤。

（3）PRL 升高还常见于性早熟、原发性甲状腺功能减退、卵巢功能不全、黄体功能欠佳、哺乳、神经精神刺激、药物（如氯丙嗪、避孕药、大量雌激素和利血平等）因素；PRL 水平低多见于垂体功能减退、单纯性催乳激素分泌缺乏症等。

四、雌激素测定

（一）来源及生理变化

雌激素主要由卵巢、胎盘产生，少量由肾上腺产生。可分为雌酮（E_1）、雌二醇（E_2）及雌三醇（E_3）。3 种雌激素成分均可从血、尿和羊水中测得。雌二醇活性最强，是卵巢产生的主要激素之一，对维持女性生殖功能及第二性征有重要作用。绝经后女性体内以雌酮为主，主要来源于肾上腺分泌的雄烯二酮，在外周经芳香化酶转化而成。雌三醇是雌酮和雌二醇的代谢产物。妊娠期间胎盘产生大量雌三醇，测定血或尿中雌三醇水平可反映胎儿、胎盘状态。雌激素在肝脏灭活和代谢，经肾脏由尿液排出。

幼女体内雌激素处于较低水平，随年龄增长，由青春期至成年，女性雌二醇水平不断上升。在正常月经周期中，雌二醇随卵巢周期性变化而波动。卵泡早期水平最低，以后逐渐上升，至排卵前达高峰，后又逐渐下降，排卵后迅速下降，然后又逐渐上升，至排卵后 8 天又达第二个高峰，但峰值低于第一个高峰。绝经后女性卵巢功能衰退，雌二醇水平低于卵泡早期。

（二）正常值

见表 1-5。

表 1-5　血 E_2、E_1 参考值（pmol/L）

测定时期	E_2 正常值	E_1 正常值
青春前期	18.35 ~ 110.10	62.90 ~ 162.80
卵泡期	91.75 ~ 275.25	125.00 ~ 377.40
排卵期	734.00 ~ 2 202.00	125.00 ~ 377.40
黄体期	367.00 ~ 1 101.00	125.00 ~ 377.40
绝经后	18.35 ~ 91.75	

（三）临床应用

1. 监测卵巢功能

测定血雌二醇或 24 小时尿总雌激素水平。

（1）判断闭经原因：①激素水平符合正常的周期性变化，说明卵泡发育正常应考虑闭经原因为子宫性。②雌激素水平偏低，闭经原因可能为原发性或继发性卵巢功能低下或受药物影响而抑制了卵巢功能；也可见于下丘脑 – 垂体功能失调、高催乳素血症。

（2）诊断无排卵：雌激素无周期性变化者常见于各年龄段无排卵性异常子宫出血及 PCOS。

（3）监测卵泡发育：在药物促排卵时，测定血中雌二醇可作为监测卵泡发育、成熟的指标之一。

（4）诊断女性性早熟：临床多以 8 岁以前出现第二性征为性早熟，血 E_2 水平 > 275 pmol/L 为诊断性早熟的激素指标之一。

2. 监测胎儿 – 胎盘单位功能

妊娠期雌三醇主要由胎儿胎盘单位产生，测定孕妇尿雌三醇含量可反映胎儿胎盘功能状态。正常妊娠 29 周尿雌激素迅速增加，足月妊娠尿雌三醇排出量平均为 88.7 nmol/24 h，妊娠 36 周后尿雌三醇排出量连续数次 < 37 nmol/24 h，或骤减 > 30% ~ 40%，均提示胎盘功能减退；雌三醇 < 22.2 nmol/24 h 尿，或骤减 > 50% 也提示胎盘功能减退。

五、孕激素测定

（一）来源及生理作用

人体孕激素由卵巢、胎盘和肾上腺皮质产生。正常月经周期中血黄体酮含量在卵泡期极低，排卵前开始少量分泌，排卵后由于卵巢黄体产生大量黄体酮，水平迅速上升，在月经周期 LH 峰后的 6 ~ 8 天达高峰，经前的 4 天逐渐下降至卵泡期水平。妊娠时血黄体酮水平随时间增加而稳定上升，妊娠 6 周时，黄体酮主要来自卵巢黄体，妊娠中晚期则主要由胎盘分泌。血中黄体酮经肝脏代谢，最后形成孕二酮，80% 由尿液及粪便排出。黄体酮的作用是使子宫内膜增厚、血管和腺体增生，利于胚胎着床，降低母体免疫排斥反应，防止子宫收缩，使子宫在分娩前保持静止状态。同时黄体酮还可促进乳腺腺泡导管发育，为泌乳做准备。

（二）正常值

见表 1-6。

表 1-6　血黄体酮正常范围

测定时期	正常范围（nmol/L）
卵泡期	< 3.18
黄体期	15.9 ~ 63.6
妊娠早期	63.6 ~ 95.4

测定时期	正常范围（nmol/L）
妊娠中期	159～318
妊娠晚期	318～1 272
绝经后	<3.18

（三）临床应用

1. 监测排卵

血黄体酮 >15.6 nmol/L，提示有排卵。若黄体酮符合该水平而又无其他导致不孕的因素时需结合 B 超检查，除外未破裂卵泡黄素化综合征（LUFS）。使用促排卵药时，可监测血黄体酮水平来了解排卵效果。

闭经、无排卵异常子宫出血、多囊卵巢综合征、口服避孕药或长期使用 GnRH 激动剂时，均可使黄体酮水平下降。

2. 了解黄体功能

黄体期血黄体酮水平低于生理值，提示黄体功能不足；月经 4～5 天血黄体酮仍高于生理水平，提示黄体萎缩不全；若卵泡期查血黄体酮水平高于生理值需除外高黄体酮血症。

3. 了解妊娠状态

排卵后，若卵子受精，黄体继续分泌黄体酮。自妊娠第 7 周开始，胎盘分泌黄体酮在量上超过卵巢黄体。妊娠期胎盘功能减退时，血黄体酮水平下降。异位妊娠血黄体酮水平多数较低。若单次黄体酮水平≤15.6 nmol/L（5 ng/mL），提示为死胎。先兆流产时，黄体酮值若有下降趋势，有发生流产的可能。

4. 黄体酮替代疗法的监测

早孕期切除黄体侧卵巢后应用天然黄体酮替代疗法时，应监测血黄体酮水平。

六、雄激素测定

（一）来源及生理变化

女性体内雄激素来自卵巢及肾上腺皮质。雄激素主要有睾酮、雄烯二酮。整个月经周期雄激素仅于围排卵期轻度上升，其余时间处于低水平。睾酮主要由卵巢和肾上腺分泌的雄烯二酮转化而来；雄烯二酮 50% 来自卵巢，50% 来自肾上腺皮质，活性介于睾酮和脱氢表雄酮之间。脱氢表雄酮主要由肾上腺皮质产生。绝经前血清睾酮是卵巢雄激素来源的标志，绝经后肾上腺皮质是产生雄激素的主要部位。

（二）正常值

见表 1-7。

表 1-7 血睾酮正常范围（nmol/L）

测定时期	正常范围
卵泡期	<1.4
排卵期	<2.1
黄体期	<1.7
绝经后	<1.2

（三）临床应用

（1）卵巢雄性化肿瘤短期内出现进行性加重的雄激素过多症状多提示卵巢来源的男性化肿瘤。

（2）多囊卵巢综合征患者血清雄激素可正常，也可升高。雄激素水平可以作为降雄激素的疗效评价指标之一。

（3）肾上腺皮质增生或肿瘤血清雄激素异常升高。

（4）两性畸形的鉴别，男性真两性和假两性畸形，血睾酮水平在男性正常范围内；女性假两性畸形在女性正常范围内。

（5）女性多毛症测血清睾酮水平正常时，为毛囊对雄激素敏感所致。

（6）应用雄激素制剂或具有雄激素作用的内分泌药物如丹那唑时，用药期间可监测雄激素。

（7）高泌乳素血症有雄激素过多的症状和体征者，常规测定血雄激素在正常范围内时，应测定血催乳素水平。

七、人绒毛膜促性腺激素测定

（一）来源及生理变化

人绒毛膜促性腺激素（HCG）是一种糖蛋白激素，由 α 和 β 亚单位组成，主要由妊娠时合体滋养细胞产生。少数情况下肺、肾上腺和肝脏肿瘤也可产生 HCG。现发现血中 HCG 的波动与 LH 脉冲平行，月经中期也有上升，提示 HCG 也可以由垂体分泌。

正常妊娠受精卵着床时，即排卵后的第 6 天受精卵滋养层形成时开始产生 HCG，约 1 天后可以检测到血浆 HCG，此后每 1.7～2 天上升 1 倍，排卵后 14 天约达 100 U/L，妊娠 8～10 周达高峰（50 000～100 000 U/L），后又迅速下降，至妊娠中晚期，其值仅相当于高峰值的 10%。因 HCG 的 α 链与 LH 的 α 链有相同结构，故在检测时应测定特异的 β-HCG 浓度。

（二）正常值

见表 1-8。

表 1-8　不同时期血清 β-HCG 浓度（U/L）

测定时期	正常范围
非妊娠妇女	<3.1（µg/L）
孕 7～10 天	>5
孕 30 天	>100
孕 40 天	>2 000
妊娠滋养细胞疾病	>100 000

（三）临床应用

国际肿瘤发展生物和医学协会的多中心研究推荐使用广谱能识别 HCG 及相关分子，而与其他糖蛋白激素及衍生物低交叉的 HCG 试验。

1. 诊断早期妊娠

血 HCG 浓度 >25 U/L 为妊娠试验阳性，可用于诊断早早孕，迅速、简便、价廉。目前应用广泛的有半定量早早孕诊断试纸。另外也有利用斑点免疫层析法原理制成的反应卡进行。

2. 异位妊娠

血 β-HCG 浓度维持低水平或间隔 2～3 天测定无成倍上升，需怀疑异位妊娠的可能，尤其血黄体酮水平偏低者。

3. 滋养细胞肿瘤的诊断和监测

（1）葡萄胎和侵蚀性葡萄胎：血 β-HCG 浓度异常升高，甚至 >100 kU/L，且子宫明显大于妊娠月份则提示有葡萄胎可能，葡萄胎块清除后，HCG 应大幅度下降，在清宫后的 8 周应降至正常，若下降缓慢或下降后又上升，排除宫腔内残留组织则可能为侵蚀性葡萄胎；HCG 是其疗效监测的最主要指标。

（2）绒毛膜癌：β-HCG 是绒毛膜癌诊断和监测滋养细胞活性唯一的实验室指标，β-HCG 下降与治疗有效性一致，尿 β-HCG <50 U/L 及血 β-HCG <3.1 µg/L 为阴性标准，治疗后临床症状消失，每周

查 1 次 HCG，连续 3 次阴性者视为近期治愈。

4. 性早熟和肿瘤

最常见的是下丘脑或松果体胚细胞的绒毛膜瘤或肝胚细胞瘤及卵巢无性细胞瘤、未成熟性畸胎瘤分泌的 HCG 可导致性早熟。分泌 HCG 的肿瘤尚见于肠癌、肝癌、卵巢腺癌、胰腺癌、胃癌，在女性可导致月经紊乱，故女性出现月经紊乱伴 HCG 升高时需除外上述肿瘤的异位分泌。

八、人类抗米勒管激素测定

（一）来源及生理变化

人类抗米勒管激素（AMH）是由 2 个相同的 70 kb 亚基组成的二聚体糖蛋白，女性于孕 36 周，由胎儿的卵巢颗粒细胞开始分泌 AMH，主要由卵巢中的初级卵泡、窦前卵泡、窦状卵泡等生长卵泡产生。在儿童期，AMH 水平与年龄呈正相关，15.8 岁达最高峰，15.8 ~ 25.0 岁为平台期，25.0 岁以后逐渐下降，绝经后处于极低水平，甚至趋于 0。提示 25.0 岁以后 AMH 水平可作为衡量卵巢储备功能的标志物。AMH 在整个月经周期变化很小，对取血时间无特殊要求。

（二）正常值

见表 1-9。

表 1-9 不同年龄段血 AMH 正常范围（ng/mL）

测定时期	正常范围
0 ~ 10 岁	3.09 ± 2.91
11 ~ 18 岁	5.02 ± 3.35
19 ~ 50 岁	2.95 ± 2.50
≥51 岁	0.22 ± 0.36

（三）临床应用

1. 评估卵巢储备功能

比其他指标如 FSH、抑制素 B（INHB）、E_2 和窦卵泡计数（AFC）等，更早更精确地反映卵巢储备功能。由于 AMH 可抑制卵泡的初始募集和周期性募集，故低水平的 AMH 可致始基卵泡池过早耗竭，可用于预测绝经年龄、并作为判断卵巢功能不全的依据。

2. 预测促排卵用药的反应性

AMH 水平与卵巢反应性强相关，是一个独立且精确的预测指标。AMH 高于阈值（3.07 ng/mL）为卵巢过度刺激综合征（OHSS）的高危人群，应密切监护。AMH 阈值低于 0.66 ng/mL 则为卵巢低反应，应谨慎促排卵治疗。

3. 多囊卵巢综合征

PCOS 窦前卵泡和小窦卵泡均增加，AMH 升高约 2 ~ 3 倍；高水平的 AMH 可降低卵泡对 FSH 的敏感性，阻碍卵泡发育、成熟和排卵，故可反映 PCOS 的病情。

4. 卵巢颗粒细胞瘤（GCT）

AMH 是 GCT 的特殊标记物，GCT 患者的 AMH 水平升高，术后恢复正常。随访 AMH 水平再次升高与肿瘤复发有关，并早于临床症状。

GnRH 兴奋试验用于非组织破坏导致的垂体功能减退时（如跌重性闭经），可能无法获得满意结果；可考虑延长试验时间，如安装 GnRH 泵，脉冲刺激一周左右可能观察到垂体兴奋性的提高。

第二章

生殖系统炎症

女性生殖系统炎症包括下生殖道的外阴、阴道、宫颈及盆腔内的子宫、输卵管、卵巢、盆腔腹膜、子宫旁结缔组织所发生的炎症。根据炎症所在部位的不同而表现出不同的症状，其主要临床表现为外阴瘙痒、疼痛，甚至溃烂，以及阴道分泌物增多、宫颈充血、下腹部及腰骶部疼痛等症状。急性盆腔炎还可引起弥漫性腹膜炎、败血症、感染性休克，严重者可危及生命。

第一节 外阴及阴道炎症

外阴及阴道炎症是妇科最常见疾病之一。外阴暴露于外，外阴阴道又毗邻尿道、肛门，易受阴道分泌物、经血、尿液和粪便刺激，局部比较潮湿，同时生育年龄妇女性生活频度增加，容易受到损伤及外界微生物感染。幼女及绝经后妇女阴道上皮菲薄，局部抵抗力低，易受感染。

正常健康妇女，由于解剖学及生物化学特点，阴道对病原体的入侵有自然防御功能。近年的研究认为，阴道微生态体系与女性生殖系统正常生理功能的维持和各种炎症的发生、发展，以及治疗转归均直接相关。当阴道的自然防御功能遭到破坏，则病原体易于侵入，导致阴道炎症。

外阴及阴道炎临床上以白带的性状发生改变以及外阴瘙痒为主要临床特点，性交痛也较常见，感染累及尿道时，可有尿痛、尿急、尿频等症状。

一、非特异性外阴炎

由一般化脓性细菌引起的外阴炎称为非特异性外阴炎，多为混合型细菌感染，常见病原菌有金黄色葡萄球菌、乙型溶血性链球菌、大肠埃希菌、变形杆菌、厌氧菌等。临床上分为单纯性外阴炎、外阴毛囊炎、外阴脓疱病、外阴疖病、外阴急性蜂窝织炎及汗腺炎等。

（一）单纯性外阴炎

1. 病因

常见的致病菌为大肠埃希菌。当宫颈或阴道炎症时，阴道分泌物流出刺激外阴可致外阴炎；经常受到经血、阴道分泌物、尿液、粪便刺激，如不注意保持外阴皮肤清洁容易引起外阴炎，其次糖尿病患者尿糖刺激、粪瘘患者粪便刺激，以及尿瘘患者尿液长期浸渍，也易导致外阴炎。此外，不透气的尼龙内裤、经期使用卫生巾导致局部透气性差，局部潮湿，均可引起外阴炎。

2. 临床表现

炎症多发生在小阴唇内、外侧或大阴唇甚至整个外阴部。急性期主要表现外阴皮肤黏膜瘙痒、疼痛、烧灼感，在活动、性交、排尿、排便时加重。妇科检查可见外阴充血、肿胀、糜烂，常见抓痕，严重者可形成溃疡或湿疹。慢性炎症可使皮肤增厚、粗糙、皲裂，甚至苔藓样变。

3. 治疗

治疗原则为：保持外阴局部清洁、干燥；局部可使用抗生素；重视消除病因。

（1）急性期：避免性交，停用引起外阴皮肤刺激的药物，保持外阴清洁、干燥。

（2）局部治疗：可应用 0.1% 聚维酮碘液或 1：5 000 高锰酸钾溶液坐浴，每日 2 次，每次 15~30 分钟。坐浴后局部涂抗生素软膏或紫草油。也可选用中药水煎熏洗外阴部，每日 1~2 次。

（3）病因治疗：积极治疗宫颈炎、阴道炎。如发现糖尿病、尿瘘、粪瘘应及时治疗。

（二）外阴毛囊炎

1. 病因

为细菌侵犯毛囊及其所属皮脂腺引起的急性化脓性感染。常见致病菌为金黄色葡萄球菌、表皮葡萄球菌及白色葡萄球菌。多见于外阴皮肤摩擦受损或手术前备皮后，外阴局部不洁或肥胖表皮摩擦受损可诱发此病。

2. 临床表现

阴道皮肤毛囊口周围红肿、疼痛，毛囊口可见白色脓头，中央有毛发通过。脓头逐渐增大呈锥状脓疮，相邻的多个小脓疮融合成大脓疮，严重者伴外阴充血、水肿及明显疼痛。数日后结节中央组织坏死变软，出现黄色小脓栓，再过数日脓栓脱落，脓液排出，炎症逐渐消退，但常反复发作，可变成疖病。

3. 治疗

（1）保持外阴清洁、干燥，勤换内裤，勤洗外阴。

（2）局部治疗：病变早期可用 0.1% 聚维酮碘液或 1：5 000 高锰酸钾溶液坐浴。已有脓包形成者，可消毒后针刺挑破，待脓液流出，局部涂上抗生素软膏。

（3）全身治疗：病变较广泛时，可口服头孢类或大环内酯类抗生素。

（三）外阴脓疱病

1. 病因

病因至今尚未明了，可能妊娠是诱发因素。由于常伴有低钙血症引起的典型手足搐搦，推测其发病与内分泌紊乱如甲状旁腺功能减退可能有关，本病还见于较长时间服用复方炔诺酮片（也称短效避孕药 I 号，成分为炔雌醇和炔诺酮）的非孕妇女，故并非孕妇特有的病变。

2. 临床表现

本病多发生在妊娠后 3 个月，分娩后病情逐渐缓解，再次妊娠时本病还可以复发。起病急骤，最初在皮肤皱褶处（如腋窝、乳房下部、腹股沟、脐周、四肢屈侧、外生殖器等），表皮内突然出现大片急性炎症性红斑，随后出现群集、浅在性的小脓包，为针尖至粟粒大小，黄白色，常排列呈花环状、半环状或地图样。单纯病损也可以相互融合在一起成为大面积脓湖。皮损处轻度瘙痒，脓疱经过若干时日后干燥结痂，在旧的病灶周围又出现新的皮肤损害。痂皮一旦脱落，即显露出潮湿、红色发亮区，即湿疣样皮损，最终上皮修复出现深度色素沉着而治愈，严重病例可见皮损广泛波及全身，并伴有寒战、弛张型高热、呕吐、腹泻、谵妄等全身症状，可以累及口腔颊黏膜、舌、咽，食管黏膜也常受累，形成脓疱或糜烂，呈灰色斑块状，有时因吞咽剧痛而影响进食。

3. 治疗

积极治疗，保护胎儿，减少其死亡率。对于疱疹样脓疱病患者，应给予特殊护理并密切注意病情变化。患病孕妇应以支持疗法为主，高热者应及时补充液体及热能；为增强机体抵抗力输血浆；出现手足搐搦者经化验检查证实为低血钙时，应立即静脉缓慢注射 10% 葡萄糖酸钙，必要时 4 小时后再缓慢静注一次。低蛋白血症，体液丢失及感染予以相应对症处理。

治疗主要是给予糖皮质激素口服。类固醇皮质激素对本病有较好疗效，但孕妇不宜作为首选药物应用，除非病情严重，可选用泼尼松，病情控制后逐渐减量。

由于本病对母儿损伤严重，且母儿死亡率均高，故一旦发病应考虑人工流产或引产及早终止妊娠。分娩后脓疱可逐渐消退，终止妊娠本身也为治疗手段。

（四）外阴疖病

1. 病因

主要由金黄色葡萄球菌或白色葡萄球菌感染引起。潮湿多汗、外阴皮肤摩擦受损后容易发生。此外，糖尿病、慢性肾炎、长期应用糖皮质激素及免疫抑制剂、营养不良等患者易患本病。

2. 临床表现

多发生在大阴唇的外侧面。开始时毛囊口周围皮肤轻度充血肿痛、红点，逐渐形成增高于周围皮肤的紫红色硬结，皮肤表面紧张，有压痛，硬结边缘不清楚，常伴腹股沟淋巴结肿大，以后疖肿中央变软，表面皮肤变薄，并有波动感，继而中央顶端出现黄白色点，不久溃破，脓液排出后疼痛减轻，红肿消失，逐渐愈合。多发性外阴疖病可引起患处疼痛剧烈而影响日常生活。

3. 治疗

（1）保持外阴清洁、干燥，勤换内裤，勤洗外阴。

（2）局部治疗：早期可用0.1%聚维酮碘液或1：5 000高锰酸钾溶液坐浴后局部涂上抗生素软膏，以促使炎症消散或局限化，也可红外线照射、50%酒精湿敷减轻疼痛，促进炎症消散，促使疖肿软化。

（3）全身治疗：有明显炎症或发热者应口服或肌内注射抗生素，必要时脓液培养及根据药敏选择药物治疗。

（4）手术治疗：当疖肿变软，有波动感，已形成脓肿时应立即切开引流并局部换药，切口适当大以便脓液及坏死组织能流出，切忌挤压，以免炎症扩散。

（五）外阴急性蜂窝织炎

1. 病因

为外阴皮下、筋膜下、肌间隙或深部蜂窝组织的一种急性弥漫性炎症。致病菌以A族B型溶血性链球菌为主，其次为金黄色葡萄球菌及厌氧菌。炎症多由于皮肤或软组织损伤，细菌入侵引起。少数也可由血行感染。

2. 临床表现

发病较急剧，常有畏寒、发热、头痛等前驱症状。急性外阴蜂窝织炎特点是病变不易局限化，迅速扩散，与正常组织无明显界限。浅表的急性蜂窝织炎局部明显红肿、剧痛，并向四周扩大形成红斑，病变有时可出现水疱甚至坏疽。深部的蜂窝织炎局部红肿不明显，只有局部水肿和深部压痛，疼痛较轻，但病情较严重，有高热、寒战、头痛、全身乏力，白细胞计数升高，双侧腹股沟淋巴结肿大、压痛。

3. 治疗

（1）全身治疗：早期采用头孢类或青霉素类抗生素口服或静滴，体温降至正常后仍需持续用药2周左右。如有过敏史者可使用红霉素类抗生素。

（2）局部治疗：可采用热敷或中药外敷，如不能控制应作广泛多处切开引流，切除坏死组织，伤口用3%过氧化氢溶液冲洗和湿敷。

二、前庭大腺炎

前庭大腺炎是前庭大腺的炎症，生育年龄妇女多见。前庭大腺位于两侧大阴唇下1/3深部，其直径约为0.5～1.0 cm，它们的腺管长约1.5～2.0 cm，腺体开口位于小阴唇内侧近处女膜处。由于解剖位置的特殊性，在性交、分娩等情况下，病原体易侵入引起前庭大腺炎。

1. 病因

主要致病菌有葡萄球菌、大肠埃希菌、链球菌、肠球菌、淋球菌及厌氧菌等，近年来，随着性传播疾病发病率增加，淋球菌、沙眼衣原体所致前庭大腺炎有明显增高趋势。常为混合感染。

2. 临床表现

前庭大腺炎可分为3种类型：前庭大腺导管炎、前庭大腺脓肿和前庭大腺囊肿。炎症多为一侧。

（1）前庭大腺导管炎：初期感染阶段多为导管炎，表现为局部红肿、疼痛及性交痛，行走不便，检查可见患侧前庭大腺开口处呈白色小点，有明显触痛。

（2）前庭大腺脓肿：导管开口处闭塞，脓性分泌物不能排出，细菌在腺体内大量繁殖，积聚于导管及腺体中，逐渐扩大形成前庭大腺脓肿。患者诉患侧外阴部肿胀，疼痛剧烈，甚至发生排尿痛，行走困难。检查时患侧外阴红肿热痛，可扪及肿块，如已形成脓肿，则触知肿块有波动感，触痛明显，多为单侧，脓肿大小为 3~6 cm，表面皮肤变薄，脓肿继续增大，可自行破溃，症状随之减轻；若破口小，脓液引流不畅，症状可反复发作。部分患者伴随发热等全身症状，白细胞计数增高，患侧腹股沟淋巴结肿大等。

（3）前庭大腺囊肿：炎症急性期后，脓液被吸收，腺体内的液体被黏液代替，成为前庭大腺囊肿。也有部分患者的囊肿不是因为感染引起，而是因为分娩过程中，会阴侧切时，将腺管切断，腺体内的液体无法排出，长期积累到一定程度后，就会引起前庭大腺囊肿。囊性肿物小时，患者多无症状，肿物增大后，外阴患侧肿大。检查时见外阴患侧肿大，可触及囊性肿物，与皮肤有粘连，该侧小阴唇被展平，阴道口被挤向健侧，囊肿较大时可有局部肿胀感及性交不适，如果不及时治疗，一旦合并细菌感染，又会引起前庭大腺脓肿。也有的患者是因为前次治疗不彻底，以后机体抵抗力降低时，细菌乘机大量繁殖，又形成新的脓肿。这个过程可以多次反复，形成恶性循环。

3. 诊断

大阴唇下 1/3 部位发生红、肿、硬结，触痛明显，甚至行走困难，就应该考虑前庭大腺炎。一般为单侧，与外阴皮肤有粘连或无粘连，可自其开口部压挤出的分泌物作病原微生物检查及抗生素的敏感试验。根据肿块的部位、外形、有无急性炎症等特点，一般都可确诊。必要时可以穿刺进行诊断，脓肿抽出来的是脓液，而囊肿抽出来的是浆液。

4. 治疗

（1）在前庭大腺炎早期，可以使用全身性抗生素治疗；由于近年淋球菌所致的前庭大腺炎有增加的趋势，所以在用药前最好挤压尿道口，或者取宫颈管分泌物送细菌培养，并做细菌药物敏感试验。在药敏试验结果出来之前，根据经验选择抗生素药物。一般而言，青霉素类药物疗效较好。也可以根据情况，使用局部热敷或理疗，促使炎症消退。同时应保持外阴局部清洁卫生。

一旦形成了脓肿，单纯使用抗生素是无效的，应该切开引流。手术时机要选择波动感最明显的时候。一般在大阴唇内侧下方切开，切口不要过小，要使脓液能够全部彻底地排出来。脓液排出后，炎症开始消退时，用 0.1% 聚维酮碘液或 1 ∶ 5 000 高锰酸钾溶液坐浴。

（2）对于前庭大腺囊肿的治疗，囊肿造口术方法简单、损伤小，造口术切口选择在囊肿的下方，让囊液能够全部流出来，同时用引流条以防造口粘连，用 0.1% 聚维酮碘液或 1 ∶ 5 000 高锰酸钾溶液坐浴。预后一般都比较好，前庭大腺的功能也可以得到很好的保存。

三、外阴溃疡

（一）病因

外阴溃疡常见于中、青年妇女，按其病程可分为急性外阴溃疡与慢性外阴溃疡两种。溃疡可单独存在，也可以使多个溃疡融合而成一大溃疡。外阴溃疡多为外阴炎症引起，如非特异性外阴炎、单纯疱疹病毒感染、白塞病、外阴结核、梅毒性淋巴肉芽肿，约有 1/3 外阴癌在早期表现为溃疡。

（二）临床表现

外阴溃疡可见于外阴各个部位，以小阴唇和大阴唇内侧为多，其次为前庭黏膜及阴道口周围。

1. 急性外阴溃疡

（1）非特异性外阴炎：溃疡多发生于搔抓后，可伴有低热及乏力等症状，局部疼痛严重。溃疡表浅，数目较少，周围有明显炎症。

（2）疱疹病毒感染：起病急，接触单纯疱疹性病毒传染源后一般有 2~7 天的潜伏期，后出现发热等不适，伴有腹股沟淋巴结肿大和疱疹。溃疡大小不等，底部灰黄，周围边际稍隆起，并高度充血及水肿。初起为多个疱疹，疱疹破溃后呈浅表的多发性溃疡，有剧痛，溃疡多累及小阴唇，尤其在其内侧面。溃疡常在 1~2 周内自然愈合，但易复发。

（3）白塞病：急性外阴溃疡常见于白塞病，因口腔、外阴及虹膜睫状体同时发生溃疡，故又称眼 - 口 - 生殖器综合征。其病因不明确，病变主要为小动静脉炎。溃疡可广泛发生于外阴各部，而以小阴唇内外侧及阴道前庭为多。起病急，常反复发作。临床上分为 3 型，可单独存在或混合发生，以坏疽型最严重。

1）坏疽型：多先有全身症状，如发热乏力等。病变部位红肿明显，溃疡边缘不整齐，有穿掘现象，局部疼痛重。溃疡表面附有多量脓液，或污黄至灰黑色的坏死伪膜，除去后可见基底不平。病变发展迅速，可形成巨大蚕食性溃疡，造成小阴唇缺损，外表类似外阴癌，但边缘及基底柔软，无浸润。

2）下疳型：较常见。一般症状轻，病程缓慢。溃疡数目较多、较浅。溃疡周围红肿，边缘不整齐。常在数周内愈合，但常在旧病灶痊愈阶段，其附近又有新溃疡出现。

3）粟粒型：溃疡如针头至米粒大小，数目多，痊愈快。自觉症状轻微。

（4）性病：如梅毒、软下疳及性病性淋巴肉芽肿均可引起外阴溃疡。

2. 慢性外阴溃疡

（1）外阴结核：罕见，偶继发于严重的肺、胃肠道、内生殖器官、腹膜或骨结核。好发于阴唇或前庭黏膜。病变发展缓慢。初起常为一局限性小结节，不久即溃破为边缘软薄而穿掘的浅溃疡。溃疡形状不规则，基底凹凸不平，覆以干酪样结构。病变无痛，但受尿液刺激或摩擦后可有剧痛。溃疡经久不愈，并可向周围扩展。

（2）外阴癌：外阴恶性肿瘤在早期可表现为丘疹、结节或小溃疡。病灶多位于大小阴唇、阴蒂和后联合等处，伴或不伴有外阴白色病变。癌性溃疡与结核性溃疡肉眼难以鉴别，需做活组织检查确诊。

对急性外阴溃疡的患者应注意检查全身皮肤、眼、口腔黏膜等处有无病变。诊断时要明确溃疡的大小、数目、形状、基底情况，有时溃疡表面覆以一些分泌物容易漏诊。故应细心认真查体，分泌物涂片培养，血清学检查或组织学病理有助于诊断。

（三）治疗

因病因往往不是很明确，故治疗上主要以对症治疗为主。

1. 全身治疗

注意休息及营养，补充大量维生素 B、维生素 C；也可口服中药治疗。有继发感染时应考虑应用抗生素。

2. 局部治疗

应用 0.1% 聚维酮碘液或 1：5 000 高锰酸钾溶液坐浴。局部抗生素软膏涂抹。急性期可给以类固醇皮质激素局部应用缓解症状。注意保持外阴清洁干燥，减少摩擦。

3. 病因治疗

尽早明确病因，针对不同病因进行治疗。

四、外阴阴道假丝酵母菌病

因假丝酵母菌性阴道炎症多合并外阴炎，现称为外阴阴道假丝酵母菌病（VVC）。据统计，约 75% 妇女一生中曾患过此病。

（一）病因

假丝酵母菌有许多种，外阴阴道假丝酵母菌病中 80%~90% 病原体为白假丝酵母菌，10%~20% 为光滑假丝酵母菌、近平滑假丝酵母菌、热带假丝酵母菌等，白假丝酵母菌为条件致病菌。白假丝酵母菌呈卵圆形，由芽生孢子及细胞发芽伸长形成假菌丝，假菌丝与孢子相连成分枝或链状。白假丝酵母菌由酵母相转为菌丝相，从而具有致病性。假丝酵母菌通常是一种腐败物寄生菌，可生活在正常人体的皮肤、黏膜、消化道或其他脏器中，经常在阴道中存在而无症状。白带增多的非孕妇女中，约有 30% 在阴道内有此菌寄生，当阴道糖原增加、酸度升高，或在机体抵抗力降低的情况下，便可成为致病的原因，长期应用广谱抗生素和肾上腺皮质激素，可使假丝酵母菌感染大为增加。因为上述两种药物可导致机体内菌群失调，改变了阴道内微生物之间的相互制约关系，抗感染的能力下降。此外，维生素缺乏（复合维生素 B）、严重的传染性疾病，和其他消耗性疾病均可成为假丝酵母菌繁殖的有利条件。妊娠期阴道上皮细胞糖原含量增加，阴道酸性增强，加之孕妇的肾糖阈降低，常有营养性糖尿，小便中糖含量升高而促进假丝酵母菌的生长繁殖。

（二）传染途径

虽然 10%～20% 的健康妇女阴道中就携带有假丝酵母菌，并且生活中有些特殊情况下可以诱发阴道假丝酵母菌感染，所以假丝酵母菌是一种条件致病菌。但很多时候也能够从外界感染而来。当女性与假丝酵母菌培养阳性的男性有性接触时，其被感染率为 80%；与患有假丝酵母菌病的妇女有性接触的男性中，约 1/2 的人会被感染。也就是说，假丝酵母菌病可以通过性行为传播，这就是女方患假丝酵母菌病时，其配偶也要同时接受治疗的原因。另外，间接接触传染也是一条传播途径。接触被假丝酵母菌患者感染的公共厕所的坐便器、浴盆、浴池座椅、毛巾，使用不洁卫生纸，都可以造成传播，当被感染者外阴阴道的假丝酵母菌达到一定数量时，即可发生假丝酵母菌病。

（三）临床分类

VVC 分为单纯性 VVC 和复杂性 VVC。单纯性 VVC 是指发生于正常非孕宿主、散发的、由白假丝酵母菌引起的轻度 VVC。复杂性 VVC 包括复发性 VVC（RVVC），重度 VVC 和妊娠 VVC，非白假丝酵母菌所致的 VVC 或宿主为未控制的糖尿病、免疫功能低下者。RVVC 是指妇女患 VVC 经过治疗后临床症状和体征消失，真菌检查阴性后又出现症状，且经真菌学证实的 VVC 发作一年内有症状 4 次或以上。复发原因不明，可能与宿主具有不良因素如妊娠、糖尿病、大剂量抗生素应用、免疫抑制剂应用，治疗不彻底，性伴侣未治疗或直肠假丝酵母菌感染等有关。美国有资料显示健康妇女中复发性外阴阴道假丝酵母菌病的发生率为 5%～20%。重度 VVC 是指临床症状严重，外阴或阴道皮肤黏膜有破损，按 VVC 评分标准评分 ≥7 分者（表 2-1）。

表 2-1　VVC 评分标准

项目		评分		
	0	1	2	3
瘙痒	无	偶有发作可被忽略	能引起重视	持续发作坐立不安
疼痛	无	轻	中	重
充血、水肿	无	>1/3 阴道壁充血	1/3～2/3 阴道壁充血	>2/3 阴道壁充血、抓痕、皲裂、糜烂
分泌物量	无	较正常增多	量多、无溢出	量多，有溢出

注：<7 分，轻、中度 VVC；≥7 分，重度 VVC。

（四）临床表现

最常见的症状是白带增多、外阴及阴道内有烧灼感，伴有严重的瘙痒，甚至影响工作和睡眠。部分患者可伴有尿频、尿急、尿痛及性交痛等症状。典型患者妇科检查时可见白带呈豆腐渣样或凝乳状，白色稠厚，略带异味，或带下夹有血丝，阴道黏膜充血、红肿，甚至溃疡形成。部分患者外阴因瘙痒或接触刺激出现抓痕，外阴呈地图样红斑。约 10% 患者携带有假丝酵母菌，而无自觉症状。

（五）诊断

典型病例诊断不困难，根据病史、诱发因素、症状、体征和实验室检查诊断较容易。实验室取阴道分泌物涂片检查即可诊断。

1. 悬滴法

取阴道分泌物置于玻璃片上，加 1 滴生理盐水或 10% 氢氧化钾，显微镜下检查找到芽孢及真菌菌丝，阳性检出率 30%～60%。如阴道分泌物 pH >4.5，见多量白细胞，多为混合感染。

2. 染色法

取阴道分泌物用革兰染色，阳性检出率达80%。

3. 培养法

取分泌物接种于培养基上，查出真菌可确诊，阳性率更高，但不常规应用。部分患者有典型的临床表现，而显微镜检查阴性或反复复发，如阴道分泌物 pH < 4.5，未见大量白细胞、滴虫及线索细胞者，临床怀疑耐药菌株或非白假丝酵母菌感染时，采用培养法 + 药敏，可明显提高诊断准确性，同时指导进一步敏感药物治疗。

（六）治疗

1. 去除诱因

仔细询问病史，了解存在的诱因并及时消除，如停用广谱抗生素、雌激素、口服避孕药等。合并糖尿病者则同时积极予以治疗。停用紧身化纤内裤，使用棉质内裤，确诊患者的毛巾、内裤等衣物要隔离洗涤，使用开水热烫，以避免传播。真菌培养阳性但无症状者无须治疗。

2. 改变阴道酸碱度

真菌在 pH 5.5 ~ 6.5 环境下最适宜生长繁殖，因此改变阴道酸碱度形成不适宜其生长的环境。使用碱性溶液擦洗阴道或坐浴，不推荐阴道内冲洗。

3. 药物治疗

（1）咪唑类药物。

1）克霉唑：又称三苯甲咪唑，抗菌作用对白色念珠菌最敏感。普遍采用500 mg 克霉唑的乳酸配方单剂量阴道给药，使用方便、疗效好，且孕妇也可使用。单纯性 VVC 患者首选阴道用药，推荐使用单剂量 500 mg 给药。另有克霉唑阴道栓 100 mg/d，7 天为一疗程；200 mg/d，3 天为一疗程。

2）咪康唑：又称双氯苯咪唑。阴道栓剂 200 mg/d，7 天为一疗程或 400 mg/d，3 天一疗程治疗单纯性 VVC。尚有 1.2 g 阴道栓剂单次给药，疗效与上述方案相近。也有霜剂可用于外阴、尿道口、男性生殖器涂抹，以减轻瘙痒症状及小便疼痛。

3）布康唑：阴道霜 5 g/d，3 天为一疗程。体外抑菌试验表明对非白假丝酵母菌如光滑假丝酵母菌等，其抑菌作用比其他咪唑类强。

4）益康唑：抗菌谱广，对深部、浅部真菌均有效。50 mg 阴道栓每日连续用药 15 天或 150 mg/d 3 天为一疗程。其治疗时患者阴道烧灼感较明显。

5）酮康唑：口服的广谱抗真菌药，200 mg 每日 1 次口服，5 日一疗程。疗效与克霉唑等阴道给药相近。

6）噻康唑：2% 阴道软膏单次给药，使用方便，不良反应小，疗效显著。

（2）三唑类药物。

1）伊曲康唑：抗真菌谱广，餐后口服生物利用度最高，吸收快，口服后 3 ~ 4 小时血药浓度达峰值。单纯性 VVC 患者可 200 mg 每日 2 次，治疗 1 天；或 200 mg 每日 1 次口服，治疗 3 天，药物治疗浓度可持续 3 天。对于复发性外阴阴道假丝酵母菌病患者，主张伊曲康唑胶囊口服治疗。

2）氟康唑：是唯一获得 FDA 许可的治疗假丝酵母菌感染的口服药物。药物口服胶囊生物利用度高，在阴道组织、阴道分泌物中浓度可维持 3 天。对于单纯性 VVC，氟康唑 150 mg 单剂量口服可获得满意治疗效果。无明显肝毒性，但需注意肾功能。

3）特康唑：只限于局部应用治疗，0.4% 霜剂，5 g/d 阴道内给药 7 日；0.8% 霜剂，5 g/d 阴道内给药 3 日；栓剂 80 mg/d 阴道内给药 3 日。

（3）多烯类：制霉菌素 10 万 U/枚，每日阴道用药 1 枚，连续 14 日治疗单纯性 VVC。药物疗程长、使用频繁，患者往往顺应性差。

4. 2006 年美国疾病控制中心（CDC）推荐治疗

（1）单纯性 VVC：首选阴道用药，短期局部用药（单次用药和 1 ~ 3 天的治疗方案）可有效治疗单纯性 VVC。局部用药唑类药物比制霉菌素更有效，完成唑类药物治疗方案的患者中，80% ~ 90% 的患者症状缓解且阴道分泌物真菌培养结果阴性。不推荐性伴侣接受治疗。

（2）重度 VVC：首选口服药物，症状严重者，局部应用低浓度糖皮质激素软膏或唑类霜剂。口服用药：伊曲康唑：200 mg，每日 2 次，共 2 天；氟康唑胶囊：150 mg，顿服，3 天后重复 1 次；阴道用药，在治疗单纯性 VVC 方案基础上，延长疗程（局部使用唑类药物 7～14 天）。

（七）随访

对 VVC 在治疗结束后 7～14 天和下次月经后进行随访，两次阴道分泌物真菌学检查阴性为治愈。对 RVVC 在治疗结束后 7～14 天、1 个月、3 个月、6 个月各随访 1 次。

（八）预防

对初次发生外阴阴道假丝酵母菌病者应彻底治疗；检查有无全身性疾病如糖尿病等，及时发现并治疗；改善生活习惯如穿宽松、透气内裤，保持局部干燥及清洁；合理使用抗生素和激素类药物。可试用含乳杆菌活菌的阴道栓调节阴道内菌群平衡。

五、滴虫性阴道炎

滴虫性阴道炎是由阴道毛滴虫引起的性传播疾病之一，常与其他性传播疾病同时存在，女性发病率 10%～25%。除了性交传播外，经过公共卫生用具、浴室、衣物等可间接传染。

（一）病因

滴虫性阴道炎是由阴道毛滴虫引起的常见阴道炎。阴道毛滴虫适宜在温度 25～40 ℃、pH 5.2～6.6 的潮湿环境中生长，在 pH 5 以下或 7.5 以上的环境中生长受抑制。滴虫生活史简单，只有滋养体而无包囊期，滋养体生命力较强，能在 3～5 ℃生活 21 天，在 46 ℃生存 20～60 分钟，在半干燥环境生存约 10 小时，在普通肥皂水中也能生存 45～120 分钟。月经前后阴道内 pH 发生变化，月经后接近中性，隐藏在腺体和阴道皱襞中的滴虫常得以繁殖而引起炎症发作。

（二）临床表现

25%～50% 患者感染初期无症状，称为带虫者。潜伏期为几天到 4 周。当滴虫消耗阴道细胞内糖原、改变阴道酸碱度、破坏其防御机制，在月经前后易引起阴道炎症。

主要症状为阴道分泌物增多，多为稀薄、泡沫状，滴虫可无氧酵解碳水化合物，产生腐臭气味，故白带多有臭味，分泌物可为脓性或草绿色；可同时合并外阴瘙痒或疼痛、性交痛等。如合并尿路感染可有尿急、尿频、尿痛及血尿等症状。阴道检查可见阴道黏膜、宫颈阴道部明显充血，甚至宫颈有出血斑点，形成"草莓样"宫颈。阴道毛滴虫能吞噬精子，并阻碍乳酸生成，影响精子在阴道内存活而导致不孕。

（三）诊断

根据病史、临床表现及分泌物观察可作出临床诊断。取阴道分泌物检查可确诊。取分泌物前 24～48 小时避免性交、阴道灌洗或局部用药；窥阴器不涂抹润滑剂；分泌物取出后应及时送检，冬天需注意保暖，以避免滴虫活动性下降后影响检查结果。

1. 悬滴法

取温生理盐水一滴于玻璃片上，在阴道后穹隆处取分泌物少许混于生理盐水玻片上，立即在低倍显微镜下观察并寻找滴虫。镜下可见波状运动的滴虫和增多的白细胞。敏感性为 60%～70%。

2. 涂片染色法

将分泌物涂在玻璃片上，待自然干燥后用不同染液染色，不仅能看见滴虫，还能看到并存的假丝酵母菌甚至癌细胞等。

3. 培养法

对可疑患者，多次阴道分泌物镜下检查未检出滴虫者，可采用培养法。

（四）治疗

因滴虫性阴道炎可同时合并尿道、尿道旁腺、前庭大腺滴虫感染，单纯局部用药不易彻底治愈，故需同时全身用药。

1. 全身用药

甲硝唑 2 g 单次口服或替硝唑 2 g 单次口服；或甲硝唑 400 mg，每日 2 次，连服 7 日。口服药物的治愈率为 90% ~95%。单次服药方便，但因剂量大，可出现不良反应如胃肠道反应、头痛、皮疹等。甲硝唑用药期间及停药 24 小时内、替硝唑用药期间及停药 72 小时内禁止饮酒，哺乳期用药不宜哺乳。治疗失败者可采用甲硝唑 2 g/d 口服，连服 3 ~5 日。

2. 阴道局部用药

阴道局部药物治疗可较快缓解症状，但不易彻底消灭滴虫，停药后易复发。因滴虫适宜环境为 pH 5.2 ~6.6，阴道用药前先使用 1% 乳酸或 0.5% 醋酸等酸性洗液清洗阴道改变阴道内酸碱度，同时可减少阴道内恶臭分泌物，再使用甲硝唑栓（阴道泡腾片）或替硝唑栓（阴道泡腾片）200 mg，每日 1 次，7 日为一疗程。

3. 性伴侣的治疗

滴虫性阴道炎主要通过性交传播，故患者性伴侣多有滴虫感染，但可无症状，为避免双方重复感染，故性伴侣应同时治疗。

4. 特殊类型滴虫性阴道炎的治疗

（1）顽固型滴虫性阴道炎：治疗后多次复查分泌物仍提示滴虫感染的顽固病例，可加大甲硝唑剂量及应用时间，1 g 口服，每日 2 次，同时阴道内放置 500 mg，每日 2 次，连续 7 ~14 日。部分滴虫对甲硝唑有耐药者，可选择康妇栓，每日 1 枚塞阴道，7 ~10 天为一疗程；严重者，每日早晚 1 次阴道塞康妇栓，7 天为一疗程。

（2）妊娠合并滴虫性阴道炎：曾认为甲硝唑在妊娠 3 个月内禁用，因动物实验表明甲硝唑可能有致畸作用。但最近有国外研究显示人类妊娠期应用甲硝唑并未增加胎儿畸形率，故妊娠期可应用。美国疾病控制中心推荐妊娠合并滴虫性阴道炎治疗为甲硝唑 2 g 顿服。国内有学者提出治疗方案首选甲硝唑 200 mg，每日 3 次，共 5 ~7 天；甲硝唑 400 mg，每日 2 次，共 5 ~7 天。治疗失败者：甲硝唑 400 mg，每日 3 次，7 天。性伴侣需同时治疗：甲硝唑或替硝唑 2 g 顿服。应用甲硝唑时需与孕妇及其家属详细说明，知情同意后再使用。

（五）预防

滴虫可通过性生活传播，且性伴侣多无症状，故应双方同时治疗，治疗期间禁止性生活。内衣裤、毛巾等应高温消毒或用消毒剂浸泡，避免重复感染。注意保持外阴清洁、干燥。注意消毒公共浴池、马桶、衣物等传播中介。

六、细菌性阴道病

（一）病因

细菌性阴道病（BV）是阴道内正常菌群失调所致的一种混合感染。正常阴道内以产生过氧化氢的乳酸杆菌占优势，通过产生乳酸从而保持阴道内较低的酸碱度，维持正常菌群平衡。当细菌性阴道病时，乳酸杆菌减少，而阴道加德纳菌与厌氧菌及人型支原体大量繁殖。阴道加德纳菌生活最适 pH 6.0 ~6.5，温度 35 ~37 ℃。该菌单独也可引起 BV，但多与其他厌氧菌共同致病。临床及病理特征无炎症改变及白细胞浸润。其发病可能与妇科手术、多次妊娠、频繁性生活及阴道灌洗使阴道内 pH 偏碱性有关。口服避孕药有支持乳酸杆菌占优势的阴道环境的作用，对 BV 有一定防护作用。

（二）临床表现

多见于生育期妇女，15 ~44 岁，10% ~40% 患者无临床症状，有症状者主要表现为阴道分泌物增多，有鱼腥味，尤其性交后加重，少数患者伴有轻度外阴瘙痒。分泌物呈鱼腥臭味是由于厌氧菌大量繁殖的同时可产生胺类物质所致。检查见阴道黏膜无充血、红肿的炎症表现，分泌物特点为有恶臭味，灰白色、灰黄色，均匀一致，稀薄，易从阴道壁拭去。

BV 常与滴虫性阴道炎、宫颈炎、盆腔炎同时发生。BV 可引起宫颈上皮不典型增生、盆腔炎、异位妊娠和不孕。孕期合并 BV 可引起胎膜早破、早产、绒毛膜羊膜炎、产褥感染及新生儿感染。

（三）诊断

下列 4 项中有 3 项阳性即可临床诊断为细菌性阴道病。

（1）均质、稀薄、白色阴道分泌物，常黏附于阴道壁上。

（2）线索细胞阳性。取少许阴道分泌物于玻片上，加一滴生理盐水混合，高倍显微镜下观察见线索细胞，白细胞极少。线索细胞即阴道脱落的表层细胞于细胞边缘贴附颗粒状物，即各种厌氧菌，尤其是加德纳菌，细胞边缘不清。

（3）阴道分泌物 pH > 4.5。

（4）胺臭味试验阳性 取少许阴道分泌物于玻片上，加一滴 10% 氢氧化钾溶液，产生烂鱼肉样腥臭气味，是因胺遇碱释放氨所致。

阴道分泌物性状取决于临床医师的分辨能力，因而特异性、敏感性不高。阴道 pH 是一个较敏感的指标，但正常妇女在性交后、月经期也可有阴道 pH 的升高，特异性不高。胺试验的假阳性可发生在近期有性生活的妇女。线索细胞阳性是临床诊断标准中最为敏感和特异。BV 为正常菌群失调，细菌定性培养在诊断中意义不大。

（四）治疗

治疗原则：①无症状患者无须治疗。②性伴侣不必治疗。③妊娠期合并 BV 应积极治疗。④子宫内膜活检、宫腔镜、取放 IUD 术、子宫输卵管碘油造影、刮宫术等须行宫腔操作手术者术前发现 BV 应积极治疗。

1. 硝基咪唑类抗生素

甲硝唑为首选药物。甲硝唑抑制厌氧菌生长，不影响乳酸杆菌生长，是较理想的治疗药物。甲硝唑 500 mg，每日 2 次，口服连续 7 日；或 400 mg，每日 3 次，口服连续 7 日。甲硝唑 2 g 顿服的治疗效果差，目前不再推荐应用。甲硝唑栓 200 mg，每晚 1 次，连续 7~10 日。替硝唑 1 g，每日 1 次口服，连续 5 天；也可 2 g 每日 1 次，连续 2 天。

2. 克林霉素

300 mg，每日 2 次，口服连续 7 日。治愈率约 97%，尤其适用于妊娠期患者（尤其孕早期）和对甲硝唑无法耐受、过敏或治疗失败者。另有含 2% 克林霉素软膏阴道涂布，每次 5 g 连续 7 日。

3. 乳酸杆菌栓剂

阴道内用药补充乳酸杆菌，通过产生乳酸从而升高阴道内酸度，抑制加德纳菌及厌氧菌生长，使用后 BV 复发率较单纯适用甲硝唑治疗低，临床值得推广。

4. 其他药物

氨苄西林能够较好杀灭加德纳菌等，但也有杀灭乳酸杆菌作用，治疗效果较甲硝唑差。

5. 合并滴虫、假丝酵母菌感染的阴道炎

聚甲酚醛阴道栓 1 枚，每日 1 次，连续 6 日。

七、萎缩性阴道炎

（一）病因

萎缩性阴道炎常见于绝经前后、药物或手术卵巢去势后妇女。自然绝经患者又称为老年性阴道炎。主要因为卵巢功能衰退，雌激素水平下降，阴道黏膜萎缩、变薄，上皮细胞内糖原减少，阴道内 pH 增高，多为 pH 5.0~7.0，局部抵抗力减低，当受到刺激或被损伤时，其他致病菌入侵、繁殖引起炎症。

（二）临床表现

主要为外阴瘙痒、灼热不适伴阴道分泌物增多，阴道分泌物多稀薄呈水样，感染病原菌不同，也可呈泡沫样、脓性或血性。部分患者有下腹坠胀感，伴有尿急、尿频、尿痛等泌尿系统症状。部分患者仅有泌尿系统症状，曾以尿路感染治疗而效果不佳。

阴道检查可见阴道皱襞减少、消失，黏膜萎缩、变薄并有充血或点状出血，有时可见浅表溃疡。分泌物多呈水样，部分脓性有异味，如治疗不及时，阴道内溃疡面相互粘连，甚至阴道闭锁，分泌物引流不畅者继发阴道或宫腔积脓。

（三）诊断

根据绝经、卵巢手术、药物性闭经或盆腔反射治疗病史及临床表现诊断不难，应取阴道分泌物检查以排除滴虫、假丝酵母菌阴道炎。妇科检查见阴道黏膜红肿、溃疡形成或血性分泌物，但必须排除子宫恶性肿瘤、阴道癌等，常规行宫颈细胞学检查，必要时活检或行分段诊刮术。

（四）治疗

原则上为抑制细菌生长，应用雌激素，增强阴道抵抗力。

（1）保持外阴清洁、干燥。分泌物多时可以 1% 乳酸冲洗阴道。

（2）雌激素制剂全身给药。补佳乐每日 0.5~1 mg 口服，每 1~2 个月用地曲黄体酮 10 mg 持续 10 天；克龄蒙每日 1 片（含戊酸雌二醇 2 mg，醋酸环丙黄体酮 1 mg）；诺更宁（含雌二醇 2 mg，醋酸炔诺酮 1 mg）每日 1 片。如有乳癌及子宫内膜癌者慎用雌激素制剂。

（3）雌激素制剂阴道局部给药。0.5% 己烯雌酚软膏或倍美力阴道软膏局部涂抹，0.5 g 每日 1~2 次，连用 7 天。

（4）抑制细菌生长。阴道局部给予抗生素如甲硝唑 200 mg 或诺氟沙星 100 mg，每日 1 次，连续 7~10 日。

（5）注意营养。给予高蛋白食物，增加维生素 B 及维生素 A 剂量，有助于阴道炎的消退。

八、婴幼儿外阴阴道炎

（一）病因

婴幼儿阴道炎多合并外阴炎，多见于 1~5 岁幼女。因其卵巢未发育，外阴发育差，阴道细长，阴道上皮内糖原少，阴道内 pH 6.0~7.5，抵抗力差，阴道自然防御功能尚未形成，容易受到其他细菌感染。另婴幼儿卫生习惯差，年龄较大者有阴道内误放异物而继发感染。病原菌常见大肠埃希菌、葡萄球菌、链球菌等。

（二）临床表现

主要症状为阴道内分泌物增多，呈脓性，有异味。临床上多为母亲发现婴幼儿内裤有脓性分泌物而就诊。分泌物刺激可致外阴瘙痒，患儿多有哭闹、烦躁不安，用手搔抓外阴。检查可见外阴充血、水肿或破溃，有时可见脓性分泌物至阴道内流出。慢性外阴炎见小阴唇发生粘连甚至阴道闭锁。

（三）诊断

根据病史、体征及临床表现诊断不难，同时需询问其母亲有无阴道炎病史。取阴道分泌物做细菌学检查或病菌培养。怀疑阴道内有异物者需行肛门检查以确定，必要时需在麻醉下进行。

（四）治疗

治疗原则：①便后清洗外阴，保持外阴清洁、干燥，减少摩擦。②针对病原体选择相应口服抗生素治疗，必要时使用吸管吸取抗生素溶液滴入阴道内。③对症处理，如有蛲虫者给予驱虫治疗；阴道内异物者，应及时取出；小阴唇粘连者外涂雌激素软膏后多可松解，严重者应分离粘连后外用抗生素软膏。

第二节　宫颈炎症

宫颈炎是妇科常见疾病。在正常情况下，宫颈是预防阴道内病原菌侵入子宫腔的重要防线，因宫颈可分泌黏稠的分泌物形成黏液栓，抵抗病原体侵入宫腔。但宫颈同时容易受到性生活、分娩、经宫腔操作等损伤，长期阴道炎症，宫颈外部长期浸在分泌物内，也易受病原体感染，从而发生宫颈炎。

一、急性宫颈炎

急性宫颈炎多发生于感染性流产、产褥感染、宫颈急性损伤或阴道内异物并发感染。

（一）病因

急性宫颈炎多由性传播疾病的病原菌如淋病奈瑟菌及沙眼衣原体感染所致，淋病奈瑟菌感染时约50%合并沙眼衣原体感染。葡萄球菌、链球菌、大肠杆菌等较少见。此外也有病毒感染所致，如单纯疱疹病毒、人乳头瘤病毒、巨细胞病毒等。临床常见的急性宫颈炎为黏液脓性宫颈炎（MPC），其特点为宫颈管或宫颈管棉拭子标本上，肉眼可见脓性或黏液脓性分泌物；棉拭子擦拭宫颈管容易诱发宫颈管内出血。黏液脓性宫颈炎的病原体主要为淋病奈瑟菌及沙眼衣原体。但部分 MPC 的病原体不清。沙眼衣原体及淋病奈瑟菌均感染宫颈管柱状上皮，沿黏膜面扩散引起浅层感染，病变以宫颈管明显。

（二）病理

急性宫颈炎的病理变化可见宫颈红肿，宫颈管黏膜水肿，组织学表现见血管充血，宫颈黏膜及黏膜下组织、腺体周围见大量中性粒细胞浸润，腺腔内见脓性分泌物。

（三）临床表现

白带增多是急性宫颈炎最常见的，有时也是唯一的症状，常呈脓性甚至脓血性白带。分泌物增多刺激外阴而伴有外阴瘙痒、灼热感，以及阴道不规则出血、性交后出血等。由于急性宫颈炎常与尿道炎、膀胱炎或急性子宫内膜炎等并存，不同程度出现下腹部不适，腰骶部坠痛及尿急、尿频、尿痛等膀胱刺激症状。急性淋菌性宫颈炎时，可有不同程度的体温升高和白细胞增多；炎症向上蔓延可导致上生殖道感染，如急性子宫内膜炎、盆腔结缔组织炎。

妇科检查可见宫颈充血、水肿、黏膜外翻，宫颈有触痛、触之容易出血，可见脓性分泌物从宫颈管内流出。淋病奈瑟菌感染的宫颈炎，尿道、尿道旁腺、前庭大腺可同时感染，而见充血、水肿甚至脓性分泌物。沙眼衣原体性宫颈炎可无症状，或仅表现为宫颈分泌物增多，点滴状出血。妇科检查可见宫颈外口流出黏液脓性分泌物。

（四）诊断

根据病史、症状及妇科检查，诊断并不困难，但需明确病原体，应取宫颈管内分泌物作病原体检测，可选择革兰染色、分泌物培养＋药物敏感试验、酶免疫法及核酸检测。革兰染色对检测沙眼衣原体敏感性不高；培养法是诊断淋病的金标准，但要求高且费时长，而衣原体培养因其方法复杂，临床少用；酶免疫法及核酸检测对淋病奈瑟菌及衣原体感染的诊断敏感性及特异性高。

诊断黏液脓性宫颈炎：在擦去宫颈表面分泌物后，用小棉拭子插入宫颈管内取出，肉眼观察棉拭子上见白色或黄色黏液脓性分泌物，将分泌物涂片作革兰染色，如光镜下平均每个油镜中有 10 个以上或高倍视野有 30 个以上中性粒细胞，即可诊断 MPC。

诊断需注意是否合并上生殖道感染。

（五）治疗

急性宫颈炎治疗以全身治疗为主，需针对病原体使用有效抗生素。未获得病原体检测结果可经验性给药，对于有性传播疾病高危因素的年轻妇女，可给予阿奇霉素 1 g 单次口服或多西环素 100 mg，每日 2 次口服，连续 7 日。已知病原体者针对使用有效抗生素。

1. 急性淋病奈瑟菌性宫颈炎

原则是及时、足量、规范、彻底。常用药物：头孢曲松，125 mg 单次肌内注射；或头孢克肟，400 mg 单次口服；大观霉素，4 g 单次肌内注射。因淋病奈瑟菌感染半数合并沙眼衣原体感染，故在治疗同时需联合抗衣原体感染的药物。

2. 沙眼衣原体性宫颈炎

四环素类、红霉素类及喹诺酮类常用药物。多西环素，100 mg 口服，每日 2 次，连用 7 日。阿奇霉素，1 g 单次口服；红霉素，500 mg，每日 4 次，连续 7 日（红霉素，250 mg，每日 2 次，连续 14 日）。氧氟沙星，300 mg 口服，每日 2 次，连用 7 日；左氧氟沙星，500 mg，每日 1 次，连用 7 日。

3. 病毒性宫颈炎

重组人 α 干扰素栓抑制病毒复制同时可调节机体的免疫，每晚 1 枚，6 天为 1 疗程，能促进鳞状上皮化生，而达到治疗效果。

4. 其他

一般化脓菌感染引起的宫颈炎最好根据药敏试验进行抗生素的治疗。合并有阴道炎者如为细菌性需同时治疗。疾病反复发作者其性伴侣也需治疗。

二、宫颈炎症相关性改变

（一）宫颈柱状上皮异位

宫颈上皮在女性一生中都在发生变化，青春期、妊娠期和绝经期尤为明显，并且受外源女性甾体激素的影响，受宫颈管和阴道内微环境及 pH 的影响。性生活特别是高危性行为女性与由原始柱状和早期或中期鳞状化生上皮构成的移行带的变化有相关性。随着循环中雌激素和孕激素水平升高，阴道微环境的酸性相对更强，造成宫颈外翻，暴露出宫颈管柱状上皮末端，导致翻转即原始柱状上皮暴露增加，此现象也称为"宫颈柱状上皮异位"。

1. 临床表现

常表现为白带增多，而分泌物增多可刺激外阴引起不适或瘙痒。若继发感染时白带可为黏稠或脓性，有时可带有血丝或少量血液，有时会出现接触性出血，也可出现下腹痛或腰背部下坠痛。

检查见宫颈表面呈红色黏膜状，是鳞状上皮脱落，为柱状上皮所代替，上皮下血管显露的结果。柱状上皮与鳞状上皮有清楚的界限，因非真正"糜烂"，可自行消失。

临床常根据宫颈柱状上皮异位的面积将其分成轻、中、重度。凡异位面积小于宫颈总面积 1/3 者为轻度，占 1/3 ~ 1/2 者为中度，超过 1/2 总面积者为重度。

2. 治疗

有症状的宫颈柱状上皮异位可行宫颈局部物理治疗。

（1）电凝（灼）法：适用于宫颈柱状上皮异位面积较大者。将电灼器接触糜烂面，均匀电灼，范围略超过糜烂面。电熨深度约 0.2 cm，过深可致出血，愈合较慢；过浅影响疗效。深入宫颈管内 0.5 ~ 1.0 cm，过深易导致宫颈管狭窄、粘连。电熨后创面喷撒呋喃西林粉或涂以金霉素甘油。术后阴道出血可用纱布填塞止血，24 小时后取出。此法简便，治愈率达 90%。

（2）冷冻疗法：是一种超低温治疗，利用制冷剂快速产生低温而使柱状上皮异位面冻结、坏死而脱落，创面修复而达到治疗目的。制冷源为液氮，快速降温至-196 ℃。治疗时根据糜烂情况选择适当探头。为提高疗效可采用冻—溶—冻法，即冷冻 1 分钟，复温 3 分钟，再冷冻 1 分钟。其优点是操作简单，治愈率约 80%。术后很少发生出血及颈管狭窄。缺点是术后阴道排液多。

（3）激光治疗：是一种高温治疗，温度可达 700 ℃以上。主要使柱状上皮异位组织炭化、结痂，待痂脱落后，创面为新生的鳞状上皮覆盖而达到修复治疗目的。一般采用二氧化碳激光器，波长为 10.6 μm 的红外光。其优点除热效应外，还有压力、光化学及电磁场效应，因而在治疗上有消炎（刺激机体产生较强的防御免疫机能）、止痛（使组织水肿消退，减少对神经末梢的化学性与机械性刺激）及促进组织修复（增强上皮细胞的合成代谢作用，促进上皮增生，加速创面修复），故治疗时间短，治愈率高。

（4）微波治疗：微波电极接触局部病变组织，快速产生高热效应，使得局部组织凝固、坏死，形成非炎性表浅溃疡，新生鳞状上皮覆盖溃疡面而达到治疗目的，且微波治疗可出现凝固性血栓形成而止血。此法出血少，无宫颈管粘连，治愈率约 90%。

（二）宫颈息肉

可能是炎症的长期刺激导致宫颈管黏膜局部增生，由于子宫具有排异作用，使增生的黏膜逐渐往宫颈口突出，形成宫颈息肉。镜下宫颈息肉表面覆盖一层柱状上皮，中心为结缔组织，伴充血、水肿及炎性细胞浸润。宫颈息肉极易复发，恶变率低。

1. 临床表现

常表现为白带增多或白带中带有血丝或少量血液，有时会出现接触性出血。也可无任何症状。

检查时见宫颈息肉为一个或多个，色红，呈舌状，直径一般 1 cm，质软而脆，触之易出血，其蒂细长，多附于宫颈外口。

2. 治疗

宫颈息肉应行息肉摘除术，术后标本常规送病理检查。

（三）宫颈腺囊肿

子宫颈鳞状上皮化生过程中，使柱状上皮的腺口阻塞，或其他原因致腺口阻塞，而导致腺体内的分泌物不能外流而潴留于内，致腺腔扩张，形成大小不等的囊形肿物。其包含的黏液常清澈透明，也可能由于合并感染而呈浑浊脓性。腺囊肿一般小而分散，可突出于宫颈表面。小的仅有小米粒大，大的可达玉米粒大，呈青白色，常见于表面光滑的宫颈。

（四）宫颈肥大

可能由于炎症的长期刺激，宫颈组织反复发生充血、水肿，炎性细胞浸润及结缔组织增生，致使宫颈肥大，严重者可较正常宫颈增大 1 倍以上。

第三节　盆腔炎性疾病

盆腔炎性疾病（PID）是病原体感染导致女性上生殖道及其周围组织（子宫、输卵管、卵巢、宫旁组织及腹膜）炎症的总称，包括子宫炎、输卵管炎、卵巢炎、输卵管卵巢炎、盆腔腹膜炎及盆腔结缔组织炎，以输卵管炎、输卵管卵巢炎最常见。PID 大多发生于性活跃期妇女，月经初潮前、绝经后或未婚者很少发生 PID，若发生往往是邻近器官炎症的扩散。PID 可引起弥漫性腹膜炎、败血症、感染性休克，严重者可危及生命。既往 PID 被分为急性或慢性盆腔炎两类，但慢性盆腔炎实际为 PID 的后遗症，如盆腔粘连、输卵管阻塞，从而导致不孕、异位妊娠、慢性盆腔疼痛，目前已摒弃慢性盆腔炎的称呼。PID 严重影响妇女身体健康，增加家庭及社会经济负担。

一、输卵管卵巢炎、盆腔腹膜炎、盆腔结缔组织炎

在 PID 中以输卵管炎最常见，因此在临床上有时将急性输卵管炎等同于 PID，代表内生殖器的急性感染。由于解剖结构邻近的关系，输卵管炎、卵巢炎以及盆腔腹膜炎甚至结缔组织炎往往同时并存，相互影响。

（一）发病机制

1. 病原体

PID 的病原体可达二十多种，主要有两个来源。①内源性病原体，99% 的 PID 是由于阴道或宫颈的菌群上行性感染引起，包括需氧菌和厌氧菌，以两者混合感染多见。主要的需氧菌和兼性厌氧菌有溶血性链球菌、金黄色葡萄球菌、大肠埃希菌和厌氧菌。厌氧菌有脆弱类杆菌、消化球菌、消化链球菌。厌氧菌的感染容易引起盆腔脓肿。②外源性病原体，主要为性传播疾病的病原体，如淋病奈瑟菌、沙眼衣原体、支原体，前两者只感染柱状上皮及移行上皮，尤其衣原体感染常导致严重输卵管结构及功能破坏，并引起盆腔广泛粘连。在美国，40% ~50% 的 PID 是由淋病奈瑟菌引起，10% ~40% 的 PID 可分离出沙眼衣原体。在我国，淋病奈瑟菌或沙眼衣原体引起的 PID 明显增加，但目前缺乏大宗流行病学资料。性传播疾病可同时伴有需氧菌及厌氧菌感染，可能是淋病奈瑟菌或衣原体感染造成输卵管损伤后容

易继发需氧菌和厌氧菌感染。其他病原体包括放线菌、结核杆菌、病毒（如巨细胞病毒、腮腺炎病毒）以及寄生虫也可引起盆腔炎性疾病。

2. 感染途径

（1）沿生殖道黏膜上行蔓延：病原体经宫颈、子宫内膜、输卵管黏膜至卵巢及腹腔，是非妊娠期、非产褥期 PID 的主要感染途径。淋病奈瑟菌、衣原体及葡萄球菌常沿此途径扩散。

（2）经淋巴系统蔓延：病原体经外阴、阴道、宫颈及宫体创面的淋巴管侵入盆腔结缔组织及生殖器其他部分，是产褥感染、流产后感染及宫内节育器放置后感染的主要感染途径。链球菌、大肠埃希菌、厌氧菌多沿此途径蔓延。

（3）经血循环传播：病原体先侵入人体的其他系统，再经血液循环感染生殖器，为结核菌感染的主要途径。

（4）直接蔓延：腹腔其他脏器感染后，直接蔓延到内生殖器引起相应器官的感染，如阑尾炎可引起右侧输卵管炎。

（二）病理

1. 急性输卵管炎、卵巢炎、输卵管卵巢脓肿

急性输卵管炎症因病原体传播途径不同而有不同的病变特点。炎症经子宫内膜向上蔓延时，首先为输卵管内膜炎，输卵管黏膜血管扩张、瘀血，黏膜肿胀，间质充血、水肿及大量中性多核白细胞浸润，黏膜血管极度充血时，可出现含大量红细胞的血性渗出液，称为出血性输卵管炎，炎症反应迅即蔓延至输卵管壁，最后至浆膜层。输卵管壁的红肿、粗大，近伞端部分的直径可达数厘米。管腔内的炎性分泌物易经伞端外溢导致盆腔腹膜炎及卵巢周围炎。重者输卵管内膜上皮可有退行性变或成片脱落，引起输卵管管腔粘连闭塞或伞端闭塞，如有渗出物或脓液积聚，可形成输卵管积脓，肿大的输卵管可与卵巢紧密粘连而形成较大的包块，临床上称为附件炎性包块。若病原体通过宫颈的淋巴管播散至子宫颈旁的结缔组织，首先侵及输卵管浆膜层再到达肌层，输卵管内膜受侵较轻或不受累。病变以输卵管间质为主，由于输卵管管壁增粗，可压迫管腔变窄，轻者管壁充血、肿胀，重者输卵管肿胀明显、弯曲，并有炎性渗出物，引起周围组织的粘连。

卵巢表面有白膜，很少单独发炎，卵巢多与输卵管伞端粘连，发生卵巢周围炎，也可形成卵巢脓肿，如脓肿壁与输卵管粘连穿通形成输卵管卵巢脓肿。

2. 急性盆腔腹膜炎

盆腔腹膜的受累程度与急性输卵管炎的严重程度及其渗出物多少有关。盆腔腹膜受累后，充血明显，并可渗出含有纤维蛋白的浆液，而形成盆腔脏器的粘连，渗出物积聚在粘连的间隙内，可形成多个小的脓肿，或积聚于子宫直肠陷凹内形成盆腔脓肿。

（三）临床表现

可因炎症轻重及范围大小而有不同的临床表现。衣原体感染引起 PID 常无明显临床表现。炎症轻者无症状或症状轻微。常见症状为阴道分泌物增多、下腹痛、不规则阴道流血、发热等；下腹痛为持续性，活动或性交后加重。若病情严重可有寒战、高热、头痛、食欲缺乏。月经期发病可有经量增多、经期延长。若有腹膜炎，则出现消化系统症状如恶心、呕吐、腹胀、腹泻。若有脓肿形成，可有下腹包块及局部压迫刺激症状；包块位于子宫前方可出现膀胱刺激症状如排尿困难、尿频，若引起膀胱肌炎，可出现尿痛等；若包块位于子宫后方可有直肠刺激症状；若在腹膜外可导致腹泻、里急后重和排便困难。若有输卵管炎的患者同时有右上腹部疼痛，应怀疑有肝周围炎存在。

PID 患者体征差异大，轻者无明显异常发现，或妇科检查仅发现宫颈举痛或宫体压痛或附件区压痛。严重病例呈急性病容，体温升高，心率增快，下腹有压痛、反跳痛及肌紧张，叩诊鼓音明显，肠鸣音减弱或消失。盆腔检查：阴道内可见脓性分泌物；宫颈充血、水肿，若见脓性分泌物从宫颈口流出，说明宫颈管黏膜或宫腔有急性炎症。穹隆触痛明显，须注意是否饱满；宫颈举痛；宫体稍大有压痛，活动受限；子宫两侧压痛明显，若为单纯输卵管炎，可触及增粗的输卵管，压痛明显；若为输卵管积脓或

输卵管卵巢脓肿，可触及包块且压痛明显，不活动；宫旁结缔组织炎时，可扪及宫旁一侧或两侧片状增厚，宫旁两侧宫骶韧带高度水肿、增粗，压痛明显；若有盆腔脓肿形成且位置较低时，可扪及后穹隆或侧穹隆有肿块且有波动感，三合诊能协助进一步了解盆腔情况。

若有输卵管炎的症状及体征同时有右上腹部疼痛，考虑肝周围炎存在，即被称为 Fitz-Hugh-Curtis 综合征。

（四）辅助检查

外周血白细胞计数仅在 44% 的患者中升高，非特异性；炎症标志物如 CRP 及红细胞沉降率的敏感性为 74% ~ 93%，特异性为 25% ~ 90%。

阴道分泌物生理盐水涂片检查：每高倍视野中 3 ~ 4 个白细胞，对上生殖道感染高度敏感为 87% ~ 91%，涂片中未见白细胞时，阴性预测值可达 94.5%。

阴道超声：特异性为 97% ~ 100%，但敏感性较低，为 32% ~ 85%，但若是超声无异常发现，并不能因此就排除盆腔炎性疾病的诊断。

（五）诊断

根据病史、临床症状、体征及实验室检查可作出初步诊断。但由于 PID 的临床表现差异大，临床诊断准确性不高。

目前尚无单一的病史、体格检查或实验性检查对盆腔炎性疾病的诊断既高度敏感又特异。2006 年美国疾病与预防控制中心（CDC）制定的盆腔炎性疾病临床诊断标准如下。

1. 基本标准

宫体压痛，附件区压痛或宫颈触痛。

2. 附加标准

体温超过 38.3 ℃（口表），宫颈或阴道异常黏液脓性分泌物，阴道分泌物生理盐水涂片见到白细胞，实验室证实的宫颈淋病奈瑟菌或衣原体阳性，红细胞沉降率升高，C 反应蛋白升高。

3. 特异标准

子宫内膜活检证实子宫内膜炎，阴道超声或磁共振检查显示充满液体的增粗输卵管，伴或不伴有盆腔积液、输卵管卵巢肿块，腹腔镜检查发现盆腔炎性疾病征象。

基本标准为诊断 PID 所必需，附加诊断标准有利于提高 PID 诊断的特异性，特异标准基本可诊断 PID，但除超声外，均为有创检查或费用较高，特异标准仅适用于一些有选择的病例。腹腔镜被认为是诊断 PID 的金标准，具体包括：①输卵管表面明显充血。②输卵管壁水肿。③输卵管伞端或浆膜面有脓性渗出物。腹腔镜诊断输卵管炎的准确率高，并能直接采取感染部位的分泌物行细菌培养，但仅针对抗生素治疗无效以及需要进一步明确诊断的患者，所以临床应用有一定的局限性。

PID 诊断明确后应进一步明确病原体。宫颈管分泌物及后穹隆穿刺液的涂片、培养及核酸扩增检测病原体，虽不及剖腹或腹腔镜直接采样行分泌物检测准确，但临床较实用。

（六）鉴别诊断

需与急性阑尾炎、卵巢囊肿扭转、异位妊娠、盆腔子宫内膜异位症等鉴别。

1. 急性阑尾炎

右侧急性输卵管卵巢炎易与急性阑尾炎混淆。一般而言，急性阑尾炎起病前常有胃肠道症状，如恶心、呕吐、腹泻等，腹痛多初发于脐周围，然后逐渐转移并固定于右下腹。检查时急性阑尾炎仅麦氏点压痛，左下腹不痛，体温及白细胞增高的程度不如急性输卵管卵巢炎。急性输卵管卵巢炎的腹痛则起于下腹左右两侧。右侧急性输卵管卵巢炎常在麦氏点以下压痛明显，妇科检查宫颈举痛，双附件均有触痛。偶有急性阑尾炎和右侧急性输卵管卵巢炎两者同时存在。如诊断不确定，应尽早剖腹探查。

2. 卵巢肿瘤蒂扭转

卵巢囊肿蒂扭转可引起急性下腹痛，伴恶心甚至呕吐。扭转后囊腔内常有出血或伴感染，则可有发热，故易与输卵管卵巢炎混淆。仔细询问病史及进行妇科检查，并借助 B 超可明确诊断。

3. 异位妊娠或卵巢黄体囊肿破裂

异位妊娠或卵巢黄体囊肿破裂均可发生急性下腹痛并可能有低热，但异位妊娠常有停经史，有腹腔内出血，甚至出现休克，尿 HCG 阳性，而急性输卵管卵巢炎多无这些症状。卵巢黄体囊肿仅限于一侧，块物边界明显。

4. 盆腔子宫内膜异位症

患者在经期有剧烈下腹痛，多合并不孕病史，须与输卵管卵巢炎鉴别，妇科检查子宫可增大，盆腔有结节状包块，可通过 B 超及腹腔镜检查作出诊断。

（七）治疗

治疗的目的首先是减轻急性期症状，减少远期并发症；而保留生育能力是盆腔炎性疾病治疗中的另一个重要目标。

治疗原则：选择广谱抗生素，联合抗厌氧菌药物治疗，根据药敏试验选择最有效的抗生素，疗程应持续 14 日。美国 CDC 推荐对于符合 PID 基本诊断标准的性活跃期妇女应立即开始经验性治疗，兼顾杀灭淋病奈瑟菌或沙眼衣原体，同时对性伴侣进行积极治疗。

1. 门诊治疗

若患者症状轻微，一般情况良好，能耐受口服抗生素，具备随访条件，可在门诊给予治疗。

常用方案：①氧氟沙星 400 mg，口服，每日 2 次，或左氧氟沙星 500 mg，口服，每日 1 次，同时加甲硝唑 400 mg，每日 2~3 次，连用 14 日。②头孢西丁钠 2 g，单次肌内注射，同时口服丙磺舒，然后改为多西环素 100 mg，每日 2 次，连用 14 日；或选用其他第三代头孢菌素如头孢曲松钠与多西环素、甲硝唑合用。

2. 住院治疗

若患者一般情况差，病情严重，伴有发热、恶心、呕吐或有盆腔腹膜炎；或输卵管卵巢脓肿；或门诊治疗无效；或不能耐受口服抗生素；或诊断不明确，均应住院给予抗生素为主的综合治疗。

（1）支持治疗：卧床休息，半卧位有利于炎症局限，加强营养，补充液体，注意维持水、电解质平衡。避免不必要的妇科检查，以免引起炎症扩散。

（2）抗生素治疗：建议静脉途径给药收效快，常用的配伍方案如下。

1）第二代头孢菌素或相当于第二代头孢菌素的药物及第三代头孢菌素或相当于第三代头孢菌素的药物：如头孢西丁钠 1~2 g，静脉注射，每 6 小时 1 次。头孢替坦二钠 1~2 g，静脉注射，每 12 小时 1 次。其他可选用头孢呋辛钠、头孢唑肟、头孢曲松钠、头孢噻肟钠。第二代头孢菌素及第三代头孢菌素多用于革兰阴性杆菌及淋病奈瑟菌感染的治疗。若考虑有支原体或衣原体感染，应加用多西环素 100 mg，12 小时 1 次口服，持续 10~14 日。对不能耐受多西环素者，可服用阿奇霉素，每次 500 mg，每日 1 次，连用 3 日。对输卵管卵巢脓肿的患者，加用克林霉素或甲硝唑，可更有效对抗厌氧菌。

2）克林霉素与氨基糖苷类药物联合方案：克林霉素 900 mg，每 8 小时 1 次，静滴；庆大霉素先给予负荷量（2 mg/kg），然后给予维持量（1.5 mg/kg），每 8 小时 1 次，静滴。临床症状、体征改善后继续静脉应用 24~48 小时，克林霉素改口服，每次 450 mg，每日 4 次，连用 14 日；或多西环素 100 mg，每日 2 次口服，连用 14 日。

3）喹诺酮类药物与甲硝唑联合方案：氧氟沙星 400 mg，每 12 小时 1 次，或左氧氟沙星 500 mg，静滴，每日 1 次。甲硝唑 500 mg，静滴，每 8 小时 1 次。

4）青霉素与四环素类药物联合方案：氨苄西林/舒巴坦 3 g，静注，每 6 小时 1 次，加多西环素 100 mg，每日 2 次口服，连用 14 日。

（3）手术治疗：主要适用于抗生素治疗不满意的输卵管卵巢脓肿等有盆腔脓肿形成者。

（4）中药治疗：主要为活血化瘀、清热解毒。

根据美国疾病预防和控制中心（CDC）推荐的治疗方案，临床治愈率达 90%。若治疗失败，则可能因为依从性差、误诊或盆腔包块形成，需要进一步检查。对合并炎性包块的患者，如抗生素治疗无效，应立即考虑手术治疗。对放置宫内节育器的患者，抗生素治疗后建议将其取出。PID 患者在治疗期间应被告知禁止性生活，所有近 60 天内有性接触的性伴侣都应进行衣原体及淋病奈瑟菌的检查，并进行经验性治疗。门诊治疗的患者应于 48～72 小时复诊以评估疗效以及患者的依从性。

二、子宫内膜炎

子宫内膜炎虽常与输卵管炎同时存在，但子宫内膜炎具有某些独特的临床特征。

（一）病因

子宫内膜炎多与妊娠有关，如产褥感染及感染性流产；与宫腔手术有关如黏膜下肌瘤摘除、放置宫内节育器及剖宫产中胎盘人工剥离等。子宫内膜炎特殊的高危因素包括近 30 天内阴道冲洗、近期宫内节育器的放置等。病原体大多为寄生于阴道及宫颈的菌群，细菌突破宫颈的防御机制侵入子宫内膜而发生炎症。

若宫颈开放，引流通畅，可很快清除宫腔内的炎性分泌物。各种引起宫颈管狭窄的原因，如绝经后宫颈萎缩、宫颈物理治疗、宫颈锥形切除等，可使炎症分泌物不能向外引流或引流不畅，而形成宫腔积脓。

（二）临床表现

主要为轻度发热、下腹痛、白带增多，妇科检查子宫有轻微压痛。炎症若未及时治疗，则向深部蔓延而感染肌层，在其中形成小脓肿，可形成子宫肌炎、输卵管卵巢炎、盆腔腹膜炎等，甚至可导致败血症而有相应的临床表现。

（三）诊断

子宫内膜炎的症状和体征比较轻微，容易被忽视。因此有时可能需要行子宫内膜活检来协助诊断。子宫内膜活检是诊断子宫内膜炎的金标准，组织学的诊断标准为 120 倍的视野下子宫内膜间质中至少有一个浆细胞以及 400 倍视野下浅表子宫内膜上皮中有 5 个或更多的白细胞。

（四）治疗

子宫内膜炎的治疗同输卵管炎患者的门诊治疗方案，持续 14 天。2006 年美国疾病预防和控制中心（CDC）推荐的治疗方案如下：①氧氟沙星 400 mg，口服，每日 2 次，或左氧氟沙星 500 mg，口服，每日 1 次，连用 14 日。②头孢曲松钠 250 mg 单次肌内注射，多西环素 100 mg，每日 2 次，连用 14 日。若患者有细菌性阴道病，加甲硝唑 500 mg，每日 2 次，连用 14 日。

若宫颈引流不畅，或宫腔积留炎性分泌物时，需在大剂量抗生素治疗的同时清除宫腔内残留物、分泌物或扩张宫颈使宫腔分泌物引流通畅。若怀疑有感染或坏死的子宫黏膜下肌瘤或息肉存在时，应摘除赘生物。

三、输卵管卵巢脓肿、盆腔脓肿

输卵管卵巢脓肿和盆腔脓肿是盆腔炎性疾病最严重的并发症。输卵管积脓、卵巢积脓、输卵管卵巢脓肿也属于盆腔脓肿，但各有特点，也有相同之处。输卵管卵巢脓肿是输卵管、卵巢及其周围组织的化脓性包块，在需要住院治疗的 PID 患者中约 1/3 形成输卵管卵巢脓肿。盆腔脓肿多由急性盆腔结缔组织炎未及时治疗或治疗不彻底而化脓形成。这种脓肿可局限于子宫的一侧或双侧，脓液流入盆腔深部，甚至可达直肠阴道隔中。

（一）临床表现

患者多有高热及下腹痛，常以后者为主要症状。也有部分患者发病迟缓，缓慢形成脓肿，症状不明显，甚至无发热。

脓肿可自发破裂引起严重的急性腹膜炎甚至脓毒血症、败血症以致死亡。偶见盆腔脓肿自发穿破阴道后穹隆或直肠，此时患者症状可迅速缓解。

（二）诊断

典型的临床表现为盆腔疼痛、包块形成以及发热、白细胞计数增多。

超声和 CT 是最常见的协助诊断输卵管卵巢脓肿的影像学检查手段。超声作为一种简便、无创的辅助检查手段能有效辨认输卵管卵巢脓肿，超声的影像图为一侧或双侧附件结构消失，可见囊性或多房分隔的包块，其中无法辨认输卵管或卵巢，斑点状液体与积聚在腹腔及子宫直肠陷凹的脓液有关。

与超声（75%~82%）相比，CT 具有更好的敏感性（78%~100%），但价格相对昂贵。CT 中可见增厚、不规则及回声增强的脓肿壁，多房，囊内液稠厚，同时可发现输卵管系膜增厚，肠壁增厚。

（三）治疗

盆腔脓肿建议住院治疗，警惕脓肿破裂的症状。输卵管卵巢脓肿以往多行经腹全子宫及双附件切除术，近年来随着广谱抗生素的发展，初步治疗从手术治疗转变为抗生素治疗。抗生素的选择强调针对感染的病原体，应能渗透入脓腔，且疗程更长。大多数研究提示保守性药物治疗的成功率约 70% 或更高，某些研究的结果为 16%~95%。药物治疗的成功率被认为与脓肿的大小有关，Reed 等患者在 119 例输卵管卵巢脓肿的研究中发现脓肿直径大于 10 cm 者有 60% 以上需要进一步手术治疗，而脓肿直径 4~6 cm，少于 20% 的患者需要手术治疗。文献报道，老年输卵管卵巢脓肿患者对抗生素的敏感性差。

是否需要手术治疗除了需要评估抗生素的治疗效果外，还取决于临床症状和是否有脓肿破裂。约 25% 的输卵管卵巢脓肿经药物保守治疗失败将采取手术治疗。手术治疗仅限于脓肿破裂者或抗生素治疗不敏感者，可行手术切除脓肿或脓肿切开引流，原则以切除病灶为主。手术指征如下。

（1）药物治疗无效：盆腔脓肿或输卵管卵巢脓肿经药物治疗 48~72 小时，体温持续不降，患者中毒症状加重或包块增大，白细胞计数持续升高，应及时手术。

（2）脓肿持续存在：经药物治疗病情有好转，继续控制炎症数日（2~3 周），包块未消失，但已局限，应手术切除。

（3）脓肿破裂：突然腹痛剧烈，寒战、高热、恶心、呕吐、腹胀，腹部拒按或有中毒性休克表现，考虑脓肿破裂应立即剖腹探查。

多数学者认为对于抗生素治疗 48~72 小时无效者应积极手术切除脓肿，手术中注意操作轻柔，避免损伤肠管或脓液溢入腹腔内。因输卵管卵巢脓肿常发生于年轻妇女，应努力保留生育功能，可行输卵管卵巢脓肿造口术；为防止复发，可行一侧附件切除术联合有效抗生素治疗，尽可能保留卵巢功能；对于无生育要求的年龄较大患者，应行全子宫及双附件切除术以减少复发。

随着影像学检查技术的进步以及引流技术的提高，盆腔脓肿的手术治疗发生了很大的变化。对复杂的盆腔脓肿可采取腹腔镜下脓肿抽吸引流，减少脓肿切除导致的周围组织损伤。对位置已达盆底的脓肿常采用阴道后穹隆切开引流，可自阴道后穹隆穿刺，如能顺利吸出大量脓液则在局部切开排脓后插入引流管，如脓液明显减少可在 3 日后取出引流管。这种方法对盆腔结缔组织炎所致的脓肿，尤其是子宫切除术后所形成的脓肿效果好。一旦脓液全部引流，患者即可达到治愈。但如形成腹腔脓肿，即使引流只能达到暂时缓解症状，常需进一步剖腹探查切除脓肿。据报道，在积极抗生素和手术治疗后因为盆腔脓肿破裂引起的死亡率为 5%~10%。

目前对于穿刺引流后的不孕和异位妊娠发生率尚难以定论。有资料表明若脓肿未破裂，药物治疗联合 24 小时内腹腔镜下脓肿引流，日后妊娠率为 32%~63%，明显较脓肿行单纯药物治疗（4%~15%）或脓肿破裂后行保守性手术者（25%）增加，因此，腹腔镜下脓肿引流术术后恢复快，且缩短住院时间，可减少日后不孕症的发生。

四、预防措施

国外关于 PID 的高危因素包括：患有性传播性疾病，年轻（15~24 岁），既往有 PID 病史，多个性伴侣，细菌性阴道病，宫腔手术史以及月经期性生活，IUD，阴道冲洗，吸烟及吸毒史等。因此相关预防措施包括宣传安全的性行为，适当的避孕方法，以及卫生保健措施如月经期避免性生活。积极治疗下生殖道感染如细菌性阴道病，常规衣原体筛查有助于明显减少PID的发生。淋病奈瑟菌和衣原体感染的患者和阴道毛滴虫感染患者应同时行性传播性疾病的检查。但老年患者并不一定存在盆腔炎性疾病的高危因素，多与生殖道恶性肿瘤、糖尿病及伴随的消化道疾病如阑尾炎有关。

临床特殊情况的思考和建议：

1. Fitz-Hugh-Curtis综合征

即急性输卵管卵巢炎伴发肝周围炎，发生率为1%~30%，在不孕患者中多见，在衣原体及淋球菌感染相关的盆腔炎性疾病中比较常见。临床表现为右上腹或右下胸部痛，颇似胆囊炎或右侧胸膜炎的症状。其病理特点是在腹腔镜或剖腹探查直视下可见到肝脏包膜有纤维素样斑，横膈浆膜面有小出血点，而最典型的表现是在肝脏表面和横膈间见琴弦状粘连带。当盆腔炎性疾病患者出现右上腹部疼痛，CT提示肝包膜形成时应考虑肝周围炎。

2. 开腹或腹腔镜下切除盆腔脓肿的比较

约25%的盆腔脓肿患者抗生素治疗失败仍需采取手术治疗。因盆腔组织充血、水肿，互相粘连，手术中易导致周围组织损伤，尤其是肠管、膀胱的损伤，既往多主张开腹行脓肿切除更安全。但近年来随着腹腔镜的广泛应用和操作技能的提高，腹腔镜下盆腔脓肿切除术逐渐增多，与开腹手术相比，众多的资料表明两组手术时间、手术并发症、手术风险、安全性类似，但腹腔镜组切口愈合不良明显减少，术后体温恢复快，康复快，住院时间短。且PID多发生于年轻患者，腹腔镜手术对日后的生育能力影响小。因此手术可根据病变情况及医生的经验选择经腹手术或腹腔镜手术。首选腹腔镜下脓肿切除术，但相关人员必须具备娴熟的腹腔镜操作技术。

3. 行盆腔脓肿穿刺引流或切除的思考

多数学者认为对于抗生素治疗无效的盆腔脓肿主张行脓肿切除术，尽可能去除病灶，减少脓肿复发，但手术风险将明显增加。随着更多有效抗生素的应用，影像学技术的进步，以及穿刺、引流技术的提高，盆腔脓肿的手术治疗方式发生了很大的变化，药物治疗联合超声或CT引导下脓肿穿刺、引流以及腹腔镜下脓肿引流应用逐渐增加，治愈率达85%以上，而并发症明显减少。但选择脓肿穿刺、引流或切除术，仍应根据脓肿位置、波动感、大小，结合药物治疗的敏感性采取最合适的手术方式，原则以切除病灶为主。术中谨慎分离，轻柔操作。手术时可能发生肠管损伤等严重并发症时并非一定要切除输卵管或卵巢。

第四节 生殖器官结核

结核是由结核分枝杆菌引起的慢性传染病，严重危害人民健康。全世界约1/3人口感染结核菌，每年约900万人口患结核，发展中国家更常见。我国属世界上22个结核高流行国家之一，全国约有3亿以上人口受到结核杆菌感染的威胁。据卫健委统计，我国目前约有500万活动性结核患者，其中传染性肺结核患者数达200余万人，每年新增113万新结核患者。由于流动人口的增加、HIV感染、耐药性结核增多，使结核的治疗遇到了巨大的挑战。女性生殖器官结核（FGTB）是全身结核的一种表现，常继发于肺结核、肠结核、腹膜结核等，约10%的肺结核伴有生殖器官结核。生殖器官结核的发病率在过去10年成倍增加，占肺外结核的11.9%，占盆腔炎性疾病的37%，占所有结核病患者的1.32%，占所有妇产科疾病的0.45%，占不孕症患者的4.2%~15%。80%~90%的患者为20~40岁生育年龄妇女。有报道显示，生殖器官结核发病年龄有后延趋势。

一、发病机制

（一）病原菌

结核杆菌属放线菌目分枝杆菌科分枝杆菌属。因涂片染色具有抗酸性，故称抗酸杆菌。对人类有致病力的结核杆菌有人型及牛型两种，其中以人型结核杆菌为主要致病菌。人型结核杆菌首先感染肺部，牛型结核杆菌首先感染消化道，然后再传播至其他器官。由于对食用牛的严格检疫，目前人类的牛型结核杆菌感染已极少见。但近年来非典型分枝杆菌感染引起的结核样病变有增加趋势。

机体初次遭结核菌感染后，随即产生两种形式的免疫反应，即细胞介导的免疫反应和迟发超敏反应。结核菌的致病性、病变范围及发病时间常取决于人体免疫状态，尤其是过敏性与免疫力两者间的平衡。免疫力强，结核菌可被吞噬清除，免于发病或病变趋于局限。

结核菌也可长期潜伏于巨噬细胞内，待日后复苏时播散致病。若免疫力不足或入侵菌量大、毒力强，又因迟发超敏反应，则导致结核发病或病变扩散。目前多认为再次感染的结核菌几乎全部为初次感染灶内细胞经内源性播散所引起。

绝大多数生殖器官结核属继发性，感染主要来源于肺或腹膜结核。据文献报道，生殖器官结核合并肺部或胸膜结核者占20%～50%。部分患者发病时虽未见肺部或其他器官的结核病灶，但不排除原发结核病灶已消失的可能。是否有原发性生殖器官结核尚有争议。

（二）传播途径

1. 血行播散

是主要的传播途径。结核菌首先侵入呼吸道，在肺部、胸膜或淋巴结等处形成病灶，随后在短期内进入血液循环，传播至体内其他器官。青春期正值生殖器官发育，血供丰富，结核杆菌多经血行传播累及内生殖器。但各个器官受感染的机会不等，这与器官的组织构造是否有利于结核杆菌的潜伏有关。输卵管黏膜的构造有利于结核杆菌潜伏，结核杆菌可在局部隐伏1～10年甚至更长时间，一旦机体免疫力低下，方才重新激活而发病。输卵管结核多为双侧性，双侧输卵管可能同时或先后受到感染。

2. 直接蔓延

结核性腹膜炎、肠道或肠系膜淋巴结结核的干酪样病灶破裂或与内生殖器官广泛粘连时，结核病变可直接蔓延至生殖器官。输卵管结核与腹膜结核也可通过直接蔓延而相互感染。生殖器官结核患者中约50%合并腹膜结核。

3. 淋巴传播

肠结核可能通过淋巴管逆行传播而感染内生殖器官，但较少见。

二、病理

女性生殖器官结核大多数首先感染输卵管，然后逐渐蔓延至子宫内膜、卵巢、宫颈等处。

（一）输卵管结核

最多见。女性生殖器官结核中输卵管受累者占90%～100%。病变多为双侧性，两侧的严重程度不一定相同。血行播散者，首先累及输卵管内膜，黏膜充血肿胀，黏膜皱襞有肉芽肿反应及干酪样坏死，在镜下可见到典型的结核结节。直接蔓延者先侵犯输卵管浆膜，在浆膜面散布灰白色粟粒状样小结节。随病情发展，可表现为两种类型。

1. 增生粘连型

较常见。输卵管增粗、僵直、伞端肿大、外翻，状如烟斗嘴，管腔狭窄或阻塞，黏膜及肌壁见干酪样结节样病变，浆膜表面散布多量黄白色粟粒样结节。病程迁延的慢性患者可能发生钙化。输卵管、卵巢、盆腔腹膜、肠曲及网膜等可有广泛紧密粘连，期间可有渗液积聚，形成包裹性积液。严重者可并发肠梗阻。

2. 渗出型

输卵管显著肿胀，黏膜破坏明显，伞端粘连闭锁，管壁有干酪样坏死，管腔内充满干酪样物质及渗出液，形成输卵管积脓，或波及卵巢形成输卵管卵巢脓肿。此时容易合并化脓性细菌感染。急性期输卵管浆膜面及盆腔腹膜散布粟粒结节，可有草黄色腹腔积液。

（二）子宫结核

占女性生殖器官结核的50%～60%。多由输卵管结核蔓延而来。主要侵犯子宫内膜，常累及内膜基底层。因此，即使部分结核病灶随着子宫内膜周期性脱落而排出，增生的功能层内膜仍会再度感染，致使病程迁延。

病程早期子宫内膜充血水肿，仅散在少量肉眼肿性结节。随着病情进展，可出现干酪样坏死及表浅溃疡，进而大部分内膜层遭破坏，甚至侵及肌层。子宫腔内大量瘢痕形成，致使宫腔粘连、变形、挛缩。子宫内膜结核结节周围的腺体对性激素的反应不良，表现为持续性增生期或分泌不足状态。

（三）卵巢结核

由于卵巢表面结核感染率较低，在女性生殖器官结核中占20%～30%。一旦感染常双侧受累。可表现为两种类型。

1. 卵巢周围炎

由输卵管结核蔓延而来，卵巢表面或皮质区有结核性肉芽肿，可见干酪样坏死。

2. 卵巢炎

通常经血行感染。在卵巢深部间质中形成结核结节或干酪样脓肿。但少见。

（四）宫颈结核

较少见，占5%～15%。大多数由子宫内膜结核直接蔓延，可表现为不规则的表浅溃疡，其边界清晰，基底呈灰黄色，高低不平，触之易出血。也有呈乳头状或结节状增生，状如菜花。

（五）外阴、阴道结核

少见，仅占1%～2%。由子宫及宫颈结核向下蔓延或由血行感染。病灶表现为单个或多个浅表溃疡，经久不愈，可能形成窦道，偶尔可见灰白色肉芽肿或灰黄色结节。

三、临床表现

生殖器官结核的临床表现同急性PID后遗症，依病情轻重而异。

（一）症状

1. 不孕

生殖器官结核患者基本上均有原发或继发性不孕，尤其以原发性不孕多见。不孕主要由于输卵管黏膜遭结核破坏，伞端或管腔粘连闭锁；或纤毛受损、管壁僵硬，周围粘连致蠕动输送功能障碍。子宫内膜受累，也是导致不孕的原因。

2. 月经异常

与病情严重程度及病程长短有关。早期因子宫内膜炎症充血及溃疡形成而有经量增多、经期延长或不规则子宫出血。随着内膜破坏逐渐加剧，渐次表现为经量减少，乃至闭经。据国内早期报道，闭经者占29.9%，然而国外报道及近年所见，则以经量增多、经期延长等早期症状多见，约占40%。

3. 下腹疼痛

由于盆腔炎症和粘连，约35%的患者有轻中度的下腹坠痛，经期腹痛加重，甚至可有较重的痛经。

4. 全身症状

结核病变活跃者，可有发热、盗汗、乏力、食欲缺乏、体重减轻等症状。发热多表现为午后低热，部分患者可有经期发热。

5. 其他症状

宫颈或阴道结核患者可有白带增多、血性白带或接触性出血等症状。外阴结核者则可因溃疡而伴有阴部疼痛。

（二）体征

由于病变轻重程度及受累范围不同，体征差异颇大。约50%的患者可无异常发现。伴有腹膜结核存在时，腹部有压痛、柔韧感或腹腔积液征。形成包裹性积液时，可扪及不活动包块，包块多与肠管粘连，可有轻度触痛。若发育期即遭结核感染，子宫小于正常大小。随病情进展，可在附件区扪及呈索条状增粗的输卵管或大小不等、质地不均的肿块，与子宫粘连甚紧，固定而有触痛，其周围组织增厚，甚至质硬如板状。

四、辅助检查

（一）病理组织学诊断

1. 诊断性刮宫、子宫内膜病理检查

是诊断子宫内膜结核可靠而常用的方法，有重要的诊断价值。在月经期前 1~3 天进行诊断性刮宫，注意刮取子宫两侧角部的内膜，将部分组织送结核杆菌培养并做动物接种，其余部分可进行病理组织学检查。但阴性结果也不能排除结核可能，必要时可重复刮宫 2~3 次。闭经时间长、内膜大部分破坏者可能刮不出内膜。为预防刮宫导致结核病变扩散，应在手术前后每日肌内注射链霉素 0.75 g 各 3 天。

2. 宫颈、外阴及阴道结核

均通过活检组织病理检查确诊。

（二）影像学诊断

1. B 超检查

发现腹腔积液、包裹性积液、腹膜增厚、附件包块或子宫内膜受累等征象时，应警惕生殖器结核的可能。

2. X 线检查

（1）子宫输卵管碘油造影：有助于内生殖器结核的诊断，实用价值较大。造影显示内生殖器结核较典型的征象有：①子宫腔呈不同程度的狭窄或变形，边缘不规则呈锯齿状。②输卵管腔内有多处狭窄呈串珠状或管腔细小、僵直，远端阻塞。③造影剂进入子宫壁间质或宫旁淋巴管、血管。④卵巢钙化，呈环状钙化影或盆腔散在多个钙化阴影。

碘油造影检查前后肌内注射链霉素数日，防止病变扩散。有发热或附件炎性包块者不宜行子宫输卵管碘油造影检查。

（2）盆腔 X 线片：发现多个散在的钙化阴影，即提示盆腔结核可能，但阴性不能排除结核。

（3）胸部 X 线片：必要时行消化道或泌尿道造影检查。

3. CT、MRI

有一定的参考价值，但无特异性。

（三）腹腔镜和宫腔镜检查

对于根据病史和体格检查高度怀疑结核性不孕但细菌学或病理学检查阴性者，可考虑行腹腔镜检查，这对经常规方法诊断困难、非活动期结核患者尤为适用。腹腔镜用于诊断盆腔疾患直观而又准确。对于除不孕外无其他明显症状、体征的早期结核病变，其诊断价值高于内膜活检。但腹腔镜检查属于有创性检查，有一定的风险性，特别是盆腔、腹腔广泛粘连时更有损伤脏器之虞，故应严格掌握指征，并由有经验的医师操作。宫腔镜检查已成为多数医院诊断结核性不孕的常规手段之一，可评价宫腔和内膜情况并进行定点活检，其诊断效能较盲目诊断性刮宫大为提高。采用低压膨宫技术一般不会导致结核播散。

（四）实验室检查

1. 结核菌素试验

结核菌素试验阳性表明曾经有过结核感染，其诊断意义不大。若为强阳性，则提示有活动性病灶存在，但不表明病灶部位。阴性结果也不能排除结核。

2. 血清学诊断

活动性结核患者血清抗体水平明显升高，其升高的程度与病变活动程度成正比，且随病情好转而恢复。特异性强的 DNA 探针技术与灵敏性高的 PCR 技术结合，形成诊断结核的新途径。但开发敏感性与特异性俱佳的方法仍旧是个棘手问题。

3. 结核菌培养与动物接种

可用月经血或刮宫所获得的子宫内膜进行结核菌培养或动物接种。但阳性率不高，耗时长，临床很少采用。

4. 其他

白细胞计数一般不高，分类计数中淋巴细胞增多。结核活动期红细胞沉降率可增快，但红细胞沉降率正常也不能除外结核。

五、诊断

重症患者有典型症状、体征，诊断一般无困难。但生殖器官结核大多为慢性炎症，缺乏典型的结核中毒症状，腹胀、腹腔积液、盆腔包块易被误诊为卵巢肿瘤、子宫内膜异位症或盆腔炎性疾病，又因临床上相对不多见，认识不足，警惕性不够，因此早期诊断很困难，误诊率可达85%。应注意详细询问病史，拓宽诊断思路。若患者对抗生素治疗无效时应怀疑生殖器官结核可能。原发性不孕患者伴有月经改变：经量增多、经期延长或月经稀少甚至闭经；盆腔炎久治不愈；未婚女青年有低热、盗汗、盆腔炎或腹腔积液，皆应高度怀疑生殖器官结核。既往曾患有肺结核、胸膜结核、肠结核或有结核接触史者应警惕。根据可能的病史、体征，进一步借助子宫内膜病检及子宫输卵管造影等辅助检查可明确诊断。经血和内膜组织的结核杆菌培养是诊断的"金标准"，但技术要求高、阳性率低、需时也较长。

六、鉴别诊断

临床上常需与生殖器官结核鉴别的病变如下。

1. 盆腔炎性疾病后遗症

既往多有急性PID病史，有宫腔手术史或流产史，月经量减少和闭经少见。诊断性刮宫、子宫输卵管碘油造影及腹腔镜检查有助于明确诊断。

2. 子宫内膜异位症

两者有很多相似之处。但子宫内膜异位症患者痛经更明显，妇科检查可在子宫后壁或骶韧带处扪及有触痛的小结节，输卵管大多通畅。

3. 卵巢肿瘤

结核性包裹性积液应与卵巢囊性肿瘤鉴别。卵巢囊性肿瘤大多表面光滑、活动，再结合病程、临床表现、B超特征等予以鉴别。卵巢恶性肿瘤伴盆腔、腹腔转移时，患者可有发热、消瘦，检查可发现与子宫粘连的不规则肿块，可有乳头状或结节样突起，伴腹腔积液。血清CA125值明显升高。此时与严重内生殖器官结核或合并腹膜结核者常难以区分。诊断困难时，应及早剖腹探查，以免延误治疗。

4. 宫颈癌

宫颈结核可有乳头状增生或溃疡，出血明显，肉眼观察与宫颈癌不易区分。通过宫颈活检即可明确诊断。

七、治疗

生殖器官结核一经明确诊断，不论病情轻重均应积极治疗，由于分枝杆菌的特性，对结核的治疗应坚持长期用药。

（一）一般治疗

适当休息，加强营养，增强机体抵抗力，提高免疫功能有利于恢复。急性期有发热或重症患者需卧床休息、住院治疗。

（二）预防性治疗

结核菌素试验阳性而无临床症状阶段应给予预防性治疗，可防止具有明显临床症状的活动性病例出现，又可阻止细菌的传播。可选择异烟肼每日 300 mg 和维生素 B$_6$ 每日 50 mg 同服，持续服用 3 ~ 6 个月。已证实异烟肼预防活动性结核的有效率为 60% ~ 90%，甚至高达 98%。

（三）活动性结核的治疗

抗结核药物对绝大多数生殖器官结核有效，是最重要的首选治疗。抗结核疗效好、不良反应少的药物有异烟肼、利福平、乙胺丁醇、吡嗪酰胺及链霉素等，多作为初治的首选药物，称为一线药。对氨基水杨酸钠、乙硫异烟胺、丙硫异烟肼和卡那霉素等为二线药物。异烟肼联合利福平可治愈 85% 的结核患者，但对耐多药结核无效。近年研究表明，氟喹诺酮类药物具有抗分枝杆菌活性，疗效良好。某些品种（如环丙沙星、司帕沙星、氧氟沙星和左氧氟沙星）被作为二线抗结核药物，在治疗耐多药结核以及对耐受一线抗结核药物的患者使用中发挥着重要作用。

1. 常用抗结核药

（1）异烟肼：对结核杆菌有选择性抗菌作用，对生长旺盛的结核菌有杀灭作用，能杀灭细胞内外的结核菌，但对静止期结核菌仅有抑制作用。其用量较小，疗效较好，毒性相对较低。口服吸收快而完全，生物利用度为 90%，服药后 1 ~ 2 小时血药浓度达峰值。通常每日 300 mg 一次顿服，需要时可肌内注射或静脉注射。不良反应可有周围神经炎、肝损害等，多在大量或长期应用时发生。加服维生素 B$_6$ 30 mg/d 可预防神经炎。用药时注意监测肝功能。

（2）利福平：为利福霉素的半合成衍生物，是对结核菌有明显杀菌作用的全效杀菌药。对增殖期结核菌作用最强，浓度较高时对静止期结核菌也有杀菌作用。能渗入细胞内，对吞噬细胞内的结核菌也有杀灭作用。口服吸收迅速而完全，生物利用度 90% ~ 95%。每日 0.45 ~ 0.60 g 空腹顿服。不良反应轻，可有胃肠道症状、药疹热、皮疹等，少数有肝损害、粒细胞和血小板减少等。

（3）乙胺丁醇：对增殖期结核菌有较强的抑制作用。口服吸收约 80%，常用剂量 15 ~ 25 mg/（kg·d），一次顿服。不良反应较少，大剂量长时间用药偶可见视神经炎，用 15 mg/（kg·d）则很少发生。

（4）吡嗪酰胺：对细胞内结核杆菌有杀灭作用，在酸性环境中杀菌作用更强。口服易吸收，每日剂量 0.75 ~ 1.50 g。不良反应少，可有高尿酸血症及肝毒性。

（5）链霉素：对细胞外结核菌的杀灭作用大于对细胞内菌群的作用。其抗结核菌作用弱于异烟肼和利福平，口服不吸收，剂量 0.75 g 肌内注射，疗程以 2 ~ 3 个月为宜，主要不良反应为听觉器官及前庭功能损害，偶见肾脏损害。

2. 氟喹诺酮类药物

氧氟沙星、左氟沙星、环丙沙星等为常用药物。该类药物主要通过抑制结核菌的 DNA 旋转酶（拓扑异构酶 II）A 亚单位，从而抑制细菌 DNA 的复制和转录，达到抗菌目的。氟喹诺酮类药物对细胞内外的结核菌均有杀灭作用，且有在巨噬细胞内聚积的趋势。与其他抗结核药多呈协同或相加作用。氧氟沙星用量 300 ~ 800 mg/d，口服吸收迅速，生物利用度，不良反应少。

3. 其他新型抗结核药

如利福霉素类药物中的利福喷汀、克拉霉素、阿奇霉素、罗红霉素以及近年开发的 5-硝基咪唑衍生物等均具有肯定的抗结核作用。

抗结核治疗应严格遵照"早期、联合、适量、规律、全程"的原则，制定合理的化疗方案。20 世纪 70 年代以来，短疗程方案日益盛行，其用药时间短，剂量减少，患者经济负担减轻，疗效好。大多以异烟肼、利福平和吡嗪酰胺为基础，在开始 2 个月内可加用链霉素或乙胺丁醇，进行 6 ~ 9 个月的短程化疗。

活动性结核病常用治疗方案如下。

（1）2SHRZ/4HRE：WHO 提出的短程化疗方案即每天用链霉素（S）、异烟肼（H）、利福平（R）、吡嗪酰胺（Z）2 个月，以后用异烟肼（H）、利福平（R）、乙胺丁醇（E）4 个月。在此基础上改良的服药方法有多种。

（2）2HRSZ/6H3R3E3：即每日用 HRSZ 2 个月后再改为 HRE，每周 3 次，用 6 个月。

（3）2SHR/2S2H2R2/5S2H2：每天用药 SHR 2 个月，每周用 SHR 2 次 2 个月，每周用 SH 2 次

5个月。

（4）2SHRZ/4~6TH：每天给予 SHRZ 治疗 2 个月，以后 4~6 个月给硫胺脲（T）和异烟肼。

（5）2SHRE/4H3R3：每天给予链霉素、利福平、异烟肼、乙胺丁醇口服，连续应用 2 个月，然后每周 3 次给予异烟肼、利福平，连续应用 4 个月。

（四）手术治疗

由于药物治疗可获得满意疗效，大多数生殖器结核患者不需手术治疗。手术治疗主要适用于以下情况。

（1）输卵管卵巢炎性包块经药物治疗无效或治疗后又反复发作者。

（2）多种药物耐药。

（3）瘘管形成，药物治疗未能愈合。

（4）怀疑有生殖道肿瘤并存。

手术范围依据患者的年龄及病灶范围而定。为求彻底治疗，一般以双附件及全子宫切除为宜，年轻患者应尽量保留卵巢功能。术前做好肠道准备，术时注意解剖关系，细心分离粘连，避免损伤邻近脏器。为了避免手术导致感染扩散，减少炎症反应所致手术操作困难，术前应给予抗结核药物 1~2 个月，术后视结核活动情况及手术是否彻底而决定是否继续抗结核治疗。若盆腔病灶已全部切除，又无其他器官结核并存者，术后再予抗结核药物治疗 1~2 个月即可。有生育要求的宫腔粘连患者可行宫腔镜下宫腔粘连松解术。

八、预防

生殖器官结核多为继发性感染，原发病灶以肺结核为主，因此积极防治肺结核，对预防生殖器官结核有重要意义。加强防痨宣传，新生儿接种卡介苗，3 个月以后的婴儿直至青春期少女结核菌素阴性者应行卡介苗接种。结核活动期应避免妊娠。此外，生殖器官结核患者其阴道分泌物及月经血内可能有结核菌存在，应加强隔离，避免传染。

第五节　盆腔瘀血综合征

盆腔瘀血综合征（PCS）是一类由于盆腔静脉回流受阻引起以慢性下腹痛、坠胀感以及腰骶痛为主诉的妇科疾病。但该病提出后并未立刻得到一致认可，不少学者把盆腔瘀血综合征的临床表现归因于炎症、子宫骶韧带的痉挛状态、盆腔组织的痛觉过敏以及盆腔血管功能障碍等，应用过各种诊断名称。直到 1958 年以后随着盆腔静脉造影的应用，直观地显示出患者盆腔静脉充盈、扩张以及血流明显减慢的特征，才使盆腔瘀血综合征这一疾病得到认可。

现已公认盆腔瘀血综合征为引起女性慢性盆腔痛的最重要的原因之一。

一、病理生理

盆腔瘀血综合征的病因目前尚不明确。和男子相比，女性盆腔循环在解剖学、循环动力学和力学方面有很大的不同。任何使盆腔静脉血流出盆腔不畅或受阻的因素，均可致成盆腔静脉瘀血。它可能与盆腔静脉机械性扩张造成血流淤滞有关，也可能与卵巢分泌激素失调有关，目前更公认的是机械因素与内分泌因素共同作用的结果。

（一）女性盆腔静脉解剖学特点

主要表现为静脉丛数量增多和构造薄弱。

1. 盆腔有丰富的静脉丛

往往数条盆腔静脉伴行一条盆腔动脉，呈丛状分布；盆腔的中等静脉如子宫静脉、阴道静脉和卵巢静脉，一般是 2~3 条静脉伴随一条同名动脉，卵巢静脉甚至可多达 5~6 条，形成蔓状静脉丛，弯曲在子宫体两侧后方，直到它们流经骨盆缘前才形成单一的卵巢静脉。

2. 盆腔静脉之间有丰富的吻合支

盆腔各静脉之间有较多的吻合支，形成蔓状静脉丛，如阴道静脉丛、子宫静脉丛、卵巢静脉丛、膀胱静脉丛和直肠静脉丛；盆腔静脉丛之间又存在纵向和横向的吻合支，例如，在子宫、输卵管、卵巢静脉间有许多吻合支，在输卵管系膜内，有子宫静脉与卵巢静脉的吻合支，并形成网状的静脉分布，再与外侧的卵巢静脉丛吻合。起源于盆腔脏器黏膜、肌层及其浆膜下的静脉丛，汇集成两支以上的静脉，流向粗大的髂内静脉丛。所以盆腔脏器之间的静脉循环互相影响。一个静脉丛内血流异常会引流到其他静脉丛，通过其他静脉丛发挥代偿功能，例如，膀胱、生殖器官和直肠3个系统的静脉丛彼此相通，由于缺少瓣膜，故三者间任何一个系统循环障碍，皆可影响到其他两个系统。而一旦失代偿，则出现盆腔瘀血综合征。

3. 盆腔静脉壁薄且缺乏瓣膜

与四肢静脉相比，盆腔静脉缺乏一层由筋膜组成的静脉外鞘，使得其弹性减低，盆腔的中小静脉只在它进入大静脉前才有瓣膜，且超过1/3的经产妇还常有瓣膜功能不全。盆腔静脉穿行在盆腔疏松的结缔组织之中，受压后易扩张，加之盆腔静脉内血流缓慢，易发生血流淤滞甚至逆流。

4. 卵巢静脉的解剖特点

从解剖上看，卵巢静脉有其特殊性，右侧卵巢静脉直接在肾静脉水平回流入下腔静脉，而左侧卵巢静脉丛汇总至左卵巢静脉，再流入左肾静脉。两根卵巢静脉都有非常多的交通支，而通常左侧卵巢静脉内压力高，且约15%缺乏静脉瓣，而右侧约6%缺乏静脉瓣，故左侧更易发生静脉血流淤滞。此外，部分患者由于腹膜后静脉解剖学变异，产生胡桃夹综合征，而引起左肾静脉高压，导致左卵巢静脉反流而致病。

（二）引起盆腔静脉血流淤滞的原因

1. 特殊生理时期盆腔器官供血增加的需要

在某些生理情况下，例如月经期、排卵期、妊娠期，以及性生活过程中，盆腔器官充血，需要静脉引流的血液总量增多，导致盆腔瘀血。但是需指出的是：孕妇与产褥期妇女虽然盆腔静脉血流淤滞，却很少有盆腔痛的症状。

2. 某些病理状态下的盆腔充血

例如盆腔子宫内膜异位症、盆腔炎症（尤其是慢性盆腔炎形成输卵管卵巢囊肿者），以及中重度子宫颈糜烂、盆腔肿瘤（包括子宫肌瘤等）及盆腔手术后等，盆腔充血、盆腔血流量增加而引起盆腔瘀血。而输卵管绝育术后发生的盆腔瘀血综合征可能与实施的绝育术是否损伤了输卵管系膜内的静脉有关。

3. 体位或呼吸变化引起盆腔瘀血

例如长期站立位、慢性咳嗽、便秘和屏气搬重物等，都会直接或间接导致中心静脉压增高，盆腔静脉扩张迂曲，引流受阻，可引起局部组织及相关器官的瘀血、水肿。

4. 雌激素的影响

有学者报道在盆腔瘀血综合征的发病中雌激素起一个静脉扩张剂的作用，妊娠期间因大量雌、孕激素的影响，再加上增大的子宫对子宫周围静脉的压迫，可引起子宫周围静脉及输卵管、卵巢静脉显著扩张、增粗。故早婚、早育及孕产频繁，产后或流产后得不到适当的休息和恢复者，易患盆腔瘀血综合征。除流行病学证据外，抗雌激素治疗有一定疗效也支持该理论。

5. 精神因素

盆腔瘀血综合征的某些症状如抑郁、忧伤、心情烦躁、易疲劳、慢性疼痛、腰痛、性感不快等，在很大程度上与患者的精神状态有关，可能因自主神经功能紊乱的结果。但精神因素是否在盆腔瘀血综合征的发病中起作用尚存争议。Taylor曾指出精神紧张会引起自主神经系统功能失调，表现为平滑肌痉挛，以及子宫卵巢静脉血流淤滞，经子宫静脉造影也显示造影剂滞留在子宫与卵巢静脉里。

二、病理

病理诊断在盆腔瘀血综合征的诊断中并非必须，因本病而行全子宫与双附件切除术的病例也不多，相应的病理特征并不显著。大体病理所见可无特异性病变，子宫可表现为均匀增大，子宫肌层及浆膜下静脉瘀血，宫颈水肿增大；卵巢往往水肿；子宫静脉和卵巢静脉扩张迂曲。镜下，典型的盆腔瘀血综合征表现为：子宫内膜间质水肿，静脉充盈、扩张；卵巢一般较大，囊状，水肿样。

三、临床表现

盆腔瘀血综合征的患者往往主诉多，体征有时不明显，与症状不符，缺乏特异性的临床表现，故而给诊断带来困难，并容易造成误诊。"三痛二多一少"为其临床特点，即下腹盆腔坠痛、腰背疼痛、深部性交痛；月经量多、白带增多；妇科检查阳性体征少。本病的诊断缺乏简便易行的方法，主要依据临床表现与辅助检查。

（一）症状

本综合征的主要特点是慢性盆腔疼痛，疼痛往往是在月经前一周就开始加重，一般为钝痛，久坐、久站、劳累，性交后更明显，月经来潮第一、第二天则明显减轻。有少数患者为慢性持续性疼痛，或表现为继发性痛经。可自排卵时起，到月经末期结束。除慢性盆腔疼痛外，白带多、便秘、心情烦躁、夜梦多，多噩梦，也为本综合征的常见症状。几乎90%以上的患者不同程度地有上述症状。部分患者还出现肠道激惹症状。此外，患者还常有月经过多，经前期乳房胀痛，经前期排便痛，以及膀胱刺激症状等。症状分述如下。

1. 慢性下腹痛

盆腔瘀血综合征患者多数表现为慢性耻骨联合上区弥漫性疼痛，或为两侧下腹部疼痛，常常是一侧较重，并同时累及同侧或两下肢，尤其是大腿根部或髋部酸痛无力，开始于月经中期，有少数患者偶尔表现为急性发作性腹痛。

2. 低位腰痛

疼痛部位相当于骶臀区域水平，少数在骶骨下半部，常伴有下腹部疼痛症状。经前期、长久站立和性交后加重。

3. 瘀血性痛经

几乎半数以上患者有此症状。特点是月经前数天即开始出现下腹痛、腰骶部痛或盆腔内坠胀痛，有的还逐渐转为痉挛性疼痛，到月经来潮的前一天或第一天最严重，月经第二天以后明显减轻。

4. 性感不快

患者可有深部性交痛，严重者可持续数天，难以忍受，以致对性生活产生恐惧或厌倦。

5. 极度疲劳感

患者往往整天感到非常疲劳，劳动能力明显下降。

6. 白带过多

一半以上的患者有白带过多的症状。白带多为清晰的黏液，无感染征。

7. 月经改变

部分患者有月经过多的改变，还有一部分患者表现为月经量反较前减少，但伴有明显的经前期乳房痛。

8. 瘀血性乳房痛

70%以上的患者伴有瘀血性乳房疼痛、肿胀，多于月经中期以后出现，至月经前一天或月经来潮的第一天达高峰，月经过后症状减轻或完全消失。有的患者乳房疼痛较盆腔疼痛为重，以至成为就诊的主诉。

9. 外阴、阴道坠痛

部分患者有外阴和阴道内肿胀、坠痛感，或有外阴烧灼、瘙痒感。

10. 膀胱刺激症状

约有 1/3 以上患者在经前期有明显的尿频，常被怀疑为泌尿道感染，但尿常规检查正常。对某些症状严重的患者进一步做膀胱镜检查，可发现膀胱三角区静脉充盈、充血和水肿。个别患者由于瘀血的小静脉破裂可导致血尿。

11. 直肠坠痛

部分患者有不同程度的直肠坠感、直肠痛或排便时直肠痛，以经前期较明显，尤以子宫后位者较多见。

12. 自主神经系统的症状

绝大多数盆腔瘀血综合征患者都伴有程度不等的自主神经系统的症状，表现为心情烦躁、易激惹、情绪低落、夜梦多、枕后部痛等神经系统症状；或有心悸、心前区闷胀不适等心血管系统症状；或觉气短、呃气、腹胀及排气不畅等；或全身各处不明的酸痛不适，如肩关节痛、髋关节痛，手指发紧感，或眼球胀感等。

（二）体征

患者的体征与上述主观症状的严重程度不相称，腹部检查的唯一体征是压痛，多数位于耻骨联合与髂前上棘连线的中外 2/3 的范围，疼痛一般不显著，无腹肌紧张及反跳痛。大腿与臀部可有静脉曲张。妇科检查时会阴可见静脉充盈甚至曲张，阴道黏膜常有紫蓝着色，宫颈肥大、水肿，周围黏膜紫蓝着色，有时可在宫颈后唇看到充盈的小静脉，分泌物多，子宫后位，可稍大呈球形，也可正常大小；卵巢可囊性增大，子宫、宫旁、宫骶韧带有触痛是本综合征最突出的征象。部分患者自觉乳房内有硬结，但检查只是扪及乳头下方弥漫性肿大的乳腺组织，多伴有不同程度的触痛。

四、辅助检查

（一）彩色超声多普勒

可观察子宫旁动静脉的血流信息，静脉丛的分布范围、形态，测量管径与静脉流速。由于该检查无创伤、直观、简便、重复性好，已成为诊断盆腔瘀血综合征和观察疗效的首选方法之一。

经腹二维超声检查应用较早，但由于受膀胱充盈程度、肠道气体的干扰及腹壁脂肪厚度等因素的影响，检出率较低。经阴道超声由于高频探头直接靠近宫颈，其对盆腔瘀血综合征的检出率要优于经腹超声。近年来，随着超声技术的发展，三维超声成像可对盆腔血管进行全面扫查，立体成像，通过 3D 工具对所获取的原始三维数据进行重复编辑、切割和处理，可从不同角度或空间动态观察血管分布、形态和范围，以判断盆腔静脉曲张的病变程度。

本病典型的二维超声表现为：子宫轻度增大，肌层内可见较细管道样不均质表现，部分病例卵巢体积增大，子宫、宫颈静脉，两侧卵巢静脉迂曲扩张，表现呈"串珠状"或"蜂窝状"无回声区；增多、迂曲、扩张的盆腔静脉呈"蚯蚓"状聚集成团，血管直径增粗。彩色多普勒血流显像（CDFI）为红、蓝相间的彩色血流团块信号，血流较缓，色彩较黯，彩色斑块之间以交通支连接形成不规则的"湖泊"样彩色斑。脉冲多普勒显示为连续、低速、无波动静脉频谱。加用能量图（CDE）能补充彩色多普勒在低速血流和取样角度不好等血流信号不佳的图像，同时能区分盆腔内血管与其他血液性病变。

盆腔瘀血综合征在 B 超下可分为轻、中、重度，正常情况下盆腔静脉走向规则，无明显迂曲，直径 < 0.4 cm。

1. 轻度

可见静脉平行扩张，静脉丛较局限，静脉内径 0.5 ~ 0.7 cm，静脉丛范围 ≤ 2.0 cm × 3.0 cm，静脉流速 7 cm/s，子宫静脉窦 < 0.3 cm。

2. 中度

静脉聚集成类圆形蜂窝状团块，静脉内径 0.7 ~ 0.9 cm，静脉丛范围（3.0 cm × 4.0 cm）~（4.0 cm × 5.0 cm），静脉流速 4 ~ 7 cm/s，子宫静脉窦 0.3 ~ 0.4 cm。

3. 重度

为静脉不规则囊状怒张，静脉<u>丛</u>团增大，并可见 2～3 组静脉<u>丛</u>同时受累，相互连通成大片的静脉<u>丛</u>，静脉内径 0.9～1.1 cm，静脉<u>丛</u>范围≥4.0 cm×3.0 cm，静脉流速≤3.0 cm/s，子宫静脉窦 0.5～0.6 cm。

（二）盆腔静脉造影

可直观显示盆腔静脉丛的轮廓，是盆腔瘀血综合征的确诊手段。

具体做法：在月经干净后 5～7 天内，使用 16 号 18 cm 长穿刺针，刺入子宫底肌壁 0.4～0.6 cm，然后连接到高压注射器上，以 0.7 mL/min 的速度连续注射 76% 的复方泛影葡胺溶液 20 mL。当造影剂注射完毕后充盈最佳时快速照片 1 张，然后每隔 20 秒摄片 1 张，直到注射完毕后 60 秒，至少 4 张，也可以拍到盆腔造影剂完全廓清为止。

正常情况下造影剂在盆腔内的廓清时间为 20 秒内，而盆腔瘀血综合征时盆腔静脉曲张，造影剂在盆腔的廓清时间延长。根据盆腔静脉造影的结果，Beard 等将盆腔瘀血综合征分为轻型和重型两类，前者卵巢静脉直径 5～8 mm，造影剂廓清时间 20～40 秒，后者卵巢静脉直径 >8 mm，造影剂廓清时间超过 40 秒。另有学者将盆腔瘀血综合征分为轻、中和重三型，具体标准如下：轻型指卵巢静脉直径 10～15 mm，造影剂廓清时间 20～40 秒；中型指卵巢静脉直径 16～20 mm，造影剂廓清时间 40～60 秒；重型指卵巢静脉直径 >20 mm，造影剂廓清时间超过 60 秒。用卵巢静脉最大直径、造影剂廓清时间以及卵巢静脉丛瘀血程度 3 项指标进行评分诊断盆腔瘀血综合征的敏感性和特异性分别为 91% 和 89%。

盆腔静脉造影还可以通过数字减影技术。将动脉导管插入髂内动脉，注射泛影葡胺等造影剂，录制造影显像全过程或在盆腔血管开始显像时开始拍摄第 1 张片，每 10～20 秒拍摄 1 张，直到造影剂注射后 60 秒。两种方法的判断标准基本相同。该检查较普通的盆腔静脉造影更为清晰全面，诊断明确，但操作复杂、费用较高，故临床应用尚未推广。

有学者经比较造影与盆腔超声、MRI 及腹腔镜等检查方法后，认为造影更为经济有效。且造影除用于本病的诊断外，还可用于静脉栓塞治疗。

（三）逆行卵巢静脉造影

该方法采用经股静脉穿刺后选择性地对双侧卵巢静脉进行造影检查，可以明确盆腔静脉的充盈程度。有学者认为，逆行卵巢静脉造影术是盆腔瘀血综合征诊断的最可靠方法，此外，它还可用于治疗。逆行卵巢静脉造影诊断盆腔瘀血综合征的诊断标准：卵巢静脉增粗扩张，直径 >10 mm；子宫静脉<u>丛</u>扩张；卵巢周围静脉<u>丛</u>扩张；盆腔两侧静脉交叉明显丰富以及外阴阴道静脉<u>丛</u>充盈。

（四）腹腔镜检查

属微创检查，是目前诊断盆腔瘀血综合征最好的方法之一。本病在腹腔镜下的典型表现为子宫后位，表面呈紫蓝色瘀血状或黄棕色瘀血斑及浆膜下水肿，可看到充盈、曲张的子宫静脉，两侧卵巢静脉丛像蚯蚓状弯曲在宫体侧方，可以不对称，有时一侧卵巢静脉怒张呈静脉瘤样；阔韧带静脉增粗、曲张，可伴输卵管系膜血管增粗、充盈，直径可达 0.8～1.0 cm。有的裂隙较小，还有的后腹膜菲薄、裂隙较大，可见充盈、曲张的子宫静脉从裂隙处隆起膨出。但如镜检时盆部抬高，则不一定能看到上述静脉曲张的表现。

（五）放射性核素扫描（ECT）

通过肘静脉注射放射性铟（^{113m}In）洗脱液 74 MBq，给药后 10 分钟和延迟 1 小时排尿后应用彩色扫描仪各扫描 1 次，以脐孔为热点，从耻骨联合扫描到脐。正常情况下，给药 10 分钟后扫描可见双侧髂总、髂内、髂外动静脉的清晰、匀称显影，耻骨上可见子宫血管影；1 小时后扫描，盆腔内无局部异常放射性浓聚区。而盆腔瘀血综合征患者，盆腔内各段血管影粗糙，边缘欠光滑，可见局部异常放射性浓聚区。如果异常放射性浓聚区直径超过 25 mm，彩色色级与腹部大血管影相同，则可以诊断盆腔瘀血综合征；如果浓聚区直径 25 mm，彩色色级虽然低于大血管影但高于本底Ⅲ级者提示盆腔瘀血，结合其他临床方法可以确定诊断。本方法简单、无创，但费用高，诊断符合率高达98.6%。

（六）断层扫描（CT）和核磁共振（MRI）

通过CT或MRI可以直接测量盆腔内大的静脉（子宫及卵巢静脉）的直径，如果单侧或者双侧卵巢静脉直径超过7 mm，则提示有盆腔瘀血综合征的可能，若同时合并临床症状或其他影像学指标，则可以作出诊断。但CT的主要缺陷是不能指明血流方向，但可判断静脉的管腔是否狭窄以及各交通支的分布情况。相比CT而言，MRI的主要优点在于无辐射，可作动态多维显影，故而能观察到卵巢静脉的血流速度与方向。

（七）单光子发射计算机断层（SPECT）

通过静脉注射亚锡焦磷酸10 mg，30分钟后注射高锝（^{99m}Tc）酸盐740 MBq，于注射后30、60和90分钟分别采集盆腔前位、后位放射性计数各2分钟，在盆腔血池图像中分别勾画出盆腔静脉丛感兴趣区和髂血管区感兴趣区，求出各单位像素计数进行比较，取前、后位平均值，以注射后90分钟时盆腔静脉丛和髂血管每个像素内放射性计数比值确定瘀血程度，0.80~0.97为轻度瘀血，0.98~1.15为中度瘀血，>1.16为重度瘀血。

五、鉴别诊断

如前所述，盆腔瘀血综合征的临床表现缺乏特异性，容易误诊。临床上，最常与本病混淆的疾病如下所述。

1. 慢性盆腔炎

与盆腔瘀血综合征同样好发于育龄妇女，可表现为下腹痛、腰骶部疼痛、痛经、白带多等症状。鉴别要点：慢性盆腔炎患者常有继发不育史及反复急性发作史，妇科检查盆腔增厚，可有炎性包块形成，抗感染治疗常有效；盆腔瘀血综合征往往患者自觉症状严重，但并不影响受孕，该病患者往往继某次生产或流产后无感染史的情况下，不久就出现上述慢性盆腔疼痛等症状，其症状与妇科检查所见不相符，抗炎治疗无效。腹腔镜检查如见到盆腔内炎性病变及粘连有助于慢性盆腔炎的诊断。

2. 子宫内膜异位症与子宫腺肌病

子宫内膜异位症或子宫腺肌病多见于育龄妇女，是引起慢性盆腔痛的常见原因之一。其下腹痛、痛经、性交痛、肛门坠胀等症状与盆腔瘀血综合征相似。临床鉴别要点：子宫内膜异位症或子宫腺肌病患者痛经为进行性加剧，常伴有不育，妇科检查往往有典型的体征发现：即于子宫后壁、宫骶韧带、后穹隆常可扪及触痛性结节，有时附件区可扪及囊性包块。中度及重度子宫内膜异位症或子宫腺肌病与盆腔瘀血综合征的鉴别诊断比较容易，而轻度子宫内膜异位症无典型症状，常需借助腹腔镜检查方可确诊。

3. 盆腔包块

如子宫肌瘤、卵巢囊肿（包括多囊卵巢综合征等）或盆腔后壁肿块压迫髂静脉或髂静脉内血栓形成引起盆腔静脉扩张时应与本病鉴别，但该病特点是单侧静脉扩张，往往妇科检查时可扪及盆腔包块，辅助超声检查不难鉴别。

4. 神经官能症

盆腔瘀血综合征患者中部分有头晕、心悸、失眠、乏力等自主神经功能紊乱的症状，需与该病鉴别。辅以妇科B超检查、腹腔镜检查及盆腔静脉造影有助于鉴别诊断。

六、治疗

目前尚无有确切疗效的方法。治疗以前，应分析病因并认真判断病情的严重程度。轻症患者多不需用药物治疗。可针对其有关病因，给予卫生指导，使患者对本症的形成及防治有充分的理解，并通过休息和调节体位缓解盆腔血流淤滞。重症患者需采用药物治疗，严重者酌情选用介入或手术治疗。

（一）药物治疗

1. 孕激素

高剂量孕激素，如醋酸甲羟黄体酮 30 mg，口服，每天 1 次，治疗 3 ~ 6 个月，据报道有一定疗效，但停药后往往症状复发。国外学者报道达芙通 10 mg，口服，每天 2 次，持续 6 ~ 12 个月，在最后 3 个月，症状开始明显缓解，疼痛评分（VAs）在治疗后第 6 个月起明显降低。国内也有类似报道，但仅 4 例不能得出结论，用药期间需定期监测肝功能。

2. 避孕药

可用以孕激素为主，含有低剂量雌激素的避孕药，效果尚不明确。而一项对长效皮下埋植避孕针去氧孕烯（地索高诺酮缓释剂）的前瞻性对照研究表明，它可有效缓解盆腔瘀血综合征患者的不适症状，自用药第 6 个月起显效，持续观察一年疗效未减。但该研究样本数较小（用药组 12 例，对照组 13 例），结论仅供参考。

3. GnRH 类似物

多数报道认为，采用 GnRH 类似物可取得与孕激素治疗相当的疗效。但 GnRH 类似物的花费更高，且长期应用可有与雌激素水平低下相关的严重不良反应，故实际应用中还需慎重。而有关应用该药更远期的随访还未见报道。

4. 中药

根据"通则不痛"的道理，采用活血祛瘀的治疗原则（如丹参、红花、川芎、当归、桃仁、蒲黄、炒灵脂等）及推拿疗法，均有一定的效果。国内有关中药治疗本病取得疗效的不少，有报道对 38 例盆腔瘀血综合征，给予地奥司明（微粒化黄酮类化合物，改善微循环）1.0 g，每天 2 次，于每日午、晚饭后口服，连用 3 个月；同时静脉滴注复方丹参 16 mL + 10% 葡萄糖注射液 500 mL，每日 1 次，10 天为一疗程，疗程间隔 10 天，治疗 2 ~ 3 个疗程，以疼痛缓解 4 周无复发为标准，有效率为 81.6%。但病例数较小，需扩大样本并辅以长期随访才能得出有效结论。

5. 止痛治疗

多学科的心理治疗联合镇痛治疗也是很重要的，有报道认为，醋酸甲羟黄体酮联合止痛治疗更为有效。

（二）介入治疗

适合病情较重，影响日常生活，而保守治疗无效者。

1. 卵巢静脉栓塞

经股静脉或经皮向双侧卵巢静脉内注入血管硬化剂，或采用 5 ~ 15 mm 的不锈钢圈进行卵巢静脉和邻近扩张的盆腔静脉的栓塞，该方法创伤较小，但应由有经验的医生操作，文献报道的有效率在 60% ~ 100%，其技术失败主要与解剖变异有关。有作者比较栓塞与全子宫加卵巢切除的疗效，发现栓塞更为有效，但该报道仅为一年内的疗效，更远期的疗效未见报道。有学者建议将其作为盆腔静脉瘀血综合征的首选治疗方法。

2. 卵巢动脉灌注

汪利群等采用经皮腹壁下动脉穿刺，在 X 线透视下将导管远端置于卵巢动脉起始点、腰$_{1~2}$水平，行动脉灌注。用 5% 葡萄糖注射液 200 mL + 复方丹参注射液 20 mL，每日灌注 1 次，连续 15 ~ 20 日，共治疗 30 例盆腔瘀血综合征患者，其腹痛症状缓解率达 80%，优于对照组的 30% 缓解率。

（三）手术治疗

适合病情较重，影响日常生活，而药物保守治疗以及介入治疗无效者。

1. 圆韧带悬吊术、骶韧带缩短术及阔韧带裂伤修补术

用手术将后倒的子宫维持在前倾位，理论上能使肥大的子宫体及子宫颈缩小，盆腔疼痛等症状大为减轻。方法是，将圆韧带分为三段，一折三，将三段缝成一条加强的圆韧带子宫附着部，外侧端缝在腹股沟内环处。如术中发现阔韧带裂伤，还可同时进行修补，从宫颈与宫颈旁腹膜连接处开始，用 4 号丝线间断缝合逐渐向外修补。国内有学者对 35 例盆腔瘀血综合征患者行电视腹腔镜辅助下的圆韧带缩短术，术后随访 6 个月至 1 年，其腹痛、白带增多等症状明显改善或全部消失，尤其性交痛与盆底坠痛的症状在术后 2 个月全部消失。但也有报道 13 例患者采用该术式，术后 2 例分别于 2 年、3 年出现复发，再次行全子宫切除术而获治愈阔韧带筋膜横行修补术：术后分娩需行剖宫产，否则会使手术失败。

2. 全子宫双附件切除术

对于 40 岁以上已完成生育、而又病情严重者，可以作此选择。可同时切除曲张的盆腔静脉，特别是子宫静脉及卵巢静脉，但创伤较大，有报道约 1/3 的患者术后仍有下腹痛不能缓解，提示盆腔瘀血综合征的发病仍有更复杂的因素存在。

七、预防

采取预防措施，可避免或减少盆腔瘀血综合征的发生。

1. 提倡计划生育

早婚、早育、性生活过度及生育过多使生殖器官解剖与生理功能不能充分恢复，易引起本病。

2. 重视体育锻炼

运动，包括产后或流产后适当进行体育锻炼，能促进静脉回流，加快血液循环，有效预防盆腔静脉瘀血。

3. 注意劳逸结合

避免过度疲劳，对长期从事站立或坐位工作者，应开展工间操及适当的体育活动。

第三章

妇科内分泌疾病

第一节　异常子宫出血

一、概述

（一）正常月经出血

正常月经中的内膜出血机制虽十分复杂，但总是在雌、孕激素有序而波动的控制下进行的。女性月经初潮后每月的月经来潮标志着女性的生殖功能。每个月经周期包括卵泡发育，分泌雌激素，内膜增殖，排卵后形成黄体，继续分泌雌激素，增加分泌孕激素，内膜继续增长；卵子未受精，内膜功能层在 2～3 天内脱落自宫腔内排出，一个生殖周期结束，表现为月经。内膜保留基底层为再开始一个新的周期内膜的生长。经期通常为 4～6 天，但有不少女性短于 2 天，长于 7 天。正常月经量为 50 mL，多于 80 mL 将出现贫血。经血不凝，内膜不形成瘢痕。经血 70% 来自血管出血，5% 来自细胞渗出，25% 来自静脉破裂回流，除动脉血、静脉血外约半数含有内膜组织碎片及组织液。月经的主要细胞成分为血细胞与基质。有多种细胞因子参与月经过程，其中，前列腺素（PG）、内皮素（ET）、溶酶体酶、基质金属蛋白酶（MMP）、溶解纤维蛋白系统都有广泛参与。环氧化酶（COX_2）抑制剂减少经血量和抑制由于子宫收缩而产生的痛经，孕期抑制合成 PG。虽然月经与 PG 之间的联系已有很强的证据，但确切的性质仍不清楚。

一般月经量不需要精确计算，因为月经病的诊断和治疗多依据患者所提供的月经周期、经量和出血时间等信息，而且患者的观察与实际出血量有很大的出入。月经周期中的出血是排卵前雌激素下降的结果，然而月经周期间的出血则经常是病理性因素所致。

理解正常的月经生理是认识功能性子宫出血（功血）的基础和前提。月经性出血是自限性的，原因如下。

（1）月经是一种普遍的子宫内膜现象。由于月经开始和结束与雌、孕激素精确的序贯调节有关，故月经的变化与子宫内膜发育各个阶段几乎同时出现。

（2）雌、孕激素的适当刺激维持子宫内膜结构的稳定性。雌、孕激素避免了因组织脆性引起的子宫内膜随机性脱落。生殖激素的周期性变化引起子宫内膜有序且渐进性缺血、崩解，并与血管节律性收缩持续时间增加有关。

（3）月经伴有雌、孕激素的变化，或周而复始，或停止。子宫内膜节律性出血收缩引起缺血和内膜崩塌，并促进凝血因子从出血部位析出。雌激素活性的恢复对子宫内膜创面的止血起到重要的辅助作用。

（二）子宫内膜对雌、孕激素的反应

很显然，雌、孕激素撤退性出血并非甾体类激素存在或作用引起的唯一的出血形式，还有雌激素撤退性出血、雌激素突破性出血以及孕激素撤退性出血和孕激素突破性出血等形式。雌激素撤退性出血见

于双卵巢切除术后、卵泡闭锁、卵巢去势雌激素治疗中断后等。月经间期出血（排卵期出血）往往是促排卵后雌激素下降引起。雌激素突破性出血是相对小剂量的内、外源性雌激素引起。雌激素水平对子宫内膜刺激的出血量和出血类型有一定关系。相对小剂量的雌激素可引起长期间歇性淋漓出血，而大剂量雌激素持续性应用将引起长时间闭经，之后会突发严重的出血。孕激素撤退性出血仅出现于已接受了内源性或外源性雌激素刺激的子宫内膜增生的基础上。如果雌激素继续治疗而孕激素撤退仍然会引起孕激素撤退性出血。如果雌激素水平增加 10～20 倍则孕激素撤退性出血将被延迟。孕激素突破性出血出现在雌、孕激素剂量比例明显异常时，如雌激素不足而孕激素继续治疗时将引起间断性出血，类似于小剂量雌激素突破性出血，此种类型出血多见于应用长效单纯孕激素避孕时，如左炔诺酮皮下埋植或长效甲羟黄体酮避孕针剂。

二、无排卵性异常子宫出血

我国临床所见到的异常子宫出血患者中，70%～80% 为无排卵性，多见于青春期、绝经过渡期；20%～30% 为有排卵性，以育龄期多见。

（一）临床表现

1. 主要症状

月经完全不规则，出血的类型决定于血清雌激素的水平及其下降的速度、雌激素对子宫内膜持续作用的时间及内膜的厚度。量可少至点滴淋漓，或可多至有大血块造成严重贫血；持续时间可由 1～2 天至数月不等；间隔时间可由数天至数月，因而可误认为闭经。同时可有贫血、多毛、肥胖、泌乳、不育等表现。一般不伴有痛经。盆腔检查除子宫稍丰满及变软外，其余皆正常。

2. 实验室检查

基础体温（BBT）曲线呈单相型。血清雌二醇（E_2）浓度相当于中、晚卵泡期水平，失去正常周期性变化。黄体酮浓度 <3 ng/mL。单次黄体生成激素（LH）及卵泡生成激素（FSH）水平正常或 LH/FSH 比值过高，周期性高峰消失。子宫内膜活检病理检查可呈增生、单纯增生、复合增生（腺体结构不规则，但无腺上皮异型性改变）、子宫内膜息肉或非典型增生（腺上皮有异型性改变），无分泌期表现。非典型增生属癌前病变。偶可并发子宫内膜腺癌。

（二）诊断与鉴别诊断

首先除外非生殖道（泌尿道、直肠、肛门）及生殖道其他部位（宫颈、阴道）的出血，全身或生殖系统器质性疾病引起的出血及医源性子宫出血。

鉴别诊断需依靠详细的月经及出血史、既往妇科疾病、服药情况、家族出血性疾病史。一线检查有全身体检及盆腔检查、全血常规检查、血 HCG、宫颈刮片。酌情选择凝血功能、LH、FSH、催乳激素（PRL）、E_2 测定，甲状腺功能检查。经腹部或阴道超声检查有助于观察宫腔、内膜情况，发现卵巢小囊肿，应列为一线检查。

宫腔镜检查可列为二线检查，尤其对药物治疗无效，或超声检查提示宫腔异常的患者。与子宫输卵管造影比较有优势。宫腔镜检查及直视下选点活检，敏感性高于一般诊断性刮宫。宫腔镜检查的可靠性与术者的经验有关，熟练者可能有 20% 的假阳性，而无假阴性。

子宫磁共振成像（MRI）检查只在未婚患者、超声检查提示子宫腺肌病或多发性子宫肌瘤，为决定治疗对策时选用。

有时本症还可与某些器质性疾病同时存在，如子宫肌瘤、卵巢分泌雌激素肿瘤等。诊断时也应想到。

（三）治疗

无排卵性异常子宫出血患者应对内分泌治疗有效。具体方案应根据患者年龄、病程、血红蛋白水平、既往治疗效果、有无生育或避孕要求、文化水平、当地医疗及随诊条件等因素全面考虑。总的原则是：出血阶段应迅速有效止血及纠正贫血；血止后应尽可能明确病因，并行针对性治疗，选择合适方案控制月经周期或诱导排卵，预防复发及远期并发症。

1. 止血

（1）性激素治疗。

1）孕激素内膜脱落法（药物刮宫法）：针对无排卵患者子宫内膜缺乏孕激素的影响，给患者以足量孕激素使增殖或增生的内膜转变为分泌期；停药后约 2~3 天内膜规则脱落，出现为期 7~10 天的撤退出血，在内源性雌激素的影响下，内膜修复而止血。常用肌内注射黄体酮 20~40 mg/d，连续 3~5 天；或口服地屈黄体酮 10~20 mg/d，连续 10 天；或微粒化黄体酮（琪宁）200~300 mg/d，连续 3~10 天；或醋甲羟黄体酮（MPA）6~10 mg/d，连续 10 天。可根据不同患者出血的病程、子宫内膜的厚度决定孕激素的剂量及疗程。本法效果确实可靠，但近期内必有进一步失血，若累积于宫腔的内膜较厚，则撤退出血量会很多，可导致血红蛋白进一步下降。故只能用于血红蛋白大于 80 g/L 的患者。在撤退出血量多时，应卧床休息，给一般止血剂，必要时输血，此时不用性激素。若撤退出血持续 10 天以上不止，应怀疑器质性疾病的存在。

2）雌激素内膜修复法：只适用于青春期无性生活患者且血红蛋白 <80 g/L 时。原理是以大剂量雌激素使增殖或增生的子宫内膜在原有厚度基础上，修复创面而止血。不同患者止血的有效雌激素剂量与其内源性雌激素水平的高低呈正相关。原则上，应以最小的有效剂量达到止血目的。一般采用肌内注射苯甲酸雌二醇或口服戊酸雌二醇，可从 3~4 mg/d 开始，分 2~3 次应用。若出血量无减少趋势，逐渐加至 8~12 mg/d。也可从 6~8 mg/d 开始，止血收效较快，最多不超过 12 mg/d。若贫血重者需同时积极纠正贫血，输血及加用一般止血药。血止 2~3 天后可逐步将雌激素减量，速度以不再引起出血为准。直至 1 mg/d 时即不必再减，维持至用药 20 天左右，血红蛋白已高于 90 g/L 时，再改用黄体酮及丙酸睾酮使内膜脱落，结束这一止血周期。

3）高效合成孕激素内膜萎缩法：①育龄期或绝经过渡期患者，血红蛋白 <80 g/L，近期刮宫已除外恶性病变者。②血液病患者，病情需要月经停止来潮者。方法为：左炔诺黄体酮每日 1.5~2.25 mg/d，炔诺酮（妇康）5~10 mg/d，醋甲地黄体酮（妇宁）8 mg/d，醋甲羟黄体酮（甲羟黄体酮）10 mg/d 等，连续 22 天。目的是使增殖或增生的内膜蜕膜化，继而分泌耗竭而萎缩。血止后也可逐渐减量维持。同时积极纠正贫血。停药后内膜脱落而出血。

4）三代短效口服避孕药：常用的有复方去氧孕烯（妈富隆）、复方环丙黄体酮（达英 35）等。其机制也是萎缩内膜，但含有炔雌醇。剂量为 2~3 片/天，血止后也可逐渐减量，连续 21 天。同时纠正贫血。

5）丙酸睾酮：可对抗雌激素的作用，减轻盆腔充血，从而减少出血量，但不能止血。可与黄体酮同时肌内注射，25 mg/d（青春期患者）或 50 mg/d（绝经过渡期患者），但总量应低于每月 200 mg。

（2）诊断性刮宫：止血显效迅速，还可进行内膜病理检查除外恶性情况。诊刮时了解宫腔大小、有无不平感也有助于鉴别诊断。对于病程较长的已婚育龄期或绝经过渡期患者，应常规使用。但对未婚患者及近期刮宫已除外恶变的患者，则不必反复刮宫。

（3）止血药物。①抗纤溶药物：氨甲环酸 1.0 g，口服每天 2~3 次。也可用注射针剂 1 g/10 mL，以 5% 葡萄糖注射液 500 mL 稀释后静脉点滴，每天 1~2 次。②甲萘氢醌（维生素 K₄）4 mg，每日 3 次口服；或亚硫酸氢钠甲萘醌（维生素 K₃）4 mg 肌内注射，每天 1~2 次，有促进凝血作用。③维生素 C 及卡巴克络（安络血）：能增强毛细血管抗力。前者可口服或静脉滴注，0.3~3 g/d；后者 5~10 mg 口服，每天 3 次，或 10~20 mg 肌内注射，每天 2~3 次。④酚磺乙胺（止血敏、止血定）：能增强血小板功能及毛细血管抗力，剂量为 0.25~0.5 g 肌内注射，每天 1~2 次，或与 5% 葡萄糖注射液配制成 1% 溶液静脉滴注，5~10 g/d。⑤注射用血凝酶（立止血）：是经过分离提纯的凝血酶，每支 1 单位（IU），可肌内注射或静脉注射，2 IU/次第 1 天 2 次，第 2 天 1 次，第 3~第 4 天 1 IU/次。注射 20 分钟后出血时间会缩短 1/3~1/2，疗效可维持 3~4 天。

（4）其他：包括补充铁剂、叶酸。加强营养，注意休息，减少剧烈运动。长期出血患者应适当预防感染。

2. 调节周期、促排卵

出血停止后应继续随诊。测量基础体温。择时检查血清生殖激素浓度，以明确有无排卵。根据患者不同的要求，制订诱导排卵或控制周期的用药方案，以免再次发生不规则子宫出血。

对要求生育的患者，应根据无排卵的病因选择促排卵药物，最常用的是氯米芬。首次剂量为 50 mg/d，从周期第 5 天起，连服 5 天，同时测定 BBT，以观察疗效，若无效可酌情增加至 100 ~ 150 mg/d。若因高泌乳素血症所致无排卵，则应选用溴隐亭。剂量为 5 ~ 7.5 mg/d。需定期复查血清 PRL 浓度，以调整剂量。

对要求避孕的患者可服各种短效避孕药控制出血。对青春期无性生活的患者或氯米芬无效的患者，可周期性用孕激素，使内膜按期规则脱落，从而控制周期。对体内雌激素水平低落者则应用雌、孕激素周期序贯替代治疗，控制周期。对绝经过渡期患者可每隔 1 ~ 2 个月用黄体酮配伍丙酸睾酮或醋酸甲羟孕酮（MPA），使内膜脱落 1 次。若用药后 2 周内无撤退出血，则估计体内雌激素水平已低落，绝经将为时不远，只需观察随诊。

若有子宫内膜非典型增生时，应根据病变程度（轻、中、重），患者年龄，有无生育要求，决定治疗方案。病变轻、年轻有生育要求者可用己酸黄体酮每周 500 mg，左炔诺黄体酮 1.5 ~ 3 mg/d，醋甲地黄体酮 4 ~ 8 mg/d 等。一般 3 个月后复查子宫内膜，根据对药物的反应决定停药、继续用药或改手术治疗。若病变消失，则应改用促排卵药争取妊娠。

总之，尽可能用最小的有效剂量达到治疗目的，以减轻不良反应，方案力求简便。最好指导患者掌握病情变化规律及用药对策，并在适当时间嘱患者来医院随诊进行督查。用药 3 ~ 6 个月后可短期停药，观察机体有无自然调整之可能。若症状复发则及早再用药，也有把握控制。

三、排卵性异常子宫出血

排卵性异常子宫出血（排卵性月经失调）较无排卵性少见，多发生于生育期女性。患者有周期性排卵，因此临床上有可辨认的月经周期。主要分类包含黄体功能不足、子宫内膜不规则脱落和子宫内膜局部异常子宫出血。

（一）黄体功能不足

月经周期中有卵泡发育及排卵，但黄体期孕激素分泌不足或黄体过早衰退，导致子宫内膜分泌反应不良和黄体期缩短。黄体功能不足可由多种因素造成：卵泡期 FSH 缺乏，使卵泡发育缓慢，雌激素分泌减少，从而对垂体及下丘脑正反馈不足；LH 脉冲峰值不高及排卵峰后 LH 低脉冲缺陷，使排卵后黄体发育不全，孕激素分泌减少；卵巢本身发育不良，排卵后颗粒细胞黄素化不良，孕激素分泌减少。此外，生理性因素如初潮、分娩后、绝经过渡期等也可导致黄体功能不足。

1. 临床表现

常表现为月经周期缩短。有时月经周期虽在正常范围内，但卵泡期延长、黄体期缩短，以致患者不易受孕或在妊娠早期流产。

2. 诊断

根据病史、妇科检查无引起异常子宫出血的生殖器器质性病变；基础体温双相型，但高温相小于 11 日；子宫内膜活检显示分泌反应至少落后 2 日，可做出诊断。

3. 治疗

（1）促进卵泡发育：针对其发生原因，促使卵泡发育和排卵。①卵泡期使用低剂量雌激素，月经第 5 日起每日口服妊马雌酮 0.625 mg 或戊酸雌二醇 1 mg，连续 5 ~ 7 日。②氯米芬，月经第 3 ~ 第 5 日每日开始口服氯米芬 50 mg，连服 5 日。

（2）促进月经中期 LH 峰形成：在卵泡成熟后，给予绒促性素 5 000 ~ 10 000 U 一次或分两次肌内注射。

（3）黄体功能刺激疗法：于基础体温上升后开始，隔日肌内注射绒促性素 1 000 ~ 2 000 U，共 5 次。

（4）黄体功能补充疗法：一般选用天然黄体酮制剂，自排卵后开始每日肌内注射黄体酮 10 mg，共 10～14 日。

（5）口服避孕药：尤其适用于有避孕需求的患者。一般周期性使用口服避孕药 3 个周期，病情反复者酌情延至 6 个周期。

（二）子宫内膜不规则脱落

月经周期有排卵，黄体发育良好，但萎缩过程延长，导致子宫内膜不规则脱落。由于下丘脑－垂体－卵巢轴调节功能紊乱，或溶黄体机制失常，引起黄体萎缩不全，内膜持续受孕激素影响，以致不能如期完整脱落。

1. 临床表现

表现为月经周期正常，但经期延长，长达 9～10 日，且出血量多。

2. 诊断

临床表现为经期延长，基础体温呈双相型，但下降缓慢。在月经第 5～第 7 日行诊断性刮宫，病理检查作为确诊依据。

3. 治疗

（1）孕激素：排卵后第 1～第 2 日或下次月经前 10～14 日开始，每日口服甲羟孕酮 10 mg，连服 10 日。有生育要求者肌内注射黄体酮注射液。无生育要求者也可口服单相口服避孕药，自月经周期第 5 日始，每日 1 片，连续 21 日为一周期。

（2）绒促性素：用法同黄体功能不足，有促进黄体功能的作用。

（3）复方短效口服避孕药：抑制排卵，控制周期。

（三）子宫内膜局部异常引起的子宫出血

指原发于子宫内膜局部异常引起的异常子宫出血。当异常子宫出血发生在有规律且有排卵的周期，特别是经排查未发现其他原因可解释时，则可能是原发于子宫内膜局部异常所致的异常子宫出血。

1. 临床表现

可表现为月经过多（＞80 mL）、经间期出血或经期延长，而周期、经期持续时间正常。其机制可能涉及子宫内膜局部凝血纤溶调节机制异常，子宫内膜修复机制异常如子宫内膜炎症、感染、炎性反应及子宫内膜血管生成异常等。

2. 诊断

目前尚无特异方法诊断子宫内膜局部异常，主要在有排卵月经的基础上排除其他明确异常后确定。

3. 治疗

建议先行药物治疗，推荐的治疗顺序如下。

（1）左炔诺孕酮宫内缓释系统（LNG－IUS）：适用于 1 年以上无生育要求者。

（2）氨甲环酸抗纤溶治疗或非甾体类抗炎药：可用于不愿或不能使用性激素治疗或想尽快妊娠者。

（3）短效口服避孕药。

（4）孕激素子宫内膜萎缩治疗：如炔诺酮 5 mg 每日 3 次，从周期第 5 日开始，连续服用 21 日。

（5）刮宫术：仅用于紧急止血及病理检查。

（6）对于无生育要求者，可考虑保守性手术，如子宫内膜切除术。

第二节　多囊卵巢综合征

多囊卵巢综合征（PCOS）是育龄妇女最常见的内分泌疾病，占育龄妇女的 5%～10%，占无排卵性不孕的 75%。PCOS 临床表现多样，它不仅涉及生殖系统，而且是一个复杂的多系统综合征，高雄激素血症、高胰岛素血症及胰岛素抵抗（IR）为其重要特征。

过去对 PCOS 的治疗，不论医师还是患者，都只专注于是否排卵和妊娠。但近年来，对 PCOS 的治疗观念已不仅仅限于促排卵和妊娠，PCOS 与糖尿病、高血压、心血管疾病、子宫内膜癌等之间的关系日益明确，PCOS 患者的远期结局超出了生殖健康的范畴，使 PCOS 的远期保健问题日益突出。目前临床上使用胰岛素增敏剂治疗 PCOS，不仅可改善机体胰岛素抵抗状态，而且可明显改善排卵和受孕，而其蕴涵的真实意义可能还远不止于此。口服避孕药调整 PCOS 患者的不规则月经，可能是另一种从保健角度介入 PCOS 治疗的方法。因此 PCOS 的治疗措施除了传统的降低雄激素水平、建立排卵性月经周期外，还应包括纠正肥胖和脂代谢紊乱、降低心血管疾病发生的风险、保护子宫内膜、治疗 IR 和高胰岛素血症、纠正糖代谢紊乱等治疗策略，要根据患者年龄、病变程度及就诊目的不同权衡考虑相应的治疗方案。

一、有生育要求的 PCOS 患者的治疗

治疗原则是促使无排卵的患者达到排卵及获得正常妊娠。

（一）一般治疗

1. 改变生活方式，减轻体重

肥胖本身在 PCOS 的发病中起重要作用，60%～70% 的 PCOS 妇女有肥胖。肥胖同时也可引起并加剧胰岛素抵抗和内分泌代谢紊乱。控制体重尤其是减少内脏脂肪细胞，对肥胖的 PCOS 患者非常重要。减轻体重可改善 PCOS 患者内分泌环境，减轻痤疮、多毛，恢复正常月经，减少远期并发症的发生。Saleh 等发现肥胖 PCOS 患者减轻体重的 5%，89% 可恢复规则月经，其中 30% 能自然受孕，并可改善血脂、高胰岛素和高雄激素血症。通过摄入低热量饮食、增加体育锻炼、改变生活方式和饮食结构来减轻体重，这种方法疗效确切、廉价、无不良反应。因此，有必要加强健康宣教，使患者认识到调整生活方式对改善 PCOS 症状、预防远期并发症的作用。

2. 高雄激素血症的治疗

高雄激素血症不仅有痤疮、多毛、脂溢性皮炎等外在表现，影响美观，而且研究发现高雄激素血症与高胰岛素血症关系密切。PCOS 患者，通过降低雄激素可以增加卵巢对氯米芬（CC）的敏感性，进而发生周期性撤退出血，改善子宫内膜状态。

常用药物有醋酸环丙黄体酮（CPA）和达英-35（由 2 mg CPA 和 35 μg 炔雌醇配合而成）。CPA 为具有较强的抗雄激素活性的孕激素制剂，可抑制 P450c17-α/17～20 裂解酶活性，减少雄激素合成并在靶器官与雄激素竞争性抢占受体，阻断外周雄激素的作用；通过下丘脑—垂体—卵巢轴的反馈能降低黄体生成素（LH）水平，逐渐使 LH/FSH 比率恢复正常，降低由高 LH 诱导的卵泡膜细胞产生的雄激素水平，减少卵巢性雄激素的产生。炔雌醇可以升高性激素结合球蛋白（SHBG）水平，抑制 5α 还原酶，使睾酮（T）转化为双氢睾酮（DHT）减少，降低游离睾酮水平。用法：达英-35 自月经第 5 天起，每日 1 片，共 21 天，可服 3～6 个月。达英-35 对多毛及痤疮的疗效确切。常见的不良反应有性欲减退、眩晕和水潴留，呈剂量依赖性。

螺内酯（SPA）：为人工合成的 17-螺内酯甾类化合物，其作用是醛固酮受体，并抑制卵巢 P450c17-α 羟化酶活性，从而拮抗雄激素生成。治疗应根据患者的耐受性采用个体化用药方案。一般可给予每日 50～100 mg 分两次口服，使用 2～6 个月后减量，以日剂量 25～50 mg 长期维持。SPA 和口服避孕药联合应用效果更佳。螺内酯是保钾利尿药，使用期间应注意监测水、电解质平衡及肾功能。常见不良反应有月经频发、不规则出血、乳房胀痛、情绪不稳及性欲降低等。目前尚无致胎儿畸形的报道，但一般认为在停用螺内酯至少 4 个月后才能考虑妊娠。

氟他胺：是一种非甾体的抗雄激素制剂，对硫酸脱氢表雄酮（DHEAS）抑制效果最好。因无内在激素活性，即使长期应用，也无明显不良反应。氟他胺可使患者多毛症状明显减轻，血脂水平有所改善。Ajossa 等报道氟他胺能降低 DHEAS 水平和提高子宫灌注，因而不仅能使多毛症状改善且有助于恢复生育能力。因存在可能使男婴畸形的潜在危险性，用药期间应避孕。

非那甾胺：是一种 5α 还原酶抑制剂，能降低双氢睾酮与雄激素受体的相互作用，应用非那甾胺治疗后，血清 DHT 水平降低而 T 水平增加。不良反应较小，通常表现为胃肠道反应，因可引起男婴生殖

器两性畸形，用药期间应避孕。

激动剂通过降调节抑制垂体分泌，达到促性腺激素短暂低下的状态，造成短期性药物性卵巢切除状态，降低卵巢的雄激素水平，对治疗严重的卵巢雄激素生成过多症非常有效，需连续治疗 3～6 个月。但由于严重的低雌激素状态，可引起严重不良反应，如骨质疏松等，因而推荐雌激素反向添加疗法。

地塞米松：是糖皮质激素类药，有效抑制表雄酮硫酸盐，抑制雄激素分泌。其用法为地塞米松 0.25 mg/次，3 次/周（隔日 1 次），长期服用应监测血和尿的皮质醇，并控制饮食，监测体重。

二甲双胍：最新研究发现二甲双胍可直接抑制卵泡膜细胞产生雄激素，改善 PCOS 的高雄激素症状。多毛是胰岛素抵抗的相对指标，PCOS 患者多毛症是体内雄激素过多或毛囊对雄激素反应过强造成的。

3. 代谢综合征的防治

PCOS 肥胖患者常伴有脂代谢异常，其特点为高甘油三酯，低高密度脂蛋白胆固醇（HDL）。早在 1921 年就已经有人注意到糖尿病与雄激素之间的关系，但直到 1980 年 Burghen 首次报道 PCOS 患者存在胰岛素抵抗。由此可引发 PCOS 患者中年后患糖尿病、高脂血症及心血管疾病的风险增加。

目前治疗 PCOS IR 的一线药物为二甲双胍，它通过抑制肠道对葡萄糖的吸收减少肝糖原异生，促进糖的无氧酵解，增加外周对糖的摄取和利用，从而改善糖代谢紊乱；在受体后水平提高胰岛素受体的敏感性，从而改善 IR，降低血胰岛素水平；降低游离 T、增加 SHBG 和高密度脂蛋白水平，改善月经，恢复或协助促排卵。二甲双胍还可减少餐后胰岛素分泌，增加卵巢对氯米芬（CC）的敏感性。用法：250 mg，每日 3 次，一周后根据患者 BMI 改为 500 mg，每日 2 次或 3 次，每日总量 1 000～1 500 mg，有些国家报道最大剂量可达 3 000 mg/d（可能与人种差异有关），连续治疗 3～6 个月。Met 的优点是不会引起低血糖。不良反应以胃肠道反应，如恶心、呕吐、口中有金属味、腹胀及腹泻最常见，发生率为 5%～20%，这些症状为剂量依赖性，通常延续 10 天左右缓解或消失，餐中服用症状减轻。Met 严重的不良反应是肾功能损害和乳酸性酸中毒，发生率极低。二甲双胍是妊娠期 B 类药物，目前无证据证明该药物对动物和人类胚胎有毒性或致畸作用，但妊娠妇女使用的安全性未得到证实。

新一代胰岛素增敏剂为格列酮类，包括曲格列酮、帕格列酮、罗格列酮、噻格列酮等，能有效地改善 IR 和高胰岛素血症，降低血清雄激素水平，改善卵巢微环境，调节卵巢本身糖代谢异常所致的局部胰岛素抵抗，使其恢复对促性腺激素的敏感性，恢复排卵，并可改善血脂异常，预防动脉粥样硬化，对伴肥胖的 PCOS 胰岛素抵抗患者效果更加显著。但由于有程度不同的肝脏毒性，长期应用受到限制。

（二）促排卵治疗

1. 一线促排卵治疗

氯米芬应用至今已有 50 年的历史，为 PCOS 促排卵的一线药物，CC 治疗 PCOS 为简单、价廉、安全有效的促排卵方法。CC 作用于下丘脑—垂体水平，通过竞争雌激素受体阻断内源性雌激素的负反馈作用，促进促性腺激素释放激素释放，刺激卵泡发育。在滤泡早期使用 CC 可以促进卵泡成长至成熟而能排卵。由于 CC 有抗雌激素作用，应用后虽排卵率高，但妊娠率低。应用方法：从自然月经或撤退出血的第 3～第 5 天开始，50 mg/d，共 5 天，如无排卵则每周期增加 50 mg/d 直至 150 mg/d。在月经第 2 天、第 3 天、第 4 天、第 5 天应用 CC 排卵率、妊娠率没有差异。如连续应用 ≥3 个周期的 CC 促排卵治疗，且至少 1 个周期 CC 150 mg，5 天，而均无排卵，BBT 单相，为 CC 抵抗，其发生率为 15%～20%。对 CC 治疗反应正常但经过 6～12 个周期治疗仍未妊娠称作 CC 治疗失败。由于 CC 具有抗雌激素作用影响宫颈黏液，精子不宜生存与穿透；同时影响输卵管蠕动及子宫内膜发育，不利于胚胎着床。此外，CC 还有包括血管舒缩的潮热，腹部膨胀或不适，胸部疼痛，恶心和呕吐，头痛，视觉症状等在内的不良反应。对于 CC 耐药的 PCOS 患者可根据患者的具体情况更换药物或选择联合用药，如 IR 者可合用二甲双胍；如肾上腺来源雄激素增高者，可加用地塞米松；对甲状腺功能低下者，应加用甲状腺素。对于 CC 引起的子宫内膜发育不良可根据卵泡发育酌情适量加用戊酸雌二醇等天然雌激素对抗，以改善内膜状态，提高妊娠率。

2. 二线促排卵治疗（主要应用于 CC 抵抗或 CC 治疗失败者）

（1）药物治疗。

1）促性腺激素：主要用于 CC 抵抗的患者。包括人绝经期促性腺激素（HMG）、高纯度 HMG（HP-HMG）、FSH、高纯度 FSH（HP-FSH）和基因重组 FSH（γ-FSH）。γ-FSH 中几乎不含 LH 量，特别适用于 PCOS 患者。用药要根据患者情况酌情采用传统的递增方案、低剂量少量递增方案或逐渐减少方案以及序贯低剂量方案等。

传统的递增方案是 20 世纪 70 年代 PCOS 患者的经典促排卵方案。应用 HMG 150 U/d，每 3～5 天增加 1/2 剂量直至卵巢有反应。但是卵巢过度刺激综合征（OHSS）发生率高（1.1%～14%）。

低剂量递增方案，PCOS 患者因高水平睾酮的影响，卵泡发育停滞，抑制素分泌增加，长期处于低 FSH 水平。考虑到单卵泡发育所需 FSH 阈值的个体间差异，逐步增加 FSH 水平，推荐每 3～5 天增加原剂量的 10%～30%，可以增加卵泡的数目。常用的方案是 FSH 或 HMG 75 U/d 起始，持续 14 天，然后每周根据卵巢反应增加 37.5 U/d。这种方案的 OHSS 发生率低，多胎妊娠率低，起始周期妊娠率较高，是目前 PCOS 患者最广泛应用的促排卵方案。

低剂量递减方案是根据起始 FSH 高剂量可以复制中期 FSH 峰的假想和优势卵泡比小卵泡对 FSH 更敏感的事实提出的。起始剂量一般为 150 U/d，然后根据超声监测结果每 2～3 天递减 35～40 U。周期妊娠率为 10.8%～17%，与递增方案比较差异无显著，多胎妊娠和 OHSS 发生率低。比较低剂量递增方案和递减方案在促排卵的应用，两组单卵泡发育、排卵率和妊娠率无明显差异。低剂量递减方案用药较少，OHSS 发生率低。但是此方案患者卵泡期较长，尤其是 FSH 阈值较高的患者。

序贯低剂量方案结合了上述两种方案的特点，开始用低剂量递增方案，当主导卵泡直径达 14 mm 时，FSH 剂量减半直至绒毛膜促性腺激素日（HCG 日：当主导卵泡达 18 mm，给予 HCG 5 000～10 000 U 注射促卵泡排卵）。其机制是 FSH 的起始剂量是为了超过 FSH 阈值以促使卵泡募集，优势卵泡选择后血清 FSH 水平的降低和主导卵泡在卵泡后期对 FSH 的敏感性增强。当优势卵泡形成后，若仍维持 FSH 剂量，则增大 FSH 阈值窗，造成多卵泡发育。随机前瞻性研究显示序贯低剂量方案和低剂量递增方案同样有效。两种方案妊娠率、安全性相同，而且序贯低剂量方案降低 HCG 日的雌激素水平及中等大小卵泡数目（14～15 mm）。因此基于卵泡选择机制的顺序低剂量方案可能为更符生理要求的促排卵方案。

2）CC 与 HMG 联合应用（CC 50 mg，自月经第 3～第 7 天应用；HMG 75 IU，月经第 5 天、第 7 天、第 9 天肌内注射），可减少 HMG 用量，效果良好。不良反应：增加多胎妊娠及 OHSS 发生率；费用较高，且需要反复超声和血清雌激素监测。因此只有具备超声及雌激素监测条件，具有治疗 OHSS 经验的医院才能开展促性腺激素治疗，用药前必须做好有关不育的彻底检查以除外其他不育因素。优势卵泡达到 4 个或 4 个以上时，发生 OHSS 的风险大大提高，因此如果有 3 个以上卵泡直径 >16 mm 的卵泡发育，应取消该周期。另有文献报道 CC、HMG 单次用药联合方案，于月经第 3 天始用 CC 100 mg/d，共 5 天，第 9 天单次给予 HMG 150 IU，可避免 OHSS，适于基层应用。

3）促性腺激素释放激素（GnRH）：由于 PCOS 之致病机制可能与 GnRH 之间歇分泌异常有关，因此也可使用 GnRHa 来促排卵。该药对垂体的首发效应，可促使垂体产生内源性的类似正常排卵前的 LH 峰和 FSH 峰；加上其可刺激卵巢颗粒细胞合成前列腺素，增加卵巢中组织型纤溶酶原激活因子活性，故可诱发排卵。方式有两种，其一是脉冲治疗，以一种辅助装置，可以调整适量的 GnRH 分泌频率和剂量，使 GnRH 频率减低，而不改变每次剂量（幅度），达到使 LH 分泌减低而不影响 FSH 水平的目的，因而减低 LH/FSH，有利于优势卵泡的选择及生长发育。虽然理论上这种方法最接近正常生理状态，但由于操作繁杂，患者依从性差，临床应用较少。另一种方式则是连续使用 GnRH，例如，使用 GnRH 类似物，GnRHa 作用强度比天然 GnRH 高许多，作用时间也较长，形成连续作用，使脑垂体去敏感化，导致性腺激素分泌降低，当然如果有必要诱导排卵，则可根据需要再给予 HMG 或 FSH。

4）GnRH 拮抗剂有竞争性结合作用，通过用药剂量变化调节性激素被抑制程度；短期内可抑制性激素水平，无骤升效应，停药后性腺功能恢复快。文献报道 20 例 PCOS 患者，于前 1 个周期口服避孕药，月经第 2 天予 FSH + GnRH 拮抗剂至 HCG 日，临床妊娠率为 44%，继续妊娠率为 28%。

5）其他促排卵药物：二甲双胍近年来应用于 PCOS 促排卵辅助治疗，可增加胰岛素敏感性，降低血中胰岛素浓度，进而改善高雄激素血症，调节月经周期，单独应用也可引起自发排卵。CC 抵抗的患者加用二甲双胍可改善其反应，提高排卵率和妊娠率。

（2）手术治疗：早期对于 PCOS 的治疗是手术楔形切除卵巢，但复发率高，易形成粘连，影响受孕，现逐渐被淘汰。微创技术的发展使 PCOS 手术治疗重新受到关注。手术治疗仍然存在一些缺陷，如麻醉风险、术后输卵管卵巢粘连等，容易造成新的不孕因素，而最大顾虑在于对卵巢的破坏和对储备卵泡的消耗，可能会影响卵巢的寿命和功能。

1）腹腔镜下卵巢打孔/电凝术（LOD）：腹腔镜手术具有简单易行、创伤小、恢复快、粘连轻、患者易于接受等优点，已基本取代传统的卵巢楔形切除术。主要适用于难治性 PCOS，以及因其他疾病需腹腔镜检查盆腔者。通过破坏产生雄激素的卵巢间质，间接调节垂体—卵巢轴，使血清 LH 浓度下降，LH 及睾酮水平下降诱发排卵，增加妊娠机会并可降低流产危险。

方法：应用电针或激光，采用功率 30 W，每孔持续作用 5 秒。建议术前仔细超声检查，观察卵巢不同平面卵泡数目，详细计数卵泡数目，根据卵巢内现有卵泡数目个体化处理，避免打孔过多造成卵巢功能下降或衰竭，或者由于打孔过少而起不到治疗效果。一般每侧卵巢打孔 5 ~ 10 个，直径约 2 mm，孔深 8 mm。

术中注意事项：打孔个数不要过多；打孔不要过深；电凝的功率不要过大；避开卵巢门打孔；促排卵引起的 PCOS 不是 LOD 的指征。

可能的不良反应：治疗无效；增加盆腔粘连风险；卵巢功能减退，卵巢早衰。

2）经阴道未成熟卵泡穿刺抽吸术（IMFA）：月经周期第 3 天阴道超声计数窦卵泡数，在月经第 10 ~ 第 12 天复查超声，如双侧无直径 8 mm 以上的卵泡，则在阴道超声引导下行 IMFA。在随后的月经周期第 3 天，复查血内分泌激素并计数卵巢窦卵泡数，如窦卵泡数每个卵巢≤10 个，睾酮 <1.6 nmol/L，可促排卵治疗；如果未达到上述标准，则再行 IMFA。IMFA 能使 CC 抵抗的 PCOS 不孕患者获得良好的单卵泡发育和单胎妊娠率。缺点是也可能引起盆腔粘连，至今尚无导致卵巢功能衰竭的报道。

3）经阴道注水腹腔镜（THL）：是一种新的微创手术，经阴道后穹隆注入生理盐水或林格液使盆腹腔膨胀，可更好地暴露卵巢和输卵管的结构，无须牵拉即可进行盆腔操作。

4）经阴道超声引导卵巢间质水凝术：阴道超声引导下将 75 ℃无菌生理盐水注入卵巢间质，术后排卵率较高，但妊娠率较低，目前应用不多，尚有待大样本研究进一步证实。

5）微型腹腔镜下卵巢楔形切除术：最近报道该术式效果较好，并发症少，有较好的发展前景。

3. PCOS 的三线治疗——体外受精—胚胎移植（IVF-ET）

对于应用 6 个月以上标准的促排卵周期治疗后有排卵但仍未妊娠的 PCOS 患者，或多种药物促排卵治疗及辅助治疗无排卵并急待妊娠的患者，可以选择体外受精—胚胎移植的辅助生育技术。可以说，IVF-ET 是难治性 PCOS 患者一种有效的治疗方法。但由于 PCOS 的高雄激素血症和胰岛素抵抗，造成其生殖、内分泌系统的多种功能紊乱，使 PCOS 患者在进行 IVF 治疗时易发生 Gn 高反应，导致卵泡数过多、血 E_2 过高，进而增加 OHSS 的发生率；过高的 LH 水平还可使卵子质量下降，受精率降低。所有这些使 PCOS 患者成为 IVF 治疗中的相对难点问题。Hwang 等报道 PCOS 患者行 IVF/ICSI 治疗可能提高受精率。

PCOS 患者 IVF 治疗过程中为避免上述问题可采取下述方法。

（1）应用 γ-FSH 低剂量递增方案诱导排卵可以获得单个成熟卵。

（2）可不在促排卵后当月移植，而将冷冻保存。

（3）未成熟卵母细胞的体外成熟（IVM）。

（三）促排卵前的预治疗

PCOS 患者常常存在高雄激素血症和高胰岛素血症，多数文献报道，存在高雄激素血症和胰岛素抵抗时，先采用达英-35 和二甲双胍纠正内分泌紊乱将会提高促排卵药物的促排卵效果。

二、无生育要求患者的治疗

近期目标为调节月经周期、治疗多毛和痤疮、控制体重；远期目标为预防糖尿病、保护子宫内膜，预防子宫内膜癌，预防心血管疾病的发生。

（一）生活方式调整

通过控制饮食、运动、改变生活方式、戒烟、戒酒等行为方式调整，减轻体重以改善 IR，体重降低至正常范围可以防止 PCOS 远期不良结局，如糖尿病、高血压、高脂血症和心血管疾病等代谢综合征。

（二）口服避孕药（OC）

适用于有高雄激素血症或高雄激素表现，主要有各种短效口服避孕药，达英-35 为首选。达英-35 可改善高雄激素血症，还能较快改善高雄激素的临床表现，有效避孕和建立规律月经，使子宫内膜周期性脱落，避免子宫内膜癌的发生。

注意事项：PCOS 患者是特殊人群，常常存在糖、脂代谢紊乱，用药期间应监测血糖、血脂变化；对于青春期女孩在应用 OC 前应做充分的知情同意；服药前排除口服避孕药的禁忌证。

（三）孕激素

对于无明显高雄激素临床和实验室表现及无明显胰岛素抵抗的无排卵患者，可单独采用定期孕激素治疗，以恢复月经。主要有甲羟黄体酮（MPA）及琪宁（黄体酮胶丸）、地屈黄体酮（达芙通）、黄体酮等天然孕激素。孕激素可保护子宫内膜，减少子宫内膜癌的发生；月经后半期应用可改变 LH 的分泌频率，在一定程度上降低雄激素水平，费用较低。但不能改善严重代谢紊乱状况。

（四）子宫内膜癌的预防

对于 PCOS 闭经患者，子宫内膜增厚或子宫淋漓出血者应刮取子宫内膜，行组织病理学检查，如有子宫内膜增生可应用孕激素来对抗雌激素的作用，减少子宫内膜增生及子宫内膜癌的发生。

第三节　卵巢功能不全

卵巢功能不全（POI）是指女性在 40 岁以前出现卵巢功能减退的现象。POI 的发病率占成年女性的 1% ~3%，原发性闭经患者中发病率为 10% ~28%。

一、病因

（1）染色体异常 Turner's 综合征。

（2）先天发育缺陷：卵巢不发育或先天缺陷。

（3）自身免疫性疾病：卵巢产生自身免疫性抗体，常常与另一种自身免疫病同时存在，如风湿性关节炎、甲状腺炎、重症肌无力等。有人用 EUS 法测定，发现 POI 者均可测到卵巢与卵子的特殊抗体，其中抗卵巢抗体占 47%，抗卵子抗体占 47%，抗二者的抗体有 69%。经免疫治疗后，两例妊娠，其卵巢抗体也下降。

（4）基因突变：动物实验表明，LHβ 单位基因突变也是导致 POI 的可能因素，现已发现的可能与 POI 有关的基因还有 *FSNR*、*LH*、*LHR*、*GHF-QB*、*DiADHZ* 等。

（5）卵巢物理性损害：如感染（幼儿患腮腺炎）；抗癌治疗中的放疗、化疗。

（6）卵巢切除：由于癌或其他原因行手术切除。

（7）其他：已明原因的卵巢供血障碍导致 POI。

1）多囊卵巢综合征：临床上有月经异常、不孕、多毛、肥胖等症状，诊断要结合临床的综合表现，如长期不排卵、男性激素过高等，诊断要做激素水平（尿促卵泡素、黄体生成素）检查和超声检查，并排除其他疾病。

2）子宫内膜异位症：妇科专家指出，患者通常有痛经、性交痛、慢性下腹部疼痛等，易导致长期不排卵、黄体功能不全，从而出现不孕或早期流产。

3）盆腔炎：会有阴道不正常分泌物与下腹部疼痛，严重的还会有卵巢输卵管脓肿及盆腔粘连。此外，某些肿瘤也会分泌雄性激素，破坏女性体内的内分泌平衡。

4）高龄：女性的年龄超过35岁，卵巢功能不全，排卵遭到障碍，引起女性不孕。

二、临床表现

（一）月经的改变

闭经是POI的主要临床表现。POI发生在青春期前表现为原发性闭经，且没有第二性征发育；发生在青春期后则表现为继发性闭经，40岁以前月经终止，往往有第二性征发育。POI前月经改变的形式很不一致，约有50%患者会有月经稀发或不规则子宫出血；25%患者突然出现闭经。

有染色体缺陷的POI患者多有先天性卵巢发育不全，卵巢储备极差，POI发生更早，甚至未能达到青春发育期，因而表现为原发性闭经。多数POI患者卵巢功能衰退发生的过程是突然且不可逆的，少数患者这一过程会持续一段时间，相当于自然绝经的过渡期。临床上偶有已诊断为POI后又出现所谓一过性的卵巢功能恢复，表现为恢复正常月经，甚至有POI患者妊娠的报道，但随着POI确诊后时间的延长，卵巢功能恢复的机会也就越小。

（二）雌激素缺乏表现

由于卵巢功能衰退，POI患者除不孕外，也会像绝经妇女那样出现一组雌激素低下综合征，如潮热、出汗等血管舒缩症状，抑郁、焦虑、失眠、记忆力减退等神经精神症状，以及外阴瘙痒、阴道烧灼感、阴道干涩、性交痛和尿痛、尿急、尿频、排尿困难等泌尿生殖道症状。这些症状在原发性闭经的POI患者中相对少见。

三、实验室检查

1. 性激素水平测定

血清激素水平测定显示FSH水平升高，雌激素水平下降是POI患者的最主要特征和诊断依据，一般FSH>40 U/L，雌二醇<73.2 pmol/L（20 pg/L）。其中最敏感的是血清FSH水平升高，FSH升高是POI的早期指标。偶尔POI患者会有暂时的卵巢功能恢复，经连续测定血清性激素发现，几乎半数POI妇女表现有间断性卵巢功能恢复，即血清雌二醇水平在183 pmol/L以上，甚至有近20%妇女可出现间断排卵，即血清黄体酮水平超过9.5 nmol/L。

这种现象的病理生理特点与绝经过渡期相似，此期间卵巢内残存的卵泡仍有间断活动，导致性激素水平的波动性和不稳定性。因此，仅一次测定显示FSH水平升高不能断定卵巢功能一定完全衰竭，有时需重复测定，FSH持续升高提示POI可能。应该注意的是，血清FSH水平并不能够一定反映卵巢中原始卵泡的数目，FSH升高只是窦状卵泡在发育过程中缺乏雌激素和抑制素的负反馈时的表现。

2. 超声检查

多数POI患者盆腔超声显示卵巢和子宫缩小，卵巢中无卵泡。但染色体核型正常的POI患者有1/3以上盆腔超声检查可有卵泡存在，有报道在确诊卵巢早衰6年以后，超声仍可发现卵巢中有卵泡存在，但多数妇女这些卵泡不具有正常功能，卵泡直径与血清雌二醇水平之间也无相关性。对这种现象有两种解释，一种可能是卵巢中确有残存的卵泡，另一种可能是所谓"卵巢不敏感综合征"，即卵巢中有卵泡，但对FSH反应不敏感，因而卵泡不能发育。可能与卵巢中FSH受体缺陷有关，确切病因尚不清楚。临床上很难与POI鉴别，卵巢活检发现较多的原始卵泡方能诊断。超声检查还可发现有无生殖道解剖学结构的异常，如生殖道畸形、缺如等。

3. 骨密度测定

POI患者可有低骨量和骨质疏松症表现，其原因是低峰值骨量和骨丢失率增加。年轻妇女如果在骨峰值形成以前出现 POI，其雌激素缺乏状态要比正常绝经妇女差得多，且雌激素过早缺乏引起骨吸收速度加快，骨丢失增加，因此更容易引起骨质疏松症。文献报道，染色体正常的自发性 POI 妇女中有 2/3 骨密度低于同龄正常妇女均值 1SD，骨密度的改变会使髋部骨折危险性增加 216 倍。

4. 自身免疫指标和内分泌指标测定

自身免疫性疾病的检测包括血钙、血磷、空腹血糖、清晨皮质醇、游离 T_4、TSH、甲状腺抗体、全血计数、红细胞沉降率、总蛋白、清蛋白/球蛋白比例、风湿因子、抗核抗体等。

检测抗卵巢抗体的临床意义目前尚不肯定。抗卵巢抗体与卵巢炎的严重程度并无相关性，而且并不能预示是否会发生以及何时会发生卵巢功能衰退。

用市售试剂盒检测可有 1/3 正常妇女抗核抗体阳性。有研究显示肾上腺功能衰竭妇女类固醇细胞抗体阳性者可能会发生 POI。对可疑自身免疫性疾病患者应检查自身抗体、红细胞沉降率、免疫球蛋白、类风湿因子等。有临床指征时，可进行甲状腺功能（血甲状腺激素、促甲状腺素）、肾上腺功能（血及尿皮质醇、血电解质）、甲状旁腺功能（甲状旁腺素）及血糖指标的测定。

5. 其他检查

目前还没有非侵入性的检查来确定卵泡数目及功能，通过卵巢活检诊断卵巢炎或判断是否有卵泡存在对 POI 诊断的意义目前尚未肯定，因为卵巢活检对确认 POI 的分型没有帮助，而且有报道卵巢活检发现卵巢中缺乏卵泡者也有妊娠可能，故建议不常规进行。

目前可通过 GnRH 类似物进行刺激试验和用氯米芬促排卵试验来判断卵巢功能。孕激素撤退试验意义并不大，因为有些 POI 前驱患者有时可以产生足够的雌激素而使孕激素撤退试验阳性。对一些继发性闭经未生育者及所有原发性闭经患者应进行染色体核型检查，对有 Y 染色体的患者应尽早行双侧性腺切除以预防性腺肿瘤的发生。

四、诊断

公认的卵巢早衰的诊断标准是 40 岁以前出现至少 4 个月以上闭经，并有 2 次或以上血清 FSH > 40 U/L（两次检查间隔 1 个月以上），雌二醇水平 < 73.2 mol/L。病史、体格检查及其他辅助实验室检查可有助于相关病因疾病的诊断。

1. 病史

对患者进行详细的病史采集，包括初潮年龄、闭经前月经情况、闭经期限，有无闭经的诱因（精神刺激、环境毒物等因素），有无使用药物史，有无癌症化疗史、放疗史，卵巢手术史、盆腔感染史、结核病史以及妊娠和生育史。自觉症状，如潮热、多汗、失眠、易怒、急躁、阴道干燥、尿痛等。既往和目前有无流行性腮腺炎和艾滋病（AIDS）病毒感染，因为有罕见的继发于感染的卵巢功能衰退。了解患者及其家人中既往和目前是否患有自身免疫性疾病，如 Addison 病、甲状腺疾病、糖尿病、SLE、类风湿关节炎、白斑、克罗恩病和干燥综合征等。少数流行病学研究显示卵巢早衰有家族倾向，也有研究显示促性腺激素受体遗传性突变可导致卵巢早衰，故应仔细询问其家族史，包括母亲、姊妹及女性二级亲属的月经、生育情况和男性亲属的生育情况。

2. 体格检查

进行全身检查时，注意全身发育、智力及营养状况，对乳腺和阴毛发育情况进行检查，并根据 Tanner 分级标准分级。

盆腔检查注意有无雌激素缺乏引起的萎缩性阴道炎。自身免疫性 POI 患者（淋巴细胞性卵巢炎）有时可通过盆腔检查发现增大的卵巢。应重点检查有无上述自身免疫性疾病的有关体征。

3. 实验室检查

除血清性激素水平测定外，当有临床指征时，还应注意酌情进行相关疾病的检查，如血、尿常规分析，红细胞沉降率、抗核抗体、免疫球蛋白和类风湿因子检测。可通过磁共振检查和通过甲状腺释放激素刺激产生完整 FSH、α 和 β 亚单位的情况来鉴别有无垂体肿瘤。

怀疑有低骨量和骨质疏松症者应进行骨密度测定。

进行盆腔超声检查了解有无解剖结构异常以及有无卵泡存在。但对染色体核型正常的自发 POI 患者，盆腔超声检查并不能改变临床诊断，因为即使发现有卵泡存在，目前尚未证实经过治疗能够使卵巢功能恢复。

五、并发症

1. 慢性不排卵

患有卵巢性不孕的患者会有月经失调，月经次数少、月经量少，甚至闭经的现象，有少数的患者会有月经量多、经期长等症状。

2. 肥胖症

患有卵巢性不孕的患者中，30% 的患者会出现肥胖现象。

3. 多毛症

卵巢性不孕的患者，由于体内含有过多的雄激素，所以女性会有毛发分布呈男性化的倾向，会出现胡须、胸毛，肛门、四肢的毛发增多，阴毛粗、浓而黑。

4. 不孕

激素紊乱或卵巢功能不全引起的无排卵都有可能引起女性卵巢性不孕，另外卵子质量差或孕激素缺乏会使得女性子宫内膜生长不良，影响到受精卵的着床，引起不孕。

六、治疗

（一）绝经激素治疗（MHT）

患 POI 者除闭经外，只有少数人出现类似更年期症状，故常不被重视，也不接受治疗，但长期处于低雌激素状态下，年轻妇女会发生子宫萎缩、阴道分泌物减少、性交痛，甚至长期缺钙以致骨质疏松。所以应及时补充雌激素。对于有可能恢复卵巢功能且期望生育者也可加用促排卵药物。

（二）免疫治疗

查获明有抗体因素存在者可行免疫治疗。注射免疫疫苗已经成为一种较可靠的治疗手段。

（三）手术治疗

（1）对于因卵巢血管因素导致卵巢营养缺失而发生的 POI 者应早诊断、早治疗，在卵巢功能丧失殆尽前尽早行血管搭桥手术，如将卵巢动脉与肠系膜下动脉或肾动脉等吻合，恢复卵巢血管供应，使卵巢再现生机。

（2）对于已处于 POI 晚期或由于各种原因导致卵巢缺如者，卵巢移植已成为很成功的一种治疗手段，借助她人的一小部分卵巢即可来完成女性生理功能。

（四）促卵疗法

针对因内分泌失调导致排卵障碍、月经不调而引起的女性不孕，专家运用传统医学之精华使之与高科技的现代西医技术融会贯通，经过潜心研究与临床实践，采用中药三期促卵疗法效果显著。该疗法是根据女性"月经"这一特殊的生理现象，将治疗周期分为月经前期、月经中期、月经后期，针对月经周期各个不同阶段的生理变化而制订相应的治疗方案而达到促卵、排卵、受孕的目的。在具体实践中，根据月经周期、子宫内膜、卵巢的不同变化又分为卵泡期、排卵期、黄体期、月经期，根据各期的生理变化分阶段用药，将中医的辨证和西医的辨病相结合，以中药治疗为主进行个性化治疗。

（五）食疗法

1. 首乌山楂汤

首乌 10 g，山楂 10 g，玉竹 10 g，粳米 20 g。月经后血海空虚，此方可以滋补肾阴、补血调经，经期后食用比较合适。

2. 荷叶薏米粥

荷叶 10 g，薏米 15 g，陈皮 10 g，粳米 15 g。先煮薏米、陈皮、粳米，煮熟后再放荷叶，煮出荷叶的清香味时即可食用，不宜煮太长时间。此方可以清热利湿。

3. 十全大补汤

猪骨 500 g，党参、茯苓、白芍、黄芪、白术各 10 g，肉桂 3 g，熟地、当归各 15 g，炙甘草、川芎各 6 g，姜 30 g，葱、花椒、料酒各适量。以上材料煮汤食用，此方可益气补血，适用于经常感到疲劳乏力的朋友。

4. 灵芝猪蹄汤

灵芝 15 g，猪蹄 1 只，料酒、精盐、味精、葱段、姜片各适量。此汤有利于抗衰老、抗肿瘤，增加免疫力、养颜美容。

5. 鲜奶粳米粥

粳米 100 g、鲜奶 250 mL 煮粥食用。牛奶含优质蛋白；粳米性平，不温不寒，生津益胃，有利于保护胃黏膜，适于喝牛奶后有腹痛、腹泻等不适症状的女性。

七、影响

1. 促使皮肤衰老

肌肤干燥、黯淡无光，皱纹滋生，各类斑点生成；皮脂腺分泌旺盛，毛孔粗大。

2. 致使女性体形改变

诸多部位脂肪堆积，形成局部肥胖。胸部脂肪流向背部、手臂、两肋，导致乳房变形、下垂外扩、松弛萎缩。

3. 给女性健康埋下隐患

降低女性生理代谢，导致内分泌紊乱、更年期提前；引起痛经、月经不规则、骨质疏松等疾病。

第四节　围绝经期及绝经期相关疾病

围绝经期综合征过去称更年期综合征，1994 年世界卫生组织人类生殖特别规划委员会决定废弃"更年期"一词，推荐使用"围绝经期"，并对一些术语做了阐述。围绝经期是指从接近绝经，出现与绝经有关的内分泌、生物学和临床特征（卵巢功能衰退的征象）起至绝经 1 年内的时期。绝经是指女性月经最后停止，可分为自然绝经和人工绝经。自然绝经是由于卵巢卵泡活动的丧失引起月经永久停止，无明显病理或其他生理原因。临床上，连续 12 个月无月经后才认为是绝经。人工绝经是指手术切除双卵巢或医疗性终止双卵巢功能，如化疗或放疗。绝经过渡期指从出现卵巢功能开始衰退的征象至绝经的一段时间，通常在 40 岁后开始，经历 2～8 年，平均约 4 年。绝经年龄受遗传、营养、体重、居住地区的海拔高度、嗜烟等多种因素的影响。我国城市妇女的平均绝经年龄为 49.5 岁，农村妇女为 47.5 岁。围绝经期妇女约 1/3 能通过神经内分泌的自我调节达到新的平衡而无自觉症状，2/3 妇女则可出现一系列性激素减少所致的躯体和精神心理症状，称为围绝经期综合征。

一、围绝经期的内分泌变化

围绝经期的内分泌变化首先表现为卵巢功能衰退。由于卵巢功能下降，全身许多系统与器官的组织结构也受到影响，因而或早或晚地出现一系列衰退症状。卵巢功能衰退表现为卵泡发育较差，内分泌功能不足，卵泡对促性腺激素作用的反应较差。颗粒细胞所分泌的雌激素量低，甚至不能排卵。因此，垂体分泌较多的促性腺激素以达到排卵的需要。故在绝经前 10 年，虽尚有正常的有排卵的月经周期，但血中促卵泡激素水平已开始升高，以促使卵泡可以达到成熟与排卵的状况，此时的黄体生成素尚保持原有的正常水平。随着卵巢组织的逐渐衰退，卵巢中卵泡群明显减少，雌激素水平明显降低，虽 FSH 及 LH 均升高，也不能使卵泡继续生长。

（一）卵巢变化

卵巢体积缩小，其重量仅为性成熟期妇女卵巢的 1/3 至 1/2。卵巢门血管硬化，动脉分支减少。卵巢皮质变薄，原始卵泡几已耗尽，遗留的少数卵泡对促性腺激素又不敏感，以致卵泡成熟发生障碍，不再排卵。

（二）性激素变化

1. 雌激素

正常月经妇女体内雌激素主要是 17β 雌二醇（E_2）。血 E_2 95% 来自卵巢的优势卵泡和黄体，平均产生率为 $60 \sim 600\ \mu g/24\ h$。血浓度呈周期性变化。在绝经过渡期，与卵泡的不规则发育相应，E_2 水平变化大。绝经后 E_2 平均产生率为 $12\ \mu g/24\ h$，主要来自周围组织雌酮的转化和睾酮的芳香化，无周期性改变，并明显低于正常月经周期任何时相的水平。正常月经妇女另一主要雌激素是雌酮（E_1）。血中 E_1 少量直接来自卵巢和肾上腺，主要为 E_2 的可逆性代谢产物；雄烯二酮的芳香化是 E_1 的另一主要来源；E_1 还部分来自硫酸雌酮的转化。绝经后 E_1 成为体内的主要雌激素，主要来自雄烯二酮的转化，转化率约为青年妇女的 2 倍，与体重呈正相关，肥胖者转化率高。绝经后硫酸雌酮仍是 E_1 的另一来源。血 E_1 的下降程度较 E_2 轻，仍保持昼夜节律。

2. 孕激素

黄体酮在生育期主要由排卵后的黄体所产生。黄体期黄体酮水平反映黄体分泌活性。卵泡期黄体酮水平很低。绝经过渡期早期卵巢尚有排卵，但黄体功能不健全，黄体分泌黄体酮减少。绝经后血黄体酮水平进一步降低，约为青年妇女卵泡期的 1/3，可能来自肾上腺。

3. 雄激素

（1）雄烯二酮：雄烯二酮为正常月经妇女体内主要雄激素之一。主要来源于卵巢发育中的卵泡及肾上腺，两者各占 50%。绝经后卵巢产生雄烯二酮的能力明显下降，血中浓度约为青年妇女的 50%，以肾上腺来源为主，卵巢来源仅占 20%。

（2）睾酮：睾酮是妇女体内活性最高的雄激素，其活性比雄烯二酮高 $5 \sim 10$ 倍。卵巢与肾上腺来源各约占 25%，其余 50% 来自周围组织中雄烯二酮的转化。绝经后卵巢卵泡来源睾酮减少，但在增高的 LH 作用下，间质分泌睾酮增多，因此卵巢来源睾酮与绝经前大致相同。总产生率比青年妇女低 1/3。

（三）抑制素变化

最近研究指出抑制素与卵巢功能开始衰退有密切关系。抑制素抑制 FSH 分泌，与 FSH 构成一个关系密切的反馈回路，当卵巢开始老化时，血 E_2 尚未降低，而抑制素已降低，使 FSH 升高。绝经后，抑制素很低，难以测出。

（四）促性腺激素变化

接近绝经时血中 FSH 及 LH 均逐渐升高，绝经 $2 \sim 3$ 年时其水平可达到最高水平，此时 FSH 水平为正常早期卵泡期的 $13 \sim 14$ 倍，LH 的水平约为 3 倍，持续这种水平达 $5 \sim 10$ 年之久，然后开始逐渐下降，但 $20 \sim 30$ 年后仍高于生育年龄时的水平。

（五）促性腺激素释放激素变化

促性腺激素释放激素的活动情况可以通过猴实验结果来推测。GnRH 水平在绝经后与 LH 水平一样是升高的，并且也有周期性释放。此时 LH 水平虽已较高，但若再给予静脉注射 GnRH，血中的 FSH 及 LH 水平仍可升高，这种现象说明了绝经后下丘脑与垂体之间仍保持一定的功能。

（六）泌乳素变化

由于雌激素具有肾上腺能耗竭剂的功能，可抑制下丘脑分泌泌乳素抑制因子（PIF），从而使泌乳素浓度升高，绝经后雌激素水平下降，下丘脑分泌 PIF 增加，致使泌乳素浓度降低。

（七）其他内分泌系统变化

1. 肾上腺

肾上腺雄激素脱氢表雄酮（DHEA）和硫酸脱氢表雄酮（DHEAS）均为妇女体内的主要雄激素前身物。从 30 岁以后随年龄增长，血浓度逐渐下降，到 50 岁左右，分别下降 50％ 和 25％，这种下降与绝经无关。肾上腺糖皮质激素与盐皮质激素也不受绝经的影响。

2. 甲状腺

绝经后血总 T_4 与游离 T_4 水平无改变，T_3 随年龄增加下降 25％～40％，但不存在甲低。

3. 胰岛 β 细胞

绝经前后 10 年左右，女性糖尿病发生率高于男性，说明绝经影响胰岛 β 细胞功能，有学者观察到绝经后妇女空腹和各时相的胰岛素、C 肽水平均明显高于青年女性，表明绝经后妇女存在高胰岛素血症，胰岛素抵抗。

二、临床表现

围绝经期综合征的持续时间长短不一，一般 2～5 年，严重者可达十余年。

（一）月经改变

1. 月经频发

月经周期短于 21 天，常伴有经前点滴出血致出血时间延长。其发生原因多为黄体功能不足，此时的黄体期由正常的 14 天左右缩短为 9 天以内。

2. 月经稀发

月经周期超过 40 天，因排卵稀少引起，常伴有经血量减少。

3. 不规则子宫出血

因停止排卵而发生的无排卵性功能失调性子宫出血。

4. 闭经

卵巢合成性激素大幅度减少后，子宫内膜失去雌激素及孕激素的影响而处于静止状态，因而不再增殖及脱落，此时发生闭经。

多数妇女经历不同类型和时期的月经改变后，逐渐进入闭经，而少数妇女可能突然闭经，取决于卵巢的功能变化。

（二）血管舒缩功能不稳定症状

表现为潮热及出汗，有时伴头痛。典型的表现是突然上半身发热，由胸部冲向头部，或伴头胀、眩晕或无力，持续数秒至 30 分钟不等，症状消失前常大量出汗或畏寒，轻者数日发作一次，重者日夜发作几十次。潮热发作的体征是面、颈及胸部潮红，上肢温度升高，躯体温度正常或稍降低，血压不变，手指血流量增加。潮热是围绝经期及绝经后妇女特征性的症状，只有少数妇女（15％～25％）不发生，症状严重者占 10％～20％。

血管舒缩不稳定的机制尚未阐明，雌激素降低是重要原因。雌激素降低时，下丘脑 β 内啡肽释放减少，降低了内源性鸦片肽对脑干去甲肾上腺素能神经元的抑制能力，使后者的冲动增加，刺激正中隆起近处的体温调节中枢及 GnRH 中枢，引起外周血管扩张和 GnRH 释放脉冲增多，出现潮红及血 LH 升高。绝经后妇女血中 5-羟色胺水平升高，已证实它有升高体温的作用，并能兴奋交感神经节前纤维，由颈部交感神经纤维传出冲动，产生上半身及头、颈部皮肤发红。

（三）自主神经系统功能不稳定症状

如心悸、眩晕、失眠、皮肤感觉异常等。常伴随潮热症状，少数妇女无潮热发作，只表现此类症状的一种或数种。

（四）精神、心理症状

如抑郁、焦虑、多疑、自信心降低、注意力不集中、易激动、恐怖感，甚至癔症发作样症状。

（五）泌尿、生殖道症状

1. 外阴及阴道萎缩，阴毛渐少

阴道壁的上皮细胞随着雌激素的降低而渐萎缩，绝经数年后，则可发生老年性阴道炎。阴道弹性减低、缩短、皱褶消失，阴道分泌物减少，呈碱性，有利于细菌生长，并且易受损伤。可发生一系列症状，如外阴瘙痒，性交疼痛，阴道出现血性分泌物，易遭受真菌、滴虫或细菌的侵犯而发生继发感染。

2. 膀胱及尿道症状

尿道缩短，黏膜变薄，括约肌松弛，常有尿失禁；膀胱因黏膜变薄，易反复发作膀胱炎。

（六）心血管系统疾病

绝经后妇女易发生动脉粥样硬化、心肌缺血、心肌梗死、高血压和脑卒中。

雌激素通过影响循环脂类的代谢或直接作用于心血管系统起到保护心血管的作用。①雌激素影响肝脏脂类代谢，使高密度脂蛋白胆固醇和甘油三酯升高，低密度脂蛋白胆固醇降低。②心肌血管和主动脉均存在雌激素受体，雌激素直接作用于心血管，抑制动脉粥样硬化斑块的形成，减少粥样硬化斑块的体积。③雌激素能通过调节血管内皮细胞分泌合成血管活性物质改善心脏供血，雌激素能使动脉内皮产生一氧化氮增加，一氧化氮可以增加动脉平滑肌细胞内一磷酸鸟苷的浓度，从而引起血管扩张，它也可以抑制血小板和巨噬细胞对动脉内皮的黏附作用；乙酰胆碱能刺激人类和猴类的冠状动脉扩张，雌激素可能增加内皮细胞上蕈毒碱受体量，引发乙酰胆碱诱导的内皮依赖性血管扩张。④雌激素能通过调节动脉壁突触前连接处肾上腺素、去甲肾上腺素释放及摄取起到保持动脉张力、稳定血流的作用。⑤雌激素使纤溶酶原活性及浓度增加，纤维蛋白原浓度降低，从而促进纤溶系统功能，保护心血管系统。

绝经后雌激素水平低下，使血胆固醇水平升高，各种脂蛋白增加，而高密度脂蛋白胆固醇/低密度脂蛋白胆固醇比值降低，失去了对心血管系统的保护作用。

（七）骨质疏松

绝经后妇女骨质吸收速度快于骨质生成，促使骨质丢失变为疏松，围绝经期过程中约有25%妇女患有骨质疏松症，其发生与雌激素下降有关。雌激素可通过多种途径影响骨代谢。①甲状旁腺激素（PTH）是刺激骨质吸收的主要激素，血中PTH没有改变时，雌激素降低骨对PTH的敏感性，绝经后由于甲状旁腺功能亢进，或由于雌激素不足使骨骼对PTH的敏感性增强，导致骨质吸收增加。②雌激素可促进甲状腺分泌降钙素，降钙素是一种强有力的骨质吸收抑制物，对骨骼有保护作用，绝经后降低，应用雌激素后合成增加。③雌激素使肠吸收钙增加，降低肾排泄钙量。④骨组织上有雌激素受体，雌激素可直接作用于骨骼。⑤雌激素使转移生长因子-β（TGF-β）及胰岛素样生长因子-I（IGF-I）增多，它们促进骨形成。⑥雌激素抑制促骨吸收的细胞因子，如白细胞介素1及白细胞介素6。⑦雌激素也可抑制PGE_2的合成，其促进骨形成，也抑制骨吸收。因此，雌激素不足使骨质吸收增加。骨质疏松主要是指骨小梁减少，最后可能引起骨骼压缩使体积变小，严重者导致骨折，桡骨远端、股骨颈、椎体等部位易发生。

（八）皮肤和毛发的变化

雌激素不足使皮肤胶原纤维丧失，皮肤皱纹增多加深；皮肤变薄、干燥甚至皲裂；皮肤色素沉着，出现斑点；皮肤营养障碍易发生围绝经期皮炎、瘙痒、多汗、水肿；暴露区皮肤经常受日光刺激易致皮肤癌。绝经后大多数妇女出现毛发分布改变，通常是口唇上方毫毛消失，代之以恒久毛，形成轻度胡须，阴毛、腋毛有不同程度的丧失；躯体和四肢毛发增多或减少，偶有轻度脱发。

三、诊断和鉴别诊断

（一）诊断

根据年龄、月经改变及自觉症状如阵发性潮热、躁汗等可诊断，测定血中激素水平，显示雌激素水平下降、促性腺激素水平升高，对诊断更有意义。

（二）鉴别诊断

其他多种疾病均可引起与围绝经期相似的症状和体征，综合分析，进行鉴别。

1. 闭经

绝经的主要症状是闭经，但引起闭经的原因很多，应根据年龄、症状、体征及其他检查相鉴别。

2. 血管运动性潮热

有数种疾病会产生与潮热相混淆的潮热感症状，如甲亢、嗜铬细胞瘤、类癌综合征、糖尿病、结核及其他慢性感染等，应注意鉴别。

3. 异常阴道出血

月经紊乱是围绝经期的一个主要表现，应与子宫内膜癌、子宫内膜息肉等鉴别，必要时行诊刮或宫腔镜检查。

4. 外阴阴道炎

许多特殊的外阴阴道炎症表现与雌激素缺乏引起的外阴阴道炎相似，应通过检查、化验相鉴别。外阴有白化、增厚、皲裂，须行活检除外外阴癌。

四、治疗

（一）一般治疗

使患者了解围绝经期是正常生理过程及在这个过程中身体可能发生的变化，消除其对围绝经期变化的恐惧心理，对将会发生的变化做好思想准备。了解绝经前后减轻症状的方法，以及预防绝经后疾病的措施。加强锻炼，保持积极乐观的精神状态，可减轻患者的心理负担，在此基础上加用药物治疗。

（二）药物治疗

1. 非激素类药物

（1）镇静药：失眠较重的患者，可于睡前服用镇静药。

（2）可乐定：为 α 肾上腺素受体激动药，可稳定下丘脑调温中枢，使潮热降低 30%～40%。

（3）甲基多巴：作用机制与可乐定相同。

（4）佳蓉片：为纯中药制剂，具有改善神经－内分泌功能、增强机体抵抗力及抗衰老的作用。主要成分为肉苁蓉、倒卵叶五加、肉桂、熟地黄等。其不影响出血而只控制症状，特别适用于尚未绝经或伴有月经紊乱者。

2. 激素替代治疗（HRT）

性激素治疗中以补充雌激素最为关键。雌激素受体分布于全身各重要器官，合理应用雌激素可有效控制围绝经期症状及疾病。

（1）适应证：雌激素缺乏所致的潮红、潮热及精神症状，老年性阴道炎、泌尿道感染，预防心血管疾病、骨质疏松等。

（2）禁忌证：妊娠、严重肝病、胆汁淤积性疾病、血栓栓塞性疾病、原因不明的子宫出血及雌激素依赖性肿瘤患者、血卟啉病、红斑狼疮、镰形红细胞贫血等。

（3）用药原则：HRT 的原则是以小剂量进行生理性补充，维持围绝经期妇女健康的生理状况。

在绝经过渡期，根据卵巢功能及雌、孕激素缺乏的程度，临床调整月经的需要，患者的症状进行补充治疗，基本上是以孕激素为主的个体化治疗，必要时可应用人工周期样的激素替代治疗。

在绝经后，HRT 是以补充雌激素为主。预防绝经后退化性疾病需要长期补充，为缓解围绝经期症状可短期使用。因雌激素能刺激子宫内膜异常增生及诱导某些妇女乳腺细胞的异常增生及癌的发生，故原则上有子宫的妇女在使用雌激素时要加用孕激素。孕激素在子宫内膜能增加 17β 雌二醇脱氢酶的活性，促进雌二醇的代谢，降调细胞核雌激素受体浓度，抑制 DNA 合成，周期性地加用孕激素可使受雌激素作用后呈增生状态的子宫内膜分化，或与雌激素同时用，对抗雌激素对子宫内膜的促增生作用。

用药剂量应为最小有效量，并对患者采取个体化原则，对不同年龄、不同症状、不同需要的患者采取不同的方案，在使用过程中根据疗效和不良反应及时进行调整。

（4）用药方案。

1）单用雌激素：适用于子宫已切除、不需保护子宫内膜的妇女，但应检测乳房的变化。

2）单用孕激素：分周期性使用及连续性使用两种，前者适用于绝经过渡期，体内有一定雌激素水平者；后者可短期用于症状重、需激素替代治疗又存在雌激素使用禁忌证者。

3）合用雌、孕激素：适用于有完整子宫的妇女。分为序贯合用和同时连续联合使用两种方法。前者模拟生理性月经周期，在使用雌激素的基础上，每月序贯地加用孕激素 10~14 天；后者为每日同时使用雌、孕激素。上述两种方法又有周期性使用和连续性使用两种方案，周期性即每个月停用 4~6 天，连续性即每日使用不停顿。周期性方案常有周期性出血，连续性方案避免了周期性出血，但用药早期可有非计划性出血。

（5）用药途径。

1）口服：其疗效肯定，口服途径是绝大多数 HRT 妇女的用药方法，除非患有肝病或血栓栓塞性疾病。因雌激素摄入后除首过肝脏时 30% 剂量与葡萄糖醛酸结合，经尿及胆汁排泄外，还通过肝肠循环，80% 再吸收返回肝脏，导致门脉中雌激素浓度比全身循环中浓度高 4~5 倍。因此，口服给药对肝脏有一定损害，还可刺激产生肾素底物及凝血因子。口服给药的有利方面是通过肝效应可以改善血脂及糖耐量。

2）胃肠道外途径：包括阴道、皮肤及皮下给药。无论哪种途径，均能解除潮热症状，预防骨质疏松，但尚未证明能降低心血管疾病的发病率。阴道给药，当萎缩性泌尿生殖道症状为主时适合阴道局部用药，阴道用药不但有强烈的局部作用，且易被黏膜吸收进入全身血循环。皮肤贴片，可提供恒定的雌激素水平，方法简便。皮下埋藏，作用维持 3~6 个月，缺点是需要停药时难以去除。

（6）用药时间。

1）短期用药：用药的目的是解除围绝经期症状，待症状消失后即可停药。

2）长期用药：用于防治骨质疏松，HRT 至少持续 5~10 年以上，有人主张绝经后终身用药。

（7）不良反应及危险性。

1）子宫出血：单独应用雌激素及连续联合应用雌、孕激素时都有可能发生非计划性出血，尤其是在用药早期，需根据出血情况及内膜厚度处理，必要时需行诊断性刮宫排除子宫内膜病变。

2）雌激素的不良反应：剂量过大时可引起乳房胀、白带多、头痛、水肿、色素沉着等，应酌情减量或使用雌三醇。

3）孕激素的不良反应：子宫出血。周期性加用孕激素停药后可有月经样出血，连续联合使用者有不规则出血，但很少发生；可能影响雌激素对心血管的保护作用，如降低高密度脂蛋白胆固醇、促血管收缩、增加胰岛素抵抗等；可引起乳房胀、恶心、腹胀、口干、阴道干、情绪压抑、烦躁等症状。

4）子宫内膜增生及肿瘤：雌激素促进内膜细胞分裂增殖，如长期应用雌激素未予孕激素拮抗，则内膜将从单纯增生、复杂增生、不典型增生发展到早期癌；无拮抗地单用雌激素治疗，内膜癌的危险可增加 2~10 倍。用结合雌激素 0.625 mg/d，应用 5 年以上，发生子宫内膜癌的相对危险性为 4.8，用药 8 年以上相对危险性上升至 8.22，其对策是每日加用孕激素（甲羟黄体酮 2.5 mg）或每月加用孕激素至少 10 天（最好 12~14 天），剂量为甲羟黄体酮 10 mg/d，可以完全阻止单纯型和复杂型子宫内膜增生，内膜癌的相对危险性降至 0.2~0.4。

5）乳腺癌：根据流行病学调查研究，激素替代治疗短于 5 年者，并不增加乳腺癌的危险性；长期用药 10~15 年以上，是否增加乳腺癌的危险性尚无定论。

（8）用药过程中的检测：实施 HRT 前要了解患者的一般情况，主要症状、绝经时间，行妇科检查除外生殖器病变，了解子宫内膜及乳腺的基础情况及体内激素水平，酌情检查骨密度、血糖、血脂、肝肾功能、凝血因子等，一般在初剂后 4~8 周随访，如无异常可半年至 1 年随访 1 次。HRT 应用过程中要检测疗效及安全性。疗效主要包括症状、血雌二醇水平、血脂变化及骨密度。安全性主要包括血压、体重、乳房、子宫内膜厚度、阴道出血情况及有无新发疾病。乳房的检测方法有自检、超声检查、乳腺X线检查等。子宫内膜的检测方法有吸取子宫内膜组织行细胞病理学检查，阴道超声检查测量内膜厚度，如厚度 >5 mm，可行内膜活检。

第四章

子宫肌瘤

子宫肌瘤是女性生殖器官中最常见的一种良性肿瘤，由平滑肌及结缔组织组成，多见于 30～50 岁女性，20 岁以下少见。因子宫肌瘤多无或很少有症状，临床发病率远低于子宫肌瘤真实发病率。

一、病因

确切病因尚未明了，可能涉及正常肌层的体细胞突变、性激素及局部生长因子间的相互作用。因肌瘤好发于生育年龄，青春期前少见；在妊娠、外源性高雌激素作用下，肌瘤生长较快；抑制或降低雌激素水平的治疗可使肌瘤缩小；绝经后停止生长、萎缩或消退，提示其发生可能与性激素相关。生物化学检测证实，肌瘤中雌二醇的雌酮转化率明显低于正常肌组织；肌瘤中雌激素受体（ER）浓度明显高于周边肌组织，故认为肌瘤组织局部对雌激素的高敏感性是肌瘤发生的重要因素之一。此外，研究证实孕激素有促进肌瘤细胞有丝分裂活动、刺激肌瘤生长的作用，肌瘤组织较周边肌组织中孕激素受体浓度升高，分泌期的子宫肌瘤标本中分裂象明显高于增殖期的子宫肌瘤。细胞遗传学研究显示 25%～50% 的子宫肌瘤存在细胞遗传学的异常，包括从点突变到染色体丢失和增多的多种染色体畸变，首先是单克隆起源的体细胞突变，并对突变肌细胞提供一种选择性生长优势；其次是多种与肌瘤有关的染色体重排，常见的有 12 号和 14 号染色体长臂片段易位、12 号染色体长臂重排、7 号染色体长臂部分缺失等。分子生物学研究提示，子宫肌瘤由单克隆平滑肌细胞增殖而成，多发性子宫肌瘤由不同克隆细胞形成。还有研究认为，一些生长因子在子宫肌瘤的生长过程中可能起着重要作用，如胰岛素样生长因子（IGF）Ⅰ和Ⅱ、表皮生长因子（EGF）、血小板衍生生长因子（PDGF）A 和 B 等。

二、分类

按肌瘤生长部位可分为宫体肌瘤（约 90%）和宫颈肌瘤（约 10%）。

按肌瘤与子宫肌壁的关系可分为以下 3 类。

1. 肌壁间肌瘤

占 60%～70%，肌瘤位于子宫肌壁间，周围均被肌层包围。

2. 浆膜下肌瘤

约占 20%，肌瘤向子宫浆膜层生长，并突出于子宫表面，肌瘤表面仅由子宫浆膜覆盖。若瘤体继续向浆膜层生长，仅有一蒂与子宫相连，称为带蒂浆膜下肌瘤，营养由蒂部血管供应。若血供不足，肌瘤可变性坏死。如蒂扭转断裂，肌瘤脱落形成游离性肌瘤。如肌瘤位于宫体侧壁向宫旁生长突出于阔韧带两叶之间称阔韧带肌瘤。

3. 黏膜下肌瘤

占 10%～15%。肌瘤向宫腔方向生长，突出于宫腔，仅为子宫内膜覆盖。黏膜下肌瘤易形成蒂，在宫腔内生长犹如异物，常引起子宫收缩，肌瘤可被挤出宫颈外口而突入阴道。

以上各类肌瘤可单独发生也可同时发生。两个或两个部位以上肌瘤发生在同一子宫者，称为多发性子宫肌瘤。

此外，还偶见生长于圆韧带、阔韧带、宫骶韧带。

三、临床表现

（一）症状

多无明显症状，仅在体检时偶然发现。症状与肌瘤部位、有无变性相关，而与肌瘤大小、数目关系不大。常见症状如下。

1. 经量增多及经期延长

多见于大的肌壁间肌瘤及黏膜下肌瘤者，肌瘤使宫腔增大、子宫内膜面积增加，并影响子宫收缩，可有经量增多、经期延长等症状。此外，肌瘤可能使肿瘤附近的静脉受挤压，导致子宫内膜静脉丛充血与扩张，从而引起月经过多。黏膜下肌瘤伴坏死感染时，可有不规则阴道流血或血样脓性排液。长期经量增多可导致继发贫血、乏力、心悸等症状。

2. 下腹包块

肌瘤初起时腹部不能扪及肿块，当肌瘤逐渐增大使子宫超过 3 个月妊娠大小较易从腹部触及。肿块居下腹正中部位，实性，可活动，无压痛，生长缓慢。巨大的黏膜下肌瘤脱出阴道外，患者可因外阴脱出肿物前来就医。

3. 白带增多

肌壁间肌瘤使宫腔面积增大，内膜腺体分泌增多，并伴有盆腔充血，致使白带增多。子宫黏膜下肌瘤一旦感染可有大量脓样白带，如有溃烂、坏死、出血时，可出现有恶臭的血性或脓血性阴道溢液。

4. 压迫症状

子宫前壁下段肌瘤可压迫膀胱引起尿频、尿急；子宫颈肌瘤可引起排尿困难、尿潴留；子宫后壁肌瘤（峡部或后壁）可出现下腹坠胀不适、便秘等症状。阔韧带肌瘤或宫颈巨型肌瘤向侧向发展嵌入盆腔压迫输尿管使上泌尿道受阻，造成输尿管扩张甚至发生肾盂积水。

5. 其他症状

常见下腹坠胀、腰酸背痛，经期加重；患者可出现不孕或流产；肌瘤红色变性时有急性下腹痛，伴呕吐、发热及肿瘤局部压痛；浆膜下肌瘤蒂扭转可有急性腹痛；子宫黏膜下肌瘤由宫腔向外排出时也可引起腹痛。

（二）体征

与肌瘤大小、位置、数目及有无变性相关。肌瘤较大时，可在下腹部扪及实质性不规则肿块。妇科检查子宫增大，表面不规则单个或多个结节状突起。浆膜下肌瘤可扪及单个实质性球状肿块，与子宫有蒂相连。黏膜下肌瘤位于宫腔内者子宫均匀增大；黏膜下肌瘤脱出子宫颈外口，检查即可看到子宫颈口处有肿物，粉红色，表面光滑，宫颈四周边缘清楚。如伴感染时可有坏死、出血及脓性分泌物。

四、鉴别诊断

根据病史及体征诊断多无困难，个别患者诊断困难可采用 B 超、宫腔镜、子宫输卵管造影等协助诊断。应与下列疾病鉴别。

1. 妊娠子宫

应注意肌瘤囊性变与妊娠子宫先兆流产鉴别。妊娠时有停经史、早孕反应，子宫随停经月份增大变软，借助尿或血 HCG 测定、B 超可确诊。

2. 卵巢肿瘤

多无月经改变，位于子宫一侧，呈囊性。在某些特定的情况下，两者可能难以鉴别。浆膜下肌瘤可能误诊为卵巢实体或部分实体肿瘤，囊性变的浆膜下肌瘤与卵巢囊肿可能在一般临床检查不易区别。B超检查有时可以鉴别浆膜下肌瘤、阔韧带肌瘤与卵巢肿瘤，扫描时，应特别注意寻找卵巢与肿块、子宫与肿块的关系。最可靠的方法是采用腹腔镜检查，腹腔镜兼有诊断与治疗的作用。注意实质性卵巢肿瘤与带蒂浆膜下肌瘤鉴别，卵巢囊肿与肌瘤囊性变鉴别。

3. 子宫腺肌病

局限型子宫腺肌病类似子宫肌壁间肌瘤，质硬，也可有经量增多等症状，也可使子宫增大，月经增多。但子宫腺肌病有继发性渐进性痛经史，子宫多呈均匀增大，很少超过 3 个月妊娠大小，有时经前与经后子宫大小可有变化。有时子宫肌腺病可和子宫肌瘤并存。B 超检查是鉴别子宫腺肌病与子宫肌瘤常用的实验室检查，阴道 B 超、彩色多普勒，特别是经阴道进行彩色多普勒超声检查等的应用可以提高两者鉴别的准确性。两者鉴别有时较困难。

4. 子宫内膜息肉

主要表现为月经量多、经期延长及不规则阴道流血等，这些症状与子宫黏膜下肌瘤有相似之处，特别是 B 超检查均显示出有宫腔内占位。一般可通过经阴道彩色多普勒超声检查或经阴道宫腔声学造影进行区别。鉴别子宫内膜息肉及子宫黏膜下肌瘤最可靠的方法是进行宫腔镜检查。不论诊断或治疗，宫腔镜均是该病的最好选择。

5. 子宫恶性肿瘤

（1）子宫肉瘤：好发于老年女性，生长迅速，侵犯周围组织时出现腰腿痛等压迫症状。有时宫口有息肉样赘生物脱出，触之易出血，肿瘤的活组织检查有助于鉴别。

（2）宫颈癌：有不规则阴道出血及白带增多或不正常排液等症状，外生型较易鉴别，内生型宫颈癌应与宫颈管黏膜下肌瘤鉴别。宫颈黏膜下肌瘤突出宫颈口，并伴有坏死感染时，外观有时很难与宫颈癌区别，但阴道检查可发现前者肿瘤仍较规则，有时尚可扪及根蒂。可借助 B 超检查、宫颈细胞学刮片检查、宫颈活组织检查、颈勺搔刮及分段诊刮等鉴别。

（3）子宫内膜癌：以绝经后阴道流血为主要症状，好发于老年女性，子宫呈均匀增大或正常，质软。应该强调指出，子宫肌瘤并发子宫内膜癌远较肌瘤并发宫颈癌为多，也比子宫肌瘤本身癌变为多。因此，子宫肌瘤患者应警惕并发子宫内膜癌，特别是年龄偏大的患者。不少研究指出，对临床诊断为子宫肌瘤的患者，术前应常规进行诊断性刮宫，因为即使宫颈细胞学阴性者，也可能发现意料之外的子宫内膜癌。

6. 其他

卵巢子宫内膜异位囊肿、盆腔炎性包块、子宫畸形等可根据病史、体征及 B 超检查鉴别。

五、治疗

治疗应根据患者年龄、生育要求、症状，以及肌瘤的部位、大小、数目全面考虑。

（一）随访观察

肌瘤小于 5 cm，无症状或症状轻微，一般不需治疗，特别是近绝经期女性，绝经后肌瘤多可萎缩或逐渐消失。每 3 ~ 12 个月随访一次，行妇科检查和（或）B 超检查均可。若肌瘤明显增大或出现症状，则可考虑进一步治疗。对未孕的患者，尤其要重视定期随访，以免对今后妊娠产生不良影响。

（二）药物治疗

肌瘤小于 2 个月妊娠子宫大小，症状轻，近绝经年龄或全身情况不宜手术者或在手术前控制肌瘤的大小以减少手术难度，可给予药物对症治疗。但因为是非根治性治疗，停药后一般肌瘤会重新增大。

1. 雄激素

可对抗雌激素，使子宫内膜萎缩；也可直接作用于子宫，使肌层和血管平滑肌收缩，从而减少子宫出血。近绝经期应用可提前绝经。常用药物：丙酸睾酮 25 mg 肌内注射，每 5 日 1 次，经期 25 mg/d，共 3 次，每月总量不超过 300 mg，可用 3 ~ 6 个月；甲睾酮 10 mg/d，舌下含服，连用 3 个月。

2. 促性腺激素释放激素类似物（GnRHa）

采用大剂量连续或长期非脉冲式给药可产生抑制 FSH 和 LH 分泌作用，降低 E_2 到绝经水平，以缓解症状并抑制肌瘤生长使其萎缩。但停药后又逐渐增大到原来大小。一般应用长效制剂，间隔 4 周皮下注射 1 次。常用药物有亮丙瑞林每次 3.75 mg，或戈舍瑞林每次 3.6 mg。目前临床多用于：①术前辅助治疗 3～6 个月，待控制症状、纠正贫血、肌瘤缩小后手术，可降低手术难度，减少术中出血，避免输血。②对近绝经期患者有提前过渡到自然绝经作用。③因子宫肌瘤引起不孕的患者，孕前用药使肌瘤缩小以利自然妊娠。用药 6 个月以上可产生绝经期综合征、骨质疏松等，故长期用药受限。有学者指出，在 GnRHa 用药 3 个月加用小剂量雌、孕激素，即反向添加治疗，能有效减少症状且可减少不良反应。

3. 其他药物

米非司酮为人工合成的 19－去甲基睾酮衍生物，具有强抗黄体酮作用，也可用于子宫肌瘤治疗。一般从月经周期第 2 天开始口服，10～25 mg/d，连续服用 6 个月，术前用药或提前绝经使用。但不宜长期使用，停药后肌瘤会重新增大，应预防其拮抗孕激素的不良反应。目前，有关该药治疗子宫肌瘤的机制、剂量及疗效，尚在探索之中。此外，若子宫肌瘤出血量多，还可用子宫收缩剂（缩宫素）和止血药（如妥塞敏、酚磺乙胺、巴曲酶等）。但值得注意的是，子宫肌瘤患者可并发内膜病变，需注意排除。

（三）手术治疗

适应证：子宫大于 10 周妊娠大小，月经过多继发贫血，有膀胱、直肠压迫症状或肌瘤生长较快疑有恶变，保守治疗失败，不孕或反复流产排除其他原因。手术途径可经腹、经阴道或宫腔镜及腹腔镜辅助下手术。具体术式如下。

1. 肌瘤切除术

是将子宫肌瘤摘除而保留子宫的手术。适用于 40 岁以下希望保留生育功能的患者，多剖腹或腹腔镜下切除；部分黏膜下肌瘤可经宫腔镜摘除。

2. 子宫切除术

肌瘤大、个数多、症状明显、不要求保留生育功能或疑有恶变者，可行剖腹或腹腔镜下全子宫切除术。必要时可于术中行冰冻切片行组织学检查。依具体情况决定是否保留双侧卵巢附件。术前应行宫颈刮片细胞学检查排除宫颈恶性病变。

3. 子宫动脉栓塞术

自 20 世纪 90 年代子宫动脉栓塞术用于治疗子宫肌瘤以来，绝大部分患者疗效满意，异常子宫出血减少，症状减轻或消除，月经周期恢复正常，贫血改善，子宫和肌瘤的体积均明显减少，术后 3 个月平均减少 40%～60%，并在随后的时间内体积还会继续缩小。对于症状性子宫肌瘤，尤其是伴有严重的贫血或盆腔疼痛，传统非手术治疗失败者，子宫动脉栓塞术是有效的，尤其是对于那些希望保留子宫的患者是可供选择的治疗方案之一。子宫动脉栓塞术的治疗原理为：由于肌瘤组织与正常子宫组织相比生长分裂活跃，耗氧量大，对无氧代谢耐受力差；子宫血供的特殊性导致子宫正常组织有丰富的血管交通网，并且对血栓的溶解能力较肌瘤组织强。通过对子宫肌瘤供血动脉的栓塞，阻断瘤体血供，使瘤组织坏死萎缩，瘤细胞总数减少，从而达到缓解症状的目的。对小于 6 cm 的浆膜下肌瘤、小于 5 cm 的黏膜下肌瘤以及小于 8 cm 的肌壁间肌瘤疗效较好。该手术的绝对禁忌证相对较少，包括妊娠、未明确性质的盆腔肿块或子宫病变、凝血功能障碍等。手术不良反应少，且多轻微。一般术后 7 天内缓解，10～14 天可恢复日常生活工作。常见的并发症有穿刺相关并发症、栓塞后综合征、感染、非靶向栓塞等。

第五章

宫颈癌

近60年来，随着以宫颈脱落细胞涂片为主要检查方式的宫颈癌筛查的普及和推广，宫颈癌的发生率和死亡率在世界范围内下降了70%，但近年来其稳居不降。发展中国家仅有少数妇女能够得到宫颈癌筛查服务，因此，宫颈癌仍是一种严重危害女性健康的恶性肿瘤。

一、流行病学

宫颈癌是最常见的妇科恶性肿瘤。据世界范围统计，其发病率在女性恶性肿瘤中居第二位，仅次于乳腺癌。全世界每年估计有46.6万的新发宫颈癌病例，其中80%发生在发展中国家。不同国家或地区宫颈癌的发病率和死亡率存在着显著差异。已建立宫颈癌筛查的发达国家和一些发展中国家的流行病学资料显示，宫颈浸润癌的发病率和死亡率均已大幅度下降。我国自20世纪50年代末起就积极开展宫颈癌的防治工作，如在上海市纺织系统和江西省靖安县等均取得了显著成效。全国宫颈癌的死亡率（中国人口年龄调整率）由20世纪70年代的10.28/10万下降到20世纪90年代的3.25/10万，下降了69%。

二、病因

宫颈癌的病因学研究历史悠久，概括来讲主要包括两个方面：一是行为危险因素，如性生活过早、多个性伴侣、多孕多产、社会经济地位低下、营养不良和性混乱等；二是生物学因素，包括细菌、病毒和衣原体等各种微生物的感染。近年来，宫颈癌病因学研究取得了突破性进展，其中最主要的发现是明确HPV是宫颈癌发生的必要条件。

（一）宫颈癌发生的必要条件——HPV感染

与宫颈癌最为密切的相关因素是性行为，因而人们很早就怀疑某些感染因子的作用。在20世纪60~70年代，人们将主要的目光投向单纯疱疹病毒（HSV）Ⅱ型，尽管HSV在体外被证实具有一定的致癌性，且在宫颈癌标本中有一定的检出率，但临床活体标本检出的HSV始终仅占极小部分，流行病学调查也不支持HSV与宫颈癌的关系。而其他因子，如巨细胞病毒、EB病毒、衣原体等迄今尚未发现有力证据。

（二）宫颈癌发生的共刺激因子

事实证明，性活跃女性一生感染HPV的机会大于70%，但大多为一过性的，通常在感染的数月至两年内消退，仅少数呈持续感染状态，约占15%。已经证实，只有高危HPV持续感染才能导致宫颈癌及其前期病变的发生，但也仅有极少数最后才发展为宫颈癌。因此可认为HPV感染是宫颈癌发生的必要条件，但不是充分条件，还需要其他致病因素协同刺激。现已发现一些共刺激因子与宫颈癌的发生有关，有研究者总结宫颈癌发生的共刺激因子有以下几种：①吸烟。②生殖道其他微生物的感染，如HSV、淋球菌、衣原体和真菌等可提高生殖道对HPV感染的敏感性。③性激素影响，激素替代和口服避孕药等。④内源性或外源性因素引起免疫功能低下。

国外有学者将宫颈癌的发生形象地用"种子—土壤"学说来解释，其中将 HPV 感染比喻为种子，共刺激因子为营养，宫颈移行带为土壤。

三、临床表现

（一）症状

1. 阴道流血

常表现为接触性出血，即性生活或妇科检查后阴道流血。也可表现为不规则阴道流血，或经期延长、经量增多，老年患者常为绝经后不规则阴道流血。出血量根据病灶大小、侵及间质内血管情况而不同，若侵蚀大血管可引起大出血。一般外生型癌出血较早，量多；内生型癌出血较晚。

2. 阴道排液

多数患者有白色或血性、稀薄如水样或米泔状、有腥臭味的阴道排液。晚期患者因癌组织坏死伴感染，可有大量米泔样或脓性恶臭白带。

3. 晚期症状

根据癌灶累及范围出现不同的继发性症状，如尿频、尿急、便秘、下肢肿痛等；癌肿压迫或累及输尿管时，可引起输尿管梗阻、肾盂积水及尿毒症；晚期可有贫血、恶病质等全身衰竭症状。

（二）体征

微小浸润癌和部分早期浸润癌患者局部可无明显病灶，宫颈光滑或为轻度糜烂。随宫颈浸润癌生长发展可出现不同体征，外生型者宫颈可见菜花状赘生物，组织脆，易出血。内生型者由于癌细胞向周围组织生长，浸润宫颈管组织，使宫颈扩张，从而表现为宫颈肥大、质硬和颈管膨大。无论是外生型还是内生型，当癌灶继续生长时，其根部血管被浸润，部分组织坏死脱落，形成溃疡或空洞。阴道壁受侵时可见赘生物生长。宫旁组织受侵时，盆腔三合诊检查可扪及宫旁组织增厚或结节状或形成冰冻骨盆。

晚期患者可扪及肿大的锁骨上和腹股沟淋巴结，也有患者肾区叩击痛阳性。

四、辅助检查

（一）盆腔检查

不仅对诊断有帮助，还可决定患者的临床期别。

1. 阴道检查

暴露宫颈、阴道穹隆及阴道壁时，应缓慢扩张窥阴器并深入暴露宫颈和阴道，以免损伤病灶导致大出血。阴道检查时应主要观察宫颈外形和病灶的位置、形态、大小及有无溃疡等。阴道指诊时应用手指触摸全部阴道壁至穹隆部及宫颈外口，进一步了解病灶的质地、形状、波及的范围等，并注意有无接触性出血。

2. 双合诊

主要了解子宫体的位置、活动度、形状大小和质地，以及双附件区域、宫旁结缔组织有无包块和结节状增厚。

3. 三合诊

是明确宫颈癌临床期别不可缺少的临床检查，主要了解阴道后壁有无肿瘤病灶的浸润、宫颈大小及形态、宫旁组织情况，应同时注意有无肿大的盆腔淋巴结可能。

（二）全身检查

注意患者的营养状况，以及有无贫血及全身浅表淋巴结肿大和肝、脾肿大。

（三）实验室检查

极早期的宫颈癌大多无临床症状，需经宫颈癌筛查后根据病理组织学检查以确诊。

1. 宫颈细胞学检查

是目前宫颈癌筛查的主要手段，取材应在宫颈的移行带处，此为宫颈鳞状上皮与柱状上皮交界处。

2. 阴道镜检查

适用于宫颈细胞学异常者，主要观察宫颈阴道病变上皮血管及组织变化。对肉眼病灶不明显的病例，可通过阴道镜协助发现宫颈鳞-柱交界部位有无异型上皮变化，并根据检查结果进行定位活检，以提高宫颈活检的准确率。

3. 宫颈活组织病理检查（宫颈活检）

是诊断宫颈癌最可靠的依据。适用于阴道镜检查可疑或阳性、临床表现可疑宫颈癌或宫颈其他疾病不易与宫颈癌鉴别时。宫颈活检应注意在靠近宫颈鳞-柱交界的区域（SCJ）和（或）未成熟化生的鳞状上皮区取材，可减少失误，因为这常常是病变最严重的区域。溃疡的活检必须包括毗邻溃疡周边的异常上皮，因为坏死组织往往占据溃疡的中心。取活检的数量取决于病变面积的大小和严重程度，一般多点活检通常需要 2~4 个活检标本。一般宫颈活检仅需 2~3 mm 深、约绿豆大小，当怀疑浸润癌时，活检应更深些。

4. 宫颈锥形切除术（锥切）

主要应用于宫颈细胞学检查多次异常而宫颈活组织病理结果为阴性或为原癌但不能排除浸润癌的患者。其在宫颈病变的诊治中居于重要地位，很多情况下锥切既明确了诊断，又达到了治疗目的。按照使用的切割器械不同，可分为传统手术刀锥切、冷刀锥切（CKC）、激光锥切（LC）和近年流行的环形电切术（LEEP）。锥切术的手术范围应根据病变的大小和累及的部位决定。原则上锥切顶端达宫颈管内口水平稍下方，锥切底视子宫阴道部病变的范围而定，应达宫颈病灶外 0.5 cm。在保证全部完整地切除宫颈病变的前提下，应尽可能多地保留宫颈管组织，这对未生育而又有强烈生育愿望的年轻患者尤为重要。术后标本的处理应注意以下几方面：①锥切的宫颈标本应做解剖位点标记，可在宫颈 12 点处剪开或缝线做标记，并标明宫颈内外口。②锥切标本必须进行充分取材，可疑部位做亚连续或连续切片，全面评价宫颈病变以免漏诊。③病理报告应注明标本切缘是否受累、病变距切缘多少毫米、宫颈腺体是否受累和病变是否为多中心等，均有助于宫颈病变的进一步治疗。

5. 宫颈搔刮术

是用于确定宫颈管内有无病变或癌灶是否已侵犯宫颈管的一种方法，其常与宫颈活检术同时进行，从而及早发现宫颈癌。

6. 影像学检查

宫颈癌临床分期通常不能准确地确定肿瘤范围，因此不同的影像学诊断方法，如 CT 扫描、MRI 及正电子发射断层扫描术（PET），更准确地确定病灶范围，确定治疗计划。但这些检查并不是都有条件进行，而且结果多变，因而这些检查结果不能作为改变临床分期的依据。MRI 具有高对比度的分辨率和多方位的断层成像能力，对宫颈癌分期的准确率为 81%~92%。MRI 在宫颈癌的术前分期中极具价值：①可以通过宫颈本身信号改变直接观察肿瘤的有无及侵犯宫颈的深度。②可以判断宫旁侵犯的程度、宫颈周围器官（膀胱或直肠）是否受侵以及宫颈癌是否向上或向下侵及宫体或阴道。③可以提示肿大淋巴结的存在，进一步判断淋巴结转移的可能。

7. 鳞状细胞癌抗原（SCCA）检测

SCCA 是从宫颈鳞状上皮中分离出来的鳞状上皮细胞相关抗原 TA-4 的亚单位，由 SCCA-1 和 SCCA-2 抗原组成，是宫颈鳞癌较特异的肿瘤标志物，现已被广泛应用于临床。

五、转移途径

宫颈上皮缺乏淋巴管和血管，而且基底膜是组织学屏障，可以阻止癌细胞的浸润，因此宫颈癌前病变一般不易发生转移。一旦癌细胞突破基底膜侵入间质，病程即不可逆，癌细胞可到处转移。宫颈癌的转移途径主要是直接蔓延和淋巴转移，少数经血循环转移。

（一）直接蔓延

是最常见的转移途径，通过局部浸润或循淋巴管浸润而侵犯邻近的组织和器官。向下可侵犯阴道穹隆及阴道壁，因前穹隆较浅，所以前穹隆常常较后穹隆受侵早。癌细胞也可通过阴道壁黏膜下淋巴组织播散，而在离宫颈较远处出现孤立的病灶，向上可由颈管侵犯宫腔。癌灶向两侧可蔓延至宫旁和盆壁组织，由于宫旁组织疏松、淋巴管丰富，癌细胞一旦穿破宫颈，即可沿宫旁迅速蔓延，累及主韧带、骶韧带甚至盆壁组织。当输尿管受到侵犯或压迫可形成梗阻，并引起肾盂、输尿管积水。晚期患者癌细胞可向前、向后蔓延分别侵犯膀胱和直肠，形成癌性膀胱阴道瘘或直肠阴道瘘。

（二）淋巴转移

是宫颈癌最重要的转移途径。一般先沿宫颈旁淋巴管转移至闭孔、髂内及髂外等区域淋巴结，后再转移至髂总、骶前和腹主动脉旁淋巴结。晚期患者可远处转移至锁骨上及深、浅腹股沟淋巴结。

宫颈癌淋巴结转移率与其临床期别有关，研究表明 I 期患者淋巴结转移率为 15% ~ 20%、II 期为 25% ~ 40%、III 期为 50% 以上。20 世纪 40 年代末，Henriksen 对宫颈癌淋巴结转移进行详细的研究，其将宫颈癌的淋巴结转移根据转移时间的先后分为一级组和二级组。

1. 一级组淋巴结
（1）宫旁淋巴结：横跨宫旁组织的一组小淋巴结。
（2）宫颈旁或输尿管旁淋巴结：位于输尿管周围、横跨子宫动脉段附近淋巴结。
（3）闭孔或髂内淋巴结：围绕闭孔血管及神经的淋巴结。
（4）髂内淋巴结：沿髂内静脉近髂外静脉处淋巴结。
（5）髂外淋巴结：位于髂外动、静脉周围的 6 ~ 8 个淋巴结。
（6）骶前淋巴结。

2. 二级组淋巴结
（1）髂总淋巴结。
（2）腹股沟淋巴结：包括腹股沟深、浅淋巴结。
（3）腹主动脉旁淋巴结。

（三）血行转移

宫颈癌血行转移比较少见，大多发生在晚期患者，可转移至肺、肝、心、脑和皮肤。

六、治疗

浸润性宫颈癌诊断明确后，选择最佳的治疗方案是临床医师面临的首要问题。最佳治疗方案的选择通常取决于患者的年龄、全身健康状况、肿瘤的进展程度、有无并发症和并发症的具体情况以及治疗实施单位的条件。因此，有必要先对患者进行全面仔细的检查评估，再由放疗科医生和妇科肿瘤医生联合对治疗方案做出决定。

治疗方案的选择需要临床判断，除了少数患者的最佳方案只是对症治疗以外，大多数患者的治疗选择主要是手术或放射治疗（放疗）。对于局部进展患者的初始治疗大多数学者建议选择放疗，包括腔内放疗（Cs 或 Ra）和外照射 X 线治疗。手术和放疗之间的争论已经存在了几十年，特别是围绕 I 期和 II A 期宫颈癌的治疗。对于 II B 期及以上期别宫颈癌患者治疗，大多采取顺铂化学治疗（化疗）和放疗联合的治疗方法。

总体上讲，对于早期宫颈癌患者，手术和放疗的生存率是相似的。放疗的优点是几乎适用于所有期别的患者，而手术治疗则受限于临床期别，在国外的许多机构中，手术治疗被用于希望保留卵巢和阴道功能的 I 期、II A 期年轻宫颈癌患者。由于手术技巧的提高和相关材料的改进，目前手术所导致的患者死亡率、术后尿道阴道瘘发生率均低于 1%，这使得选择手术治疗的患者明显增加。其他因素也可能导致选择手术而不是放疗，包括妊娠期宫颈癌、同时并发存在肠道炎性疾病、因其他疾病先前已行放疗、存在盆腔炎性疾病或同时存在附件肿瘤，以及患者的意愿。但在选择放疗时必须考虑到放疗对肿瘤周围正常器官的永久性损伤和继发其他恶性肿瘤的可能。

（一）手术治疗

是早期宫颈浸润癌首选的治疗手段之一和晚期及某些复发性宫颈癌综合治疗的组成部分。宫颈癌手术治疗已有100余年历史。随着对宫颈癌认识的不断深入，手术理论与实践的不断完善及宫颈癌其他治疗手段尤其是放疗和化疗的不断进展，宫颈癌手术治疗的术式及其适应证也几经变迁，日趋合理，但其中对手术治疗的发展最重要的贡献者当数 Wertheim 和 Meigs。当今开展的宫颈癌各种手术方式多为他们当年所开创术式的演变与发展。

1. 手术类型及其适应证

宫颈癌手术治疗的目的是切除宫颈原发病灶及周围已经或可能受累的组织、减少并发症。其原则是既要彻底清除病灶，又要防止不适当地扩大手术范围，尽量减少手术并发症，提高生存质量。目前国外将宫颈癌手术分为以下5种类型。

（1）筋膜外子宫切除术（Ⅰ型）：切除所有宫颈组织，不必游离输尿管。筋膜外全子宫切除的范围国内外不同学者在描述上尽管存在一定的差异，但不管如何，与适用于良性疾病的普通全子宫切除术的范围并不相同，主要差异在于普通全子宫切除术不需暴露宫旁段输尿管，而是沿子宫侧壁钳夹、切断宫颈旁组织及阴道旁组织，包括主韧带、宫骶韧带、宫颈膀胱韧带等，为避免损伤输尿管，须紧靠宫颈旁操作。这种操作方法必然会残留部分宫颈组织，而不能很完整地切除宫颈。筋膜外全子宫切除术主要适用于 Ⅰ A$_1$ 期宫颈癌。

（2）改良根治性子宫切除术（Ⅱ型）：这一术式基本上是 Wertheim 手术，在子宫动脉与输尿管交叉处切断结扎子宫动脉。部分切除主韧带和宫骶韧带，当上段阴道受累时切除阴道上段 1/3。选择性切除增大的盆腔淋巴结，这一术式主要适用于 Ⅰ A$_2$ 期宫颈癌。

（3）根治性子宫切除术（Ⅲ型）：基本上为 Meigs 手术。在膀胱上动脉分出子宫动脉的起始部切断并结扎子宫动脉，切除全部主韧带、宫骶韧带及阴道上 1/2，主要适用于 Ⅰ B 和 Ⅱ A 期宫颈癌。

（4）超根治性子宫切除术（Ⅳ型）：和Ⅲ型的主要区别如下。①完整切除膀胱子宫韧带。②切断膀胱上动脉。③切除阴道上 3/4。这一手术泌尿道瘘的发生率较高，主要用于放疗后较小的中心性复发癌。

（5）部分脏器切除术（Ⅴ型）：适用于远端输尿管或膀胱的中心性复发。相应部分切除后，输尿管可重新种植于膀胱。当根治性子宫切除术时发现远端输尿管受累，也可采用该术式，当然也可放弃手术治疗改行放疗。

国内治疗宫颈癌手术的术式与国外略有不同，基本根据上海张惜阴教授提出的四级手术。

Ⅰ级：筋膜外全子宫及附件切除术（年轻患者保留一侧卵巢）。

Ⅱ级：扩大全子宫切除，阴道和宫旁各切除 1 cm。

Ⅲ级：次广泛全子宫切除术，宫旁和阴道各切除 2~3 cm。适用于 Ⅰ A 期宫颈癌，一般不行盆腔淋巴切除术，但特殊情况除外。

Ⅳ级：广泛性全子宫切除术及盆腔淋巴结清扫术，宫旁组织和阴道各切除至少 3 cm 以上，适用于 Ⅰ B ~ Ⅱ A 期宫颈癌。

目前宫颈癌根治术通常经腹施行，但也可经阴道施行，事实上经阴道根治术的历史早于经腹。经阴道子宫根治术特别适用于肥胖，并发心、肺、肾重要脏器疾病，难以耐受腹部手术等。但操作难度大，主要依靠术者触觉完成手术，完成淋巴结切除较为困难，目前临床应用较少。随着腹腔镜手术技术的日益成熟，目前腹腔镜宫颈癌根治术在蓬勃开展，并且已经显现出其微创效优的特点。

2. 并发症

宫颈癌手术并发症可分为术中、术后及晚期并发症。

（1）术中并发症：主要包括术时出血和脏器损伤。

1）术时出血：根治性子宫切除术时出血最容易发生在两个环节。第一为清扫淋巴结时损伤静脉或动脉，第二是分离主韧带和游离输尿管时。对这类出血，可看清出血点者，采用缝扎或结扎止血。对细小静脉或静脉壁细小破裂出血，最简单有效的方法是压迫止血。

2）脏器损伤：容易损伤的脏器有输尿管、膀胱、直肠和闭孔神经，若操作仔细、技术和解剖熟悉，多能避免。一旦损伤发生可根据损伤部位和范围做修补术。闭孔神经损伤发生后应立即修补缝合。

（2）术后并发症。

1）术后出血：多发生于术中出血漏扎或止血不严，若出血发生在阴道残端，可出现术后阴道出血。处理方法是经阴道结扎或缝扎止血。若出血部位较高，或腹腔内出血，且出血量较多，则需开腹止血。对手术后数日发生的残端出血要考虑感染所致，治疗以抗感染为主。

2）输尿管瘘：游离输尿管时损伤管壁或影响其局部血供加之术后感染、粘连排尿不畅等，可形成输尿管阴道瘘或腹膜外渗尿等。近年来发生率已降至1%以下，防治措施除不断改进技术外，最重要的是手术细致，尽量避免损伤及预防感染，避免排尿不畅。

3）盆腔淋巴囊肿：手术后回流的淋巴液潴留于后腹膜间隙形成囊肿，发生率达12%～24%。淋巴囊肿一般较小，无症状者可随访观察。但较大的囊肿可引起患侧下腹部不适，甚至造成同侧输尿管梗阻。必要时可在超声引导下行穿刺抽吸。淋巴囊肿的预防主要靠尽量结扎切断的淋巴管，也有人提出不缝合反折腹膜可减少其发生。

4）静脉血栓及肺栓塞：是宫颈癌围术期最可能致死的一个并发症，任何时候都应对此提高警惕，术中、术后应予特别关注，以防发生这种可能致死的并发症。术中是腿部或盆腔静脉形成血栓的最危险时期，应注意确保术中腿部静脉没有被压迫，仔细分离盆腔静脉可减少在这些静脉中形成血栓。

5）感染：其发生率已明显下降，主要取决于广谱抗生素的临床应用和手术条件及技巧的提高。

（3）晚期并发症。

1）膀胱功能障碍：Seski、Carenza、Nobili和Giacobini等学者均认为术后膀胱功能障碍是支配膀胱逼尿肌的感觉神经和运动神经损伤的直接结果，手术做得越彻底，损伤的程度就越大，术后发生膀胱功能障碍的可能就越大。膀胱功能障碍通常表现为术后排尿困难、尿潴留、尿道感染等，术后需长期给予持续的膀胱引流，但经对症治疗，几乎所有的患者都能恢复。通过控制手术范围和手术的彻底性，特别是对于早期宫颈癌患者，能够降低此并发症。Bandy及其同事报道了根治性子宫切除术（Ⅲ型）及术后是否予放疗对膀胱功能的远期影响，结果发现30%的患者术后需膀胱引流达到或超过30日，术后盆腔放疗者膀胱功能障碍的发生率明显高于未放疗者。

2）淋巴囊肿：是较麻烦的并发症。在髂外静脉下方结扎进入闭孔窝的淋巴管有助于减少淋巴液流入这一最常形成淋巴囊肿的区域。腹膜后引流也可减少淋巴囊肿的发生，但避免盆腔腹膜的重新腹膜化就可以不再需要引流。如果出现淋巴囊肿，一般不会造成损害，而且如果时间足够长，淋巴囊肿通常会被吸收。Choo及其同事认为直径小于4～5 cm的囊肿通常在2个月内吸收，处理上只需予以观察。当有证据表明存在明显的输尿管梗阻时需要手术治疗，手术需切除淋巴囊肿的顶，并将舌状下挂的网膜缝合到囊腔内面（内部造袋术），这样可以避免重新形成囊肿。经皮穿刺抽吸囊液常会继发感染，所以需谨慎使用。

（二）放疗

早期宫颈癌单纯根治性手术与单纯根治性放疗相比，两者疗效相近。近年来，同步放、化疗已成为中晚期宫颈癌治疗的标准模式。

1. 放疗适应证

（1）0～ⅣA期患者。

（2）不适合手术或拒绝手术的早期宫颈癌患者。

（3）宫颈局部病灶较大的术前放疗。

（4）手术治疗后病理检查发现有高危因素的术后辅助治疗。

（5）病变晚期不宜行根治性放疗者，也可行姑息性放疗，以改善症状并提高生存质量（如控制出血、疼痛等），延长生存期。

2. 根治性放疗

0～ⅢB期及部分盆腔器官浸润少的ⅣA期，均可接受根治性放疗。

（1）ⅠA₁期：单纯腔内放疗，每周 1 次，每次 5 ~ 7 Gy，DT 50 Gy 左右。

（2）ⅠA₂期、ⅠB₁期、ⅡA期：肿瘤直径≤4 cm，腔内放疗，每周 1 次，每次 5 ~ 7 Gy，DT 50 ~ 55 Gy；体外放疗用盆腔四野（全盆腔前后对穿两野+侧面两野）盒式放疗，DT 50 Gy/25 次，5 ~ 6 周，盆髂区有淋巴结残留缩野到 DT 60 Gy，腔内放疗当天外照射只进行前后挡直肠野放疗或不照射。

（3）ⅠB₂期、ⅡA期：肿瘤直径>4 cm，腔内放疗每周 1 次，每次 5 ~ 7 Gy，DT 55 ~ 60 Gy；体外放疗用盆腔四野盒式放疗，DT 50 Gy/25 次，5 ~ 6 周，盆髂区有淋巴结残留缩野到 DT 60 Gy。

（4）ⅡB期 ~ ⅣA期：腔内放疗每周 1 次，每次 5 ~ 7 Gy，DT 55 ~ 60 Gy；体外放疗用盆腔四野盒式放疗，DT 50 Gy/25 次，5 ~ 6 周，盆髂区有淋巴结残留缩野到 DT 60 Gy，阴道下 1/3 有侵犯，包括双侧腹股沟淋巴结区域、腹主动脉旁淋巴结有侵犯需扩大照射野；一般均给予辅助化疗。

3. 术前放疗

缩小肿瘤体积、提高完全切除的可能性，降低癌细胞活性及术中播散。

多采用腔内放疗，剂量为 DT 20 ~ 30 Gy，或行体外半量照射，2 ~ 3 周后行手术治疗。

4. 术后放疗

一般于术后 1 个月内进行，剂量大多为 DT 45 ~ 50 Gy；而对于阴道切缘阳性或手术范围不够者应加阴道腔内放疗。

5. 姑息性放疗

晚期宫颈癌患者可行腔内放疗或体外照射，以达到缩小肿瘤、止血、止痛、延长生存期的目的。

6. 放疗不良反应

（1）早期不良反应：常发生在放疗期间或放疗结束后 3 个月内。常见盆腔感染、阴道炎、外阴炎、直肠反应、全身反应等。

（2）晚期不良反应：多在放疗后 3 个月至 2 年内发生。可见：小肠、乙状结肠及直肠放疗反应，泌尿系统放疗反应，盆腔纤维化，生殖器官放疗反应等。

（三）化疗

受宫颈癌发病低龄化、人们生活质量要求提高、化疗药物及手段的改进等影响，化疗对延长生存期或提高生活质量有一定作用，对盆腔外转移或复发而又不适合放疗或手术者，强烈推荐化疗。

顺铂（DDP）是最有效的药物，对复发或转移性宫颈癌推荐作为一线化疗药物。宫颈癌的化疗，是以顺铂为基础的联合化疗或单用 DDP 化疗为主。宫颈癌初治病例，首选 TP 方案（紫杉醇+顺铂）或顺铂单药方案。复发性宫颈癌既往未化疗者，首选 TP 方案。对晚期宫颈癌进行以顺铂为基础的联合化疗可以明显提高患者的生存预后。临床常用的联合化疗方案见表 5-1。

表 5-1　宫颈癌常用的联合化疗方案

方案	药物	用法用量	周期
PF 方案	顺铂（DDP）	50 ~ 70 mg/m², 放疗的第 1 天和第 29 天静脉滴注	3 周重复
	5 - 氟尿嘧啶（5 - FU）	4 g/m², 放疗的第 1 天和第 29 天持续静脉滴注 96 小时	
PVB 方案	顺铂（DDP）	50 mg/m², 静脉滴注，第 1 天	3 周重复
	长春新碱（VCR）	1 ~ 1.5 mg/m², 静脉滴注，第 1 天	
	博来霉素（BLM）	20 mg/m², 静脉滴注，第 1 ~ 第 8 天	
BIP 方案	顺铂（DDP）	50 mg/m², 静脉滴注，第 1 天	4 周重复
	博来霉素（BLM）	30 mg/m², 静脉滴注，第 1 ~ 第 4 天	
	异环磷酰胺（IFO）	3 mg/m², 静脉滴注，第 1 ~ 第 5 天	
BVP 方案	顺铂（DDP）	50 mg/m², 静脉滴注，第 1 天	10 天重复
	长春新碱（VCR）	1 mg/m², 静脉滴注，第 1 天	
	博来霉素（BLM）	15 mg/m², 静脉滴注，第 1 ~ 第 3 天	

方案	药物	用法用量	周期
TP方案	紫杉醇（TAX）	135~175 mg/m², 静脉滴注, 第1天	3周重复
	顺铂（DDP）	75 mg/m², 静脉滴注, 第1天或卡铂（CBP）AUC = 5~6, 静脉滴注第1天	
GP方案	顺铂（DDP）	75 mg/m², 静脉滴注, 第1天或卡铂（CBP）AUC = 5~6, 静脉滴注第1天	3周重复
	吉西他滨（GEM）	3周疗法：本药1.25 g/m², 静滴30分钟, 第1、第8天给药, 随后休息1周	
		4周疗法：本药1 g/m², 静滴30分钟, 第1、第8、第15天给药, 随后休息1周	
IP方案	顺铂（DDP）	75 mg/m², 静脉滴注, 第1天	3周重复
	拓扑替康	1.5 mg/m², 静脉滴注1~5天	

（四）生物治疗

1. 血管生成抑制剂

用于生物治疗，在阻止肿瘤生长和进展，甚至清除较小体积残余病灶方面可能有效。近年来，积累了一些有关血管生成在局部进展型宫颈癌中发挥作用的证据。

2. 治疗性 HPV 疫苗

2003年，世界卫生组织（WHO）召集了一群来自发展中国家和发达国家的专家来确定检测 HPV 疫苗效能的合适终点。普遍的共识是：效能终点应当是适合在公共健康机构开展的、全球一致的、可测量的。从病毒感染到表现为浸润癌存在时间上的滞后，因此，一个替代终点应当可用来确定疫苗的效能。因为同一种高危型 HPV 病毒的持续感染是中度或者高度宫颈不典型增生和浸润性宫颈癌的易感因素，所以，决定将 CIN 而不是浸润癌作为 HPV 疫苗的疗效终点。

第六章

盆腔器官脱垂

女性盆底功能障碍性疾病（FPD），又称盆底缺陷或者称为盆底支持组织松弛，是指女性生殖器官由于创伤、退化等因素，导致的支持盆底的肌肉、结缔组织或韧带损伤，从而引发连锁效应而导致的盆腔器官下降移位引发器官的位置及功能异常的一组疾病，包括盆腔器官脱垂（POP）、压力性尿失禁（SUI）、尿潴留、顽固性便秘、便失禁、排便困难、慢性盆腔痛（CPP）以及性功能障碍等，至少涉及妇科、泌尿科和肛肠科三大系统。

一、概述

盆腔器官脱垂是一类由各种原因导致的盆底支持组织薄弱，造成盆腔器官下降移位引发器官的位置及功能异常。主要表现为生殖道膨出症状与体征，以外阴部块物脱出为主要症状，伴或不伴有排尿、排便异常，外阴部出血、炎症等，程度不等地影响患者的生活质量。

盆腔器官脱垂为任何有生殖道膨出症状的生殖道支持组织缺陷，盆腔器官脱出于阴道内或外。2001年美国国立卫生研究院（NIH）定义为任何阴道节段的前缘达到或超过处女膜缘外 1 cm 以上。此外，排除其他可能的病因后，即使膨出的最远端在处女膜缘以上，任何有生殖道膨出症状的妇女也定义为盆腔器官脱垂。

盆腔器官脱垂可以更形象地形容为外科疝，外科学也称其为会阴疝，所不同的是其脱出的脏器无皮肤或腹膜掩覆，囊口、囊颈宽大，一般不造成疝内容物的嵌顿、绞窄，但却常伴有严重、广泛的盆底肌肉、筋膜缺陷以及神经损伤，并多同时伴有泌尿生殖、肠道和性功能异常。

盆腔器官脱垂包括：阴道前壁脱垂（膀胱膨出、尿道膨出），子宫脱垂（阴道穹隆脱垂），阴道后壁脱垂（肠疝、直肠肛门膨出）或者上述部位的复合脱垂。

阴道前后壁脱垂又称阴道前后壁膨出，指女性生殖器官包括盆底肌、筋膜及韧带因损伤发生撕裂，或因其他原因使阴道支持组织不能恢复正常，阴道前壁或后壁呈球状露于阴道口外。

子宫脱垂通常是由于子宫主韧带和子宫骶韧带对阴道顶端的支持减弱，使得宫颈和宫体向阴道口脱出。临床表现为子宫从正常位置沿阴道下降，宫颈外口达坐骨棘水平以下，甚至子宫全部脱出阴道口以外，称为子宫脱垂。

穹隆脱垂是子宫切除术后因年龄、绝经和损伤等因素导致的盆底筋膜结构支持减弱，阴道穹隆顶端向下移位，形成阴道穹隆膨出。

二、解剖学缺陷

女性盆底功能和位置正常有序的维持需要依靠盆底多层肌肉、筋膜及子宫韧带结构和功能的正常。当盆底由于退化、创伤、先天发育不良或某些疾病引起盆底肌肉、筋膜损伤，张力减低，导致生殖器支持功能的减弱，便会发生盆腔器官脱垂。

1. 阴道前壁脱垂

因阴道前壁与膀胱底、尿道仅隔以耻骨膀胱宫颈筋膜（盆脏筋膜）与尿生殖隔深筋膜（尿生殖筋膜)。耻骨膀胱宫颈筋膜起自耻骨联合后方及耻骨弓，沿膀胱底部向前外方延伸附着于宫颈前方，向两侧延伸与主韧带连接，与宫颈两侧的膀胱宫颈韧带共同维持膀胱于正常位置。

阴道前壁脱垂常伴有膀胱膨出与尿道膨出。膀胱膨出为阴道内上 2/3～3/4 区域的膨出，表现为阴道横沟与膀胱沟之间的阴道前壁的脱垂；尿道膨出为阴道内上 1/4～1/3 区域的膨出，表现为尿道下沟与阴道横沟之间的阴道前壁膨出，尿道膨出常伴有压力性尿失禁。

阴道前壁的脱垂又分为中心型与旁侧型，中心型为耻骨宫颈筋膜中线撕裂或变薄引起的膀胱脱垂，检查时可见膨出的阴道前壁光滑无皱襞。旁侧型为耻骨宫颈筋膜从附着的耻骨弓断裂，检查时可见膨出的阴道前壁有横向皱襞，阴道前壁与侧壁间的耻骨弓处夹角呈锐角。

2. 阴道后壁脱垂

因阴道后壁与直肠前壁仅隔以直肠阴道筋膜，两侧为耻骨尾骨肌纤维，若长时间受压与损伤后造成过度伸展与撕裂，导致直肠前壁呈盲袋样凸显阴道，检查时可见膨出的阴道后壁。

阴道后壁的脱垂又分为高位脱垂与低位脱垂，高位脱垂常表现为阴道后壁上部及穹隆部的脱垂，常伴有高位直肠膨出或子宫直肠凹疝；低位脱垂表现为阴道后壁下部的脱垂，常伴有低位直肠膨出，肛诊突向阴道的直肠前壁呈盲袋样，连接于会阴中心腱的肛提肌间隙增宽。

3. 子宫脱垂

子宫维持在正常的解剖位置依靠其宫颈周围环及附着于宫颈周围环的韧带与筋膜，包括子宫骶韧带、子宫主韧带、耻骨宫颈筋膜、直肠阴道筋膜，其中子宫骶韧带为主要的悬吊结构。

研究发现：用新鲜和保存的女性尸体研究宫骶韧带的解剖和强度，发现坐骨棘水平的宫骶韧带可承受的最大拉力达到 17.0 kg；子宫主韧带由子宫动静脉、神经及血管周围是疏松结缔组织组成，并没有致密的韧带结构连接于盆侧壁，部分起到支持作用；耻骨宫颈筋膜、直肠阴道筋膜与宫颈周围环的紧密膜附着，是保证阴道顶端位于坐骨棘水平以上、阴道穹隆不塌陷的重要因素。

4. 穹隆脱垂

全子宫切除术包括宫颈的切除，同时切断了宫颈周围环附着的韧带与筋膜，阴道穹隆与直肠子宫陷凹间仅隔阴道壁、反折腹膜及两者之间已断裂的耻骨宫颈筋膜、直肠阴道筋膜，不足以对抗长期的腹压而发生脱垂。穹隆脱垂可同时伴有膀胱与直肠脱垂。

三、病因与发病机制

（一）年龄

妊娠和分娩后，大约一半以上的女性会存在不同程度的盆腔器官脱垂，但严重的脱垂大多发生于 60 岁以后，故可以说盆腔器官脱垂随着年龄的增加，疾病的严重程度会逐步增加。

绝经后妇女体内雌激素分泌迅速减少，生殖道支持组织分解代谢后，因局部血供差、神经营养不良，导致局部组织不能有效地修复，盆底的支持组织因此变得薄弱，张力减低并失去弹性，这些变化将加重原先已有的妊娠分娩等因素造成的损伤。若合并有其他高危因素，如营养不良、便秘、慢性咳嗽或其他腹压增加的情况，则极易发生盆腔器官脱垂。即使在年轻妇女，因产后长期哺乳造成体内长时间的低雌激素状态，也有可能削弱盆底支持组织，再加上产后过早劳动及营养不良，都有可能促发盆腔器官脱垂的发生。

（二）生育因素

生育次数、分娩方式、胎儿的大小及会阴切开术、产后开始劳动时间过早等均与盆腔器官脱垂的发生有显著相关性。产次越多患者的盆腔器官脱垂发病率也越高。随着产次的增加，对盆底的神经、肌肉及韧带的损伤次数也增加，无疑会增加盆腔器官脱垂的发病率。

1. 妊娠影响

（1）随着孕周的增加，妊娠期间不断增大子宫是非妊娠期的 1 000 倍，孕晚期的子宫重量约为非孕期的 20 倍，增大的胎儿及其附属物，使得盆底所承受的压力增大。

（2）妊娠相关激素分泌的增加，盆底胶原组织链接的减弱、胶原总量的减少，盆底组织伸展性增大，盆底组织变得松弛，对盆腔器官支持力减弱，导致盆腔器官脱垂的发生。

（3）正常体位时，人体正常的弯曲使腹腔压力和盆腔器官的重力轴指向骶骨；而妊娠时腰部向前凸出，腹部向前鼓起、向下凸出，使重力轴线向前移，而使腹腔压力和盆腔器官的重力指向盆底肌肉，加上子宫重量日益增加，使盆底肌肉处于持续受压中，使得肌肉肌纤维变形、肌张力减退。

所以，十月怀胎孕产期体重的增加、妊娠期雌性激素水平增高、对盆底的重力作用等因素都是盆底功能受损的重要原因。

2. 分娩影响

健康的未孕妇女，盆底与盆腔器官紧密地相互支撑，盆底组织无论在静止状态和增加腹压时，均有足够的支撑力维持盆腔器官于正常位置。妊娠期多种因素可造成对盆底的损伤，分娩过程中也不可避免地损伤盆底结构。

（1）分娩过程中胎先露对盆底肌肉过度压迫，加重了盆底肌肉、神经及韧带的损伤，使得盆底肌对盆腔器官的支撑力下降，是盆腔器官脱垂发生的重要因素。

（2）经历胎头吸引器、产钳助产和臀位牵引等阴道助产、难产的产妇，发生会阴裂伤或者过度伸展，盆底肌肉筋膜拉伤、断裂，对盆底器官的支撑能力下降，造成盆腔器官脱垂的发生和发展。

（3）滞产、第二产程延长，胎先露部位长期压迫盆底肌肉、神经和血管，盆底肌肉和筋膜无限拉长、变薄，能对盆底造成损伤，易发生盆腔器官脱垂。

（4）急产时过强的产力，盆底软组织不能充分地扩张，造成盆底肌肉筋膜的急性创伤，盆底组织缺损，在腹压增加时将盆腔器官向下推进从而发生盆腔器官脱垂。

（5）多次生育会反复加重对盆底的损伤，是发生盆腔器官脱垂的高危人群。

（三）体质量指数（BMI）

肥胖是盆腔器官脱垂的高危因素。肥胖患者腹压较正常人高，增加了盆底负担；肥胖者盆底肌肉所占比例低，盆底周围被大量脂肪细胞占据，使盆底承压能力下降。两者共同造成盆底功能下降，诱发或加重盆腔器官脱垂。

消瘦的人肌肉多不发达，肌肉力量比较弱，盆底肌肉为身体肌肉的一部分也不例外，力量弱、支撑盆底的功能也就弱了，所以容易发生盆腔器官脱垂。

适宜的体重患盆腔器官脱垂的风险小于体重过大与过小者。

（四）既往病史

1. 生活习惯

长期站立或负重、穿紧身胸衣、长期便秘、用力屏气及重体力劳动等，长期造成腹压增加的生活习惯，也因引起腹压持续性增加，促使盆腔器官脱垂的发生率增加。

2. 慢性病史

慢性咳嗽、哮喘等呼吸系统疾病都是引起盆腔器官支持组织缺陷致盆腔器官脱垂的基本发病因素。有些突发的子宫脱垂，可能与患者盆腔生长了巨大肿瘤或因各种原因造成的腹腔内大量腹腔积液有关。

盆底长期受到如此高压作用，除了盆底的筋膜、肌肉、神经被不断牵拉处于紧张状态而不能得到松弛休息外，盆底局部的血供也将受到影响，其直接结果是造成上述组织的营养不良、变性而失去弹性，最终发生盆腔器官脱垂。

3. 妇科手术

子宫切除术理论上不仅切除了子宫，而且切断维持盆底功能的相应韧带、神经和血管，在一定程度上改变了盆底的整体构架和盆底固有的稳态，可发生阴道前壁膨出、阴道穹隆脱垂、阴道后壁膨出等盆腔器官脱垂。

既往也有不同的关于子宫切除术影响盆底功能的报道。子宫切除术后相关的盆底障碍性疾病主要有阴道穹隆脱垂、慢性盆腔痛、排便障碍、排尿障碍、尿频、尿失禁及性生活障碍等。其中，子宫切除术后患者的性生活质量问题尤其受到广大患者的关注。但这种影响是短期立即发生的、长期显现的，是原有盆底功能障碍性疾病的加重还是新发疾病，手术方式与盆底功能障碍性疾病发生类型的关系，尚需通过具有盆底三维超声、尿动力学检查等客观证据的系统性研究进一步证实。

（五）遗传因素

最新的流行病学调查发现，盆腔器官脱垂的患者有家族聚集倾向，如果一级亲属中有盆腔器官脱垂患者，其本人患病风险明显增高。

此外，盆腔器官脱垂的发生存在种族差异，白人中多见，亚洲人其次，黑人中少见，这可能与不同种族的盆腔结构、肌肉和结缔组织的质量以及创伤后形成的厚纤维组织的倾向不同有关，也可能与不同种族的文化和生活习惯相关，由此提示盆腔器官脱垂与遗传因素有关。

四、临床表现

（一）症状

1. 轻度盆腔器官脱垂

可能并没有明显的临床症状，随着疾病的进展，盆腔内的器官无法维持在正常位置，从而出现相应的功能障碍。

盆腔器官脱垂轻症患者一般无任何不适。

2. 重度盆腔器官脱垂

最特异的症状是患者能看到或者触到膨大的组织器官脱出阴道口。子宫脱垂时因下垂的子宫、子宫韧带有牵拉，可导致盆腔充血，使患者出现不同程度的腰骶部酸痛或下坠感，站立过久或劳累后的症状更明显。轻度脱出的阴道壁或子宫经卧床休息，有的能够自行回缩或用手帮助还纳；重度的子宫脱垂常常不能还纳，暴露在阴道外的阴道黏膜和宫颈因长期与内裤的摩擦，常导致阴道壁和宫颈发生溃疡、出血、分泌物增多，如果继发感染则可有脓性分泌物。

3. 中、重度阴道前壁膨出（伴有或不伴有子宫脱垂）

可有排尿困难、尿不尽感、残余尿增加等，部分患者可发生压力性尿失禁，但随着膨出的加重，其压力性尿失禁症状可缓解或消失，取而代之的是排尿困难，甚至需要手助压迫阴道前壁帮助排尿，并易发生尿路感染。

4. 中、重度阴道后壁膨出（伴有或不伴有子宫脱垂）

常伴有便秘、排便困难等，重的排便困难也需要手助压迫会阴体、肛周或阴道后壁辅助排便。

盆腔器官脱垂往往还伴有某些非特异性症状，如阴道松弛、性功能障碍等。

（二）体征

1. 阴道前后壁膨出

妇科查体时阴道口突出物在向下屏气时增大，突出物表面可见阴道横纹皱褶，即为阴道前壁或后壁的膨出。

阴道前壁脱垂触诊时凸出包块柔软而边界不清，如用金属导尿管插入尿道膀胱中，则在可缩小的包块内触及金属导管，可确诊为膀胱或尿道脱垂。膀胱膨出看见阴道横沟与膀胱沟之间的阴道前壁膨出，尿道膨出表现为尿道下沟与阴道横沟之间的阴道前壁膨出。

阴道后壁膨出有半球状块物膨出，有时可触及粪块，肛查时指端可进入阴道凸出的盲袋内。阴道后壁膨出多伴有会阴部陈旧性裂伤。

2. 子宫脱垂或穹隆脱垂

妇科检查在向下屏气增加腹压时，宫颈外口距处女膜缘 <4 cm，排除单纯宫颈延长症即可诊断子宫脱垂。子宫脱垂常并伴有膀胱、直肠膨出。脱出于阴道外口的子宫由于长期暴露摩擦，可见宫颈及阴道壁溃疡，有少量出血及脓性分泌物，宫颈及阴道多明显增厚，宫颈肥大，不少患者宫颈显著延长。

子宫脱垂需要与单纯的宫颈延长症相鉴别。宫颈延长症指无子宫膨出的单纯宫颈延长，有时可伴有轻度阴道前后壁膨出。单纯宫颈延长可以通过触诊与子宫脱垂鉴别，双合诊检查宫颈的阴道部分延长，子宫体在盆腔内，前后穹隆部很高，屏气并不下移。

穹隆脱垂是一种继发于子宫切除手术后的疾病，检查可见，阴道口壁黏膜呈球状物膨出，阴道松弛，如合并有肠膨出，指诊可触及疝囊内的小肠，明显凸出于阴道口外的穹隆脱垂，局部长期摩擦，可见破溃和糜烂。

3. 症状与体征不一致

盆腔器官脱垂导致的盆底功能障碍是一组疾病症状群，其严重程度与解剖学改变不完全成正相关关系，也就是说，有的患者脱垂并不重，但症状明显，而有的患者脱垂较重，但症状并不明显。临床中常常会看到部分患者的盆腔器官脱垂为轻度，但常有明显的阴道胀痛、下腹不适与坠胀痛、腹股沟区牵拉痛的症状，而中重度脱垂的反而症状不十分明显。其原因可能如下。

（1）盆底的肌肉、筋膜和韧带共同担当着支持盆腔器官于正常位置、维持盆腔器官行使生理功能的重要作用，其结构的完整性、血管神经供给及支配功能正常是保证盆腔器官完成生理功能的基本保证。肌肉和胶原结缔组织，其间分布着丰富的神经纤维，主要由交感神经、副交感神经和躯体神经支配。交感神经的节前神经纤维来自脊柱两旁下胸段的交感干，与主动脉丛汇合形成上腹下丛，由上腹下丛发出分支形成子宫卵巢丛和左右腹下神经，腹下神经与来自第2～第4骶神经腹支的副交感神经节前纤维汇合形成下腹下神经，下腹下神经发出直肠支、膀胱支和子宫阴道支。躯体神经的感觉神经和运动神经，经阴部神经支配盆底组织，尤其是盆底肌肉，发生盆底神经损伤后，盆底支持组织，尤其是盆底肌肉会在电生理活动、组织学及化学分泌等方面发生巨大变化；盆底神经肌肉病理学研究同样显示了盆底肌神经支配的形态学改变和阴道黏膜末梢分布变化。上述变化均可诱发相关不适与疼痛等临床症状。随着年龄的增长、病情进一步进展，导致肌肉、筋膜和韧带逐渐退化或劳损时，局部组织的血运进一步受到影响，出现去神经化改变，临床症状反而不明显而体征典型。

（2）盆底的肌肉、筋膜和韧带是一个整体，共同担当着支持盆腔器官的功能。当盆底的肌肉、筋膜和韧带之一损伤时，常可通过另一个或两个结构与功能的完整来弥补。静息状态下，筋膜和韧带起着支撑与提拉的作用，而Ⅰ类肌纤维即慢缩肌纤维组成的盆底的肛提肌基础张力所维持的静息压力，使筋膜和韧带在承受压力状态下免受损伤；咳嗽等突然增加腹压时，盆底Ⅱ类肌纤维即快收缩肌反射性的收缩力对抗了来自腹压的冲击力，避免了对韧带的牵拉与筋膜的冲击，以至于长期作用的损伤。因而，在疾病的早期，患者可能因为盆底肌肉的损伤出现临床症状，因筋膜与韧带的完好结构与功能，临床体征并不十分明显。

（3）当疾病早期盆底的肌肉、筋膜和韧带出现轻度损伤时，压力性尿失禁和排空障碍均可能与阴道前壁及顶端脱垂有关。但是，伴随脱垂程度的进行性加重，由于脱垂导致的尿道机械性梗阻减少了漏尿，反而会使压力性尿失禁的症状被掩盖。

盆腔脏器脱垂，尤其是顶端和后壁缺陷，可能伴随排便障碍，例如便秘、排便费力、便不尽感等，在临床实践和影像学研究中发现，脱垂的严重程度并不与排便障碍完全成正相关。

五、危害

1. 外阴、阴道疾病

阴道壁膨出可以导致外阴部形态的改变。正常外阴、阴道前后壁是贴合的，阴道口是闭合的；但是阴道前壁或后壁膨出者，带皱褶的阴道壁是脱出在阴道口外的，阴道口张开呈洞状。阴道前后壁因膨出程度不同引起相关症状，例如阴道排气感、外阴肿胀下坠感、走路摩擦感、外阴与内裤粘连感，长时间脱垂的阴道前后壁或宫颈因摩擦可发生溃疡、出血等。

2. 反复发作阴道炎

由于阴道壁膨出，阴道前后壁不能有效地贴合，阴道口张开呈洞状，阴道分泌物常有异味；阴道抵御外界微生物入侵能力下降，阴道自洁能力也相应下降，易导致阴道炎反复发生。

3. 影响性生活

阴道壁脱垂可影响性生活的质量。性快感是性生活重要的组成部分，影响因素很多，最主要是受到盆底肌肉和神经的影响。

阴道松弛、阴道壁脱垂因盆底肌肉、筋膜的损伤与退化，致使阴道壁的胶原减少及支撑阴道壁肌肉纤维断裂等，使阴道口变的宽大，阴道壁顺应性降低及变薄、萎缩，无法维持阴道壁原本紧致而松弛，导致阴道感觉神经兴奋性降低，变得迟钝，使男方紧握感和女方容纳感均减弱或缺失，会使男女双方的性快感下降，长此以往，女性的性欲也会下降，易导致夫妻性生活质量下降。

轻度的子宫脱垂对性生活影响不十分明显，中重度子宫脱垂的患者影响较明显。

4. 伴发排尿功能障碍

前盆腔的任何一个部位发生比较明显的脱垂时，都可能发生排尿功能的障碍。研究发现重度膀胱膨出患者的尿流率下降、排尿时间延长、残余尿增多（＞50 mL），这不仅仅与器官脱垂有关，并且与盆腔底部肌肉和神经的受损引起膀胱逼尿肌及排尿机制的改变有关。

临床上发现部分患者有严重子宫、阴道脱垂（Ⅲ期以上）而无尿失禁症状，其原因可能是因为膀胱后壁下降，使尿道活动度受限反而无尿失禁的发生。

阴道前壁的脱垂严重时多伴有尿道膨出，因此也常常会伴有压力性尿失禁。但阴道前壁的脱垂与尿失禁并不具有一致性，不是所有的阴道前壁脱垂都有尿失禁，也不是所有的尿失禁都伴有阴道前壁的脱垂。

5. 伴发排便功能障碍

便秘是指粪便在肠管通过困难，运行时间长，排出次数减少，排出受阻并有直肠坠胀、排便不尽感等一组痛苦的症状。常表现为粪便太少、太硬，排出困难，费力费时，每周便次少于2～3次，可伴有腹胀、嗳气、口苦等症状。

阴道后壁膨出时阴道直肠筋膜与提肛板、会阴体的连接断裂使阴道的向后拉力消失，可能导致会阴体侧方移位或会阴体与肛门外括约肌分离，导致排便困难或加重便秘。

便秘并不是一个独立疾病，而是多种疾病引起的一组症状。但是并不是所有便秘的症状都与阴道壁膨出有关，尤其是轻度的阴道后壁膨出多不会引起便秘，尚需要进一步查找原因进行干预与治疗。

6. 影响生育

子宫脱垂不管程度多重一般不影响月经，轻度子宫脱垂也不影响受孕、妊娠和分娩。

六、诊断

盆腔器官脱垂的诊断依据病史、专科检查及影像学检查。盆底的影像学检查方法主要包括超声检查、磁共振检查、膀胱尿道造影、动态排粪造影。目前常用的主要是超声检查和MRI。

（一）临床诊断

盆腔器官脱垂主要通过病史和盆腔检查即可获得诊断。

（1）首先应该询问病史，如患者的年龄，体重指数，怀孕和分娩次数，新生儿体重、分娩方式，分娩过程是否顺利，有无产程过长、阴道助产及盆底组织撕伤等。性生活情况，是否有便秘、慢性咳嗽、过敏性鼻炎等慢性腹压增加情况，是否合并高血压和糖尿病等基础疾病。

（2）因为POP伴有临床症状是医师界定患者是否需要进行治疗干预的重要依据，应全面了解患者的临床症状。最特异的症状是患者能看到或者感到膨大的组织器官脱出阴道口，可伴有明显下坠感，久站或劳累后症状明显，卧床休息后症状减轻，严重时脱出的器官不能回纳，可有分泌物增多、溃疡、出血等；阴道前壁膨出者可有排尿困难、活动后漏尿、尿不尽感等；阴道后壁膨出者可有便秘、排便困难等。

POP导致的盆底功能障碍是一组疾病症状群，其严重程度与解剖学改变不完全成正相关关系。建议应用经中文验证过的国际标准化问卷，如盆底功能影响问卷简表和盆腔器官脱垂及尿失禁性生活问卷了解症状的严重程度及对患者生命质量的影响。

（3）专科检查时患者取膀胱截石位，观察患者放松状态下以及屏气用力状态下的最大脱垂情况，同时注意外阴形态和有无阴道黏膜溃疡。如果患者提示脱垂不能达到最大程度，可取站立位检查。使用双叶窥具进行顶端支持的评估，使用单叶窥具进行阴道前后壁脱垂的评估。三合诊检查鉴别是否合并肠疝。有条件者可以行阴道旁缺陷的检查以及模拟顶端支持复位后的阴道前、后壁检查。注意是否合并宫颈延长。检查结果使用盆腔器官脱垂定量（POP-Q）分度法记录。

（4）神经肌肉检查。神经系统检查主要包括会阴部感觉以及球海绵体肌反射、肛门反射等。还应判定盆底肌的基础张力和自主收缩力，包括肌肉收缩的强度、时程和对称性，可以参考盆底肌力牛津分级系统判定。

手测改良牛津肌力分级（MOS）。0级：无肌肉活动。1级：有肌肉颤动。2级：有非振动样的弱压力。3级：较2级压力增大，并有弱顶举感；手指向头侧轻度移位。4级：检查者手指被较牢固地抓住并吸进，可对抗中等阻力的向上移位。5级：手指被牢牢地抓住并有明显的顶举感，可对抗强阻力的向头侧移位。

（二）盆底超声诊断

随着盆底影像学技术的快速发展，更加促进了盆底功能障碍性疾病的准确评估和临床诊疗水平的提高。目前盆底超声具有多种成像技术和检查方法。盆底超声根据成像技术主要有二维超声、三维超声、四维超声，尤其是三维、四维超声的快速发展，为其应用于实时盆底解剖结构成像提供了更为直观的方法。根据探头放置位置，主要有经阴道超声、经会阴超声和经直肠超声。评价盆底复杂的结构和功能需要多种超声模式作用，经会阴超声、经阴道超声和经直肠超声可以取长补短，共同显示盆底概况。盆底超声与其他影像学方法相比具有实时、无创、可重复、耗时短、费用低、方便快捷等优势。

1. 盆底超声的适应证
目前盆底超声的主要适应证范围包括：
（1）妊娠及分娩后盆底功能的评估。
（2）压力性尿失禁。
（3）反复泌尿系感染、急迫性尿失禁。
（4）排便障碍。
（5）临床检查有盆腔脏器脱垂。
（6）盆底手术术前评估和术后随访。
（7）盆底治疗疗效的评估等。

2. 盆底超声检查方法
（1）所需设备及准备工作：需要配备有容积探头的高分辨率超声诊断仪。
检查前需要患者排尿（残余尿量<50 mL）以及排便，常规取仰卧位结合膀胱截石位扫查，必要时可采取患者半蹲位或站立位检查；探头表面涂抹无菌耦合剂，外罩探头保护套，探头套外表面涂抹较多无菌耦合剂，分开两侧阴唇将探头紧贴患者会阴部。
（2）操作步骤。
1）静息状态下二维超声显示盆底标准正中矢状面图像，图像内包括耻骨联合、尿道、膀胱颈、阴道、宫颈、直肠壶腹部、肛管、直肠、直肠肛管连接处及肛管周围的肛门括约肌。
2）嘱患者做盆底肌肉收缩动作（缩肛动作），在正中矢状面向左右轻摆探头观察双侧肛提肌的连续性；随后将探头旋转90°横置，并向肛门方向稍倾斜且适度加压观察肛门内外括约肌的完整性。
3）启动3D容积数据采集，采用断层超声成像（TUI）模式多平面观察肛门括约肌和肛提肌的完整性。
4）嘱患者做最大Valsalva动作（即屏气用力向下施加腹压，至少持续5秒）在正中矢状切面观察前、中、后盆腔脏器的运动，并量化脱垂程度。
5）嘱患者做最大Valsalva动作，同时启动4D容积数据采集，观察盆腔脏器有无脱垂和肛提肌裂孔大小的变化，并测量肛提肌裂孔面积。

3. 不同超声模式的作用

（1）二维超声：可以经阴道或者经会阴从矢状面、冠状面显示膀胱颈、尿道、阴道、直肠、肛管和肛门括约肌等结构。

（2）三维超声：通过特殊的容积探头自动采集一系列二维超声图像获取容积数据，重建出立体的图像，可弥补二维超声无法获得盆底结构横断面的不足，可任意切面观察以及多种显像模式，盆底超声中常用断层超声成像多平面显像模式，其中层间距、层数等参数可以任意调节。

（3）四维超声：在连续采集容积数据的同时进行三维立体重建，实际是动态三维成像，可根据需要进行影像回放，用来观察不同动作过程中不同盆底切面的动态变化过程。利用图像渲染模式能够获得更好的图像效果。

4. 不同超声成像模式的观察指标

不同超声成像模式下可观察不同的内容及测量不同的指标。

（1）盆底二维超声观察内容和测量指标：①观察内容包括位于前盆腔的耻骨联合、耻骨后间隙、尿道长度与倾斜角、尿道内口形态、尿道括约肌、膀胱颈位置、膀胱底位置、膀胱残余尿量、逼尿肌厚度等；位于中盆腔的阴道、宫颈位置；位于后盆腔的直肠壶腹部、肛管、直肠、肛管直肠角和会阴体、肛门括约肌等。②测量指标包括残余尿量、逼尿肌的厚度、膀胱颈移动度、膀胱尿道后角角度、尿道旋转角度；盆腔器官脱垂时测量脱垂的脏器距离对应参考线的长度。

（2）三维、四维超声观察内容和测量指标：由于女性盆底是一个三维立体结构，二维超声难以显示盆底的完整形态及盆底器官与周围组织的关系。三维超声作为一种较新的影像学技术，在盆底解剖结构成像中显示出其独特优势，可以同时显示互相垂直的矢、横、冠3个断面，从而获得普通二维超声无法观察到的完整的盆隔裂孔的声像图。采用盆底三维超声观察盆底解剖结构的可靠性、图像重建及测量结果的精准性已经得到肯定。如可获得盆底的横切面图像，清晰显示盆隔裂孔的形态与结构，准确测量裂孔的面积大小，更好地评估POP；同时，盆底三维超声能直观地观察耻骨直肠肌和肛门括约肌的产伤，了解盆底肌肉损伤的程度，为PFD的诊断提供影像学依据，指导临床选择合适的治疗方法。①观察内容包括静息、缩肛、Valsalva动作后盆底肌群和各盆腔器官的运动情况，有无脏器脱垂、异常膨出、肛提肌和肛门括约肌有无损伤。嘱患者做Valsalva动作时观察盆腔器官的运动情况；嘱患者做缩肛运动时观察肛提肌的收缩情况。②测量指标包括肛提肌裂孔前后径、肛提肌裂孔横径、肛提肌裂孔面积、左右肛提肌的夹角，还有测量肛提肌尿道间隙。其中Valsalva动作时测量肛提肌裂孔的面积非常有意义，它可以用来评估肛提肌裂孔形态和变化，可以协助评价盆底功能障碍性疾病的程度，可以发现及评估肛提肌及肛门括约肌损伤及程度。

5. 不同途径超声影像

经腹超声因腹壁距离盆底较远，并存在骨骼、膀胱、肠道内容物、肠蠕动以及腹壁脂肪组织等的干扰，较难获取清晰的盆底结构声像图，故多采用经阴道超声、经会阴超声和经直肠超声的方法。

（1）经会阴超声：由于经会阴超声不会造成盆底解剖结构成像失真而成为目前使用最广泛的技术，可分别观察静息状态、Valsalva动作和缩肛动作下前、中、后三个盆腔器官的运动。它既可显示静息状态下女性尿道、阴道、膀胱、膀胱颈、直肠等与耻骨联合下缘的关系，膀胱尿道的角度，又可在Valsalva动作和盆底肌肉收缩时动态观察上述结构的变化，了解膀胱颈活动度、尿道旋转的程度及POP情况，是评估SUI与POP的重要指标之一。

经会阴超声可提供盆底二维图像，正中矢状面上可以显示耻骨联合后方至肛提肌前方的膀胱、尿道、阴道壁、肛管和直肠。三维会阴超声在重建的轴平面上可以补充提供肛肌裂孔面积（最小裂孔平面上确定），耻骨直肠肌面积（最大肌肉厚度平面确定），耻骨直肠肌的定性评估和其耻骨下支附着处。分别观察静息状态、Valsalva动作和缩肛动作下肛提肌的完整性和肛提肌裂孔面积的变化，最后利用三平面或断层超声成像（TUI）模式观察肛提肌和肛门括约肌的完整性。①经会阴二维超声静息状态，测量膀胱残余尿量、逼尿肌厚度、尿道倾斜角、膀胱尿道后角（α）、膀胱颈位置、子宫颈位置、直肠壶腹部位置以及尿道内口有无开放呈漏斗形（箭头处）、尿道周围有无囊肿或憩室等。耻骨联合后下缘作为参考线，其中膀胱颈位置的评估需要测量膀胱颈与参考线之间的垂直距离（BSD）。②经会阴二维超声最大 Valsalva 动作时，观察膀胱颈移动度、尿道内口有无漏斗形成、尿道旋转角、膀胱尿道后角、膀胱颈位置、子宫颈位置、直肠壶腹部位置。

膀胱颈下降距离 = 静息时 BSD − 最大 Valsalva 时 BSD，数值 >25 mm 被认为膀胱颈过度运动，一般认为，膀胱颈下降距离与压力性尿失禁的程度相关。

膀胱尿道后角在静息状态时正常为 90°~120°，>140°考虑膀胱尿道后角增大，预示膀胱颈活动度增加。

尿道旋转角为静息时与最大 Valsalva 动作两种状态下尿道的成角，正常 30°~40°，角度增大预示尿道的过度活动。

盆腔器官下降的评估分别在静息状态和最大 Valsalva 动作时以耻骨联合后下缘水平线作为参考线，分别测量膀胱颈最低点、子宫颈最低点、直肠壶腹部最低点距离水平线的垂直距离，并分别与静息状态下的数值相减即可计算出各脏器移动的距离。

经会阴 3D/4D 超声：缩肛动作时断层超声成像观察肛提肌有无损伤。

最大 Valsalva 动作时轴平面沿裂孔内侧边界描记来测量肛提肌裂孔面积，< 25 cm² 为正常，30~34.9 cm² 为轻度扩张，35~39.9 cm² 为中度扩张，>40 cm² 为重度扩张。

测量肛提肌裂孔面积的切面同时观察肛提肌尿道间隙是否对称，如果双侧不对称往往提示存在肛提肌损伤。

（2）经阴道超声：体位同经会阴超声。在静息位置、最大 Valsalva 动作、盆底肌肉收缩时成像。

检查方法：探头涂上耦合剂，套上避孕套，置入阴道宫颈表面或阴道穹隆，转动探头柄，做横向、纵向及多切面扫描，可清晰显示子宫内部结构，双侧卵巢形态、大小、卵泡等结构，向外抽拉探头，可检查宫颈及其前方尿道、膀胱，子宫后方的直肠、肛管等情况。

（3）经直肠超声：患者采取膀胱截石位，左侧或俯卧位。检查方法与经阴道超声相同，从耻骨直肠肌上部延伸到肛门边缘记录数据，随后利用多维成像查询三维数据集。

6. 常见盆底功能障碍疾病的盆底超声表现

（1）膀胱膨出：膀胱膨出是妇科泌尿学科较常见疾病之一，属于前盆腔功能障碍，妊娠和分娩是导致膀胱膨出的重要原因，老年妇女由于盆底支持结构的萎缩和周围筋膜的薄弱也可导致膀胱膨出。

应用盆底超声评估有无膀胱膨出时需经会阴二维超声正中矢状面分别在静息状态和最大 Valsalva 动作时，关注以下指标：膀胱颈的移动度、膀胱后角、尿道旋转角。其中膀胱颈移动度的测量以正中矢状面耻骨联合后下缘的水平线作为参考线。

（2）压力性尿失禁：超声表现有最大 Valsalva 动作时尿道内口开放呈漏斗状，逼尿肌厚度 >5 mm，膀胱颈下降距离 >25 mm，膀胱尿道后角和尿道倾斜角增大。

（3）子宫脱垂：子宫脱垂和阴道穹隆的膨出属于中盆腔功能障碍，分娩损伤是导致子宫脱垂或阴道穹隆膨出的主要原因。目前子宫脱垂主要通过临床检查做出诊断，其脱垂程度以处女膜缘为参照点，而经盆底超声观察子宫脱垂是以正中矢状面耻骨联合后下缘的水平线作为参考线，以宫颈外口的最低点作为指示点，通过测量指示点与参考线的垂直距离来量化有无子宫脱垂。但目前超声对于子宫脱垂的分度尚无统一定论。

（4）直肠膨出：直肠膨出属于后盆腔功能障碍，分娩损伤是其主要原因，尤其是盆底支持组织的撕裂损伤导致直肠阴道隔缺损使直肠向阴道后壁方向膨出，长期便秘等腹压增加可造成直肠膨出逐渐加重，表现为便秘加重、便不尽感、直肠肠套叠、肠疝等。盆底超声的优势在于无须进行肠道准备和使用造影剂，通过最大 Valsalva 动作能够动态评估直肠的运动情况，且三维成像技术的应用能够显示肛提肌是否完整。但目前超声对于直肠膨出的分度尚无统一定论。

直肠膨出的盆底超声表现：2D 超声正中矢状面显示直肠壶腹部向阴道内膨出呈囊袋状，直肠壶腹部位于耻骨联合后下缘水平线下，直肠壶腹部膨出高度的测量在最大 Valsalva 动作时以肛门内括约肌的延长线作为参考线，测量膨出部分的最大高度，数值 >15 mm 被认为存在明显直肠膨出。

请注意直肠膨出与会阴体过度运动鉴别，后者是由会阴体组织缺陷导致最大 Valsalva 动作时会阴体的下降，超声声像图表现为直肠壶腹部也位于耻骨联合后下缘水平线下，但膨出物与肛管间的夹角呈钝角。

（5）盆底肌损伤：肛提肌是支撑盆腔脏器最主要的一组盆底肌群，解剖学上由耻骨内脏肌、耻骨直肠肌、髂尾肌组成，呈对称性分布的薄层纹状肌，两侧肛提肌与耻骨联合下缘共同围成肛提肌裂孔，中线从前至后分别有尿道、阴道、直肠通过。分娩损伤是造成肛提肌损伤的常见原因。

三维和四维超声能够显示盆底横断面，动态图像的采集与存储、多平面成像、断层超声成像、图像后处理等在盆底超声高效评估肛提肌的完整性时具有不可替代的作用，但超声图像无法分辨耻骨内脏肌和耻骨直肠肌的界限。

需要注意：建议在缩肛状态下检查肛提肌的连续性，首先在静息状态时，经会阴二维超声双侧旁矢状面分别显示两侧肛提肌呈连续的、回声均匀的稍高回声带状结构，在缩肛动作时肌肉增厚缩短。而肛提肌损伤则表现为一侧或双侧肛提肌回声不均匀，或连续性中断。经三维、四维超声显示正常的肛提肌裂孔呈双侧基本对称的"U"形或"V"形，而一侧或双侧肛提肌连续性中断，或回声不均匀，失去对称的"U"形或"V"形则考虑肛提肌损伤，最大 Valsalva 动作时常伴有盆腔脏器的脱垂和肛提肌裂孔面积的增大。

肛门括约肌的损伤常常与分娩助产有关，尤其是急产，是导致大便失禁重要因素。盆底超声借助三维、四维成像功能能够重建肛门括约肌的冠状面和横断面，能在多个连续平面上观察其完整性。肛门括约肌分为内括约肌和外括约肌，内括约肌为环形低回声，内包绕肛管黏膜，外括约肌为内括约肌外侧的环形高回声结构。

肛门括约肌损伤表现为肛门括约肌连续性中断，失去完整的环形轮廓，且在断层超声成像显示缺损累计 4 个平面以上，损伤范围超过 30°。

7. 盆底四维超声报告解读

（1）超声表现部分：先描述静息状态时膀胱内残余尿量、逼尿肌厚度（正常 < 5 mm）、尿道内口关闭或开放及尿道周围有无异常声像图（囊肿、憩室、结石等）。

然后分别描述静息状态、Valsalva 动作时前、中、后盆腔用来反映盆腔器官位置所测量的各参数的数值，以耻骨联合后下缘水平线作为参考线，明确描述静息状态和 Valsalva 动作在膀胱、子宫、直肠的指示点至参考线的垂直距离（正常均位于参考线上，描述为参考线上多少毫米），其中直肠膨出时还需测量膨出的高度，并计算 Valsalva 动作前后膀胱颈移动度（正常 < 25 mm）、尿道倾斜角（正常 < 30°）、尿道旋转角（正常 < 45°）、膀胱后角（正常 < 140°）。

盆底肌肉收缩状态下 TUI 模式显示肛提肌和肛门括约肌完整或连续中断（连续中断时具体描述部位和范围）。

（2）超声提示部分：需从前腔室、中腔室、后腔室及盆底肌 4 个方面分别给出超声诊断结果。①前腔室，膀胱颈移动度正常或增大（≥25 mm 为增大，与压力性尿失禁和膀胱膨出有关）；膀胱后角完整或增大（≥140° 为增大，与膀胱膨出有关）；尿道内口关闭或开放（关闭为正常，开放提示尿失禁相关）；未见、轻度、明显膀胱膨出（分辨对应 Valsalva 动作时膀胱颈最低点位于参考线以上或参考线以下 0 ~ 10 mm、参考线以上 ≥10 mm）。②中腔室，未见子宫脱垂声像或子宫脱垂（分辨对应 Valsalva 动作时宫颈最低点位于参考线上或参考线下，子宫脱垂的分度尚无统一标准）。③后腔室，未见直肠膨出声像、轻度直肠膨出、明显直肠膨出（分辨对应 Valsalva 动作时直肠壶腹部内容物突向阴道后壁的最低点位于参考线以上或参考线以下 0 ~ 10 mm、参考线以上 ≥10 mm）。④盆底肌损伤左、右或双侧肛提肌完整、部分断裂、完全断裂；肛门内、外括约肌完整或连续性中断；肛提肌裂孔面积正常或增大（正常 < 25 cm²，面积增大提示与肛提肌损伤或器官脱垂有关）。

8. 盆底超声优势

盆底超声对于盆底功能障碍性疾病包括压力性尿失禁、膀胱膨出、子宫脱垂、直肠膨出等具有非常明显的优势。

（1）盆底超声检查具有无辐射、无创伤、无须造影剂、可重复性高、经济快捷、患者易于接受的优点。

（2）通过盆底超声的检查对盆底疾病发生的具体解剖、程度、位置等均有很好的显示作用。指导患者正确地完成缩肛及 Valsalva 动作下应用超声可以实时动态观察盆底结构的变化，可以同时动态观察前、中、后盆腔器官的位置改变，将盆底作为一个整体进行实时成像。

（3）现代补片和吊带临床应用较广泛，而在 MRI 上较难显影，在盆底超声观察下可较清晰显示吊带位置是否合适，补片位置及范围，补片有无折叠、挛缩及侵蚀等并发症出现，因此盆底超声检查逐渐发展为盆底手术术前必备的检查，也是术后随访的唯一影像学手段。

（4）通过盆底超声检查能早期发现、早期诊断盆底功能障碍性疾病，在临床症状出现前或症状较轻时通过盆底肌锻炼、生物反馈治疗等物理治疗来恢复盆底支持结构的功能，避免或延缓手术治疗，提高患者生活质量，同时减轻家庭和社会的医疗经济负担。

上述优势是 MRI 所不具备的。MRI 不能实时地动态观察，价格昂贵，不能显示补片及吊带的形态和位置，有金属移植物和幽闭恐惧症的患者不可以使用。

（三）核磁共振诊断

MRI 作为一种评价盆底的检查方法，已逐渐被用于临床。MRI 具有无电离辐射、极佳的软组织对比和无结构重叠的多平面成像的特点。静动态 MRI 能够提供全面、直观地了解盆底解剖结构的信息，是临床正确评估 PFD 盆底缺陷的有效方法。

1. 盆底 MRI 的适应证

（1）压力性尿失禁：MRI 可准确定位膀胱颈位置和测量膀胱尿道后角及尿道倾斜角，明确膀胱膨出的程度。

（2）宫颈及阴道穹隆脱垂：MRI 矢状位测量阴道穹隆脱垂及分度有利于制订提供穹隆支持的手术方案。

（3）盆底疝：MRI 能显示盆底腹膜结构，能观察到直肠阴道间隙的解剖结构，更能明确盆底疝。

（4）肛直肠功能疾病：MRI 较排便造影能更清晰地显示软组织位置，更能准确地诊断相关疾病，如直肠脱垂、直肠膨出、直肠套叠、耻骨直肠肌痉挛综合征等。

（5）肛门失禁：MRI 可清晰显示肛门外括约肌边缘和细微结构，并能准确识别内外括约肌损伤，为外科手术修复括约肌提供客观依据。

2. 盆底 MRI 检查的注意事项

（1）安装人工心脏起搏器者及神经刺激器者禁止做检查。

（2）检查部位有金属物（如内固定钢针、金属节育器等）不适合做检查。

（3）有幽闭恐惧症或严重危重病患者不宜做检查。

（4）内有银夹及眼球内金属异物者禁止做检查。

3. 盆底 MRI 观察内容和测量指标

磁共振 3 种成像模式可分别观察盆底不同内容及测量不同指标。

（1）静态磁共振成像：可精确观察盆底解剖结构，获得良好的盆底肌肉、筋膜及器官的解剖影像图像。一般在 T_2WI 序列分析观察图像，以正中矢状位为主，观察到髂尾肌向上凸起的薄肌，起自坐骨棘盆面和肛提肌腱弓，向前中部倾斜，厚度不均匀，耻骨直肠肌呈带状包裹，后高前低，并不直接接触膀胱颈。MRI 断面图像还可以观察到闭孔内肌、肛门外括约肌、阴道、子宫、膀胱、直肠、耻骨联合等结构。另外可以测量一些参数值，如肛提肌板的角度、肛提肌裂孔的左右径和前后径、肛提肌到耻骨联合的距离等。

（2）动态磁共振成像：磁共振在静息期、肛提肌收缩期、最大用力期、排便期进行扫描成像，目前临床上以 PCL 分度系统为主。

MRI 观察器官脱垂的参考线为耻尾线（PCL 线）即耻骨联合下缘至末节尾椎关节的连线。H 线是耻骨联合到直肠后壁耻骨直肠肌附着点的连线；M 线是直肠后壁耻骨直肠肌附着点到 PCL 线的垂线。

正常者无论静息和用力时，盆腔器官包括阴道穹隆、直肠、乙状结肠、膀胱底均应在 PCL 线以上。

分别观察测量盆腔器官最远端点到 H 线的距离。测量结果按 Pannu 提出 HMO 分度系统，对盆底器官脱垂程度做出诊断，盆腔器官最远断点在 H 线以上为 0 度，盆腔器官最远端点在 H 线以下 2 cm 以内为 1 度，2~4 cm 为 2 度，大于 4 cm 为 3 度，器官完全在 H 线以下为 4 度。

（3）三维磁共振成像：MRI 三维成像可以重建出肛提肌、闭孔内肌等较大块盆底肌肉的结构模型，还可重建出坐骨海绵体肌、尾骨肌、球海绵体肌等盆底的细小肌群。三维重建技术在临床 POP 的术前诊断及术后疗效评估上得到较好的应用。

4. 常见盆底功能障碍疾病的盆底 MRI 表现

（1）阴道前壁脱垂及膀胱膨出：阴道前壁是盆底器官脱垂最容易发生的部位，同时也是手术涉及最多且术后复发率最高的部位。动态 MRI 上表现为膀胱后壁弧形下降并向后移动，用力时可见膀胱底的位置向后下移动进入阴道前壁，膀胱的一部分位于膀胱尿道接合部的下方，引起阴道前壁变形甚至黏膜外翻脱出阴道外口。冠状位膀胱下移呈被拉长的改变，横断位可见膀胱底占据盆隔裂孔的一部分，推压子宫和肛直肠连接处向后下方移位，造成 H 线和 M 线延长。

（2）压力性尿失禁：动态 MRI 可准确定位膀胱颈位置和测量膀胱尿道后角及尿道倾斜角，采用耻骨联合下缘水平线。膀胱尿道后角为膀胱后下缘与尿道轴所成的夹角，尿道倾斜角为尿道轴与人体纵垂线的夹角。压力性尿失禁患者盆腔用力时膀胱尿道后角常大于 110° 或消失，尿道角倾斜常增大 30°以上。

（3）阴道穹隆脱垂和子宫脱垂：阴道穹隆、子宫位置下降称为阴道穹隆脱垂和子宫脱垂。在动态 MRI 上，可发现阴道穹隆或宫颈脱垂患者上 2/3 阴道轴向发生改变，阴道长轴与纵轴交角消失，阴道成垂直状；增加腹压时，由于阴道部分外翻，Douglas 凹下移、间隙增大，同时，阴道的异常下降能为腹膜下降创造潜在的间隙，为腹膜疝及小肠疝的发生创造条件。需要注意的是，子宫脱垂的检查中，体积较大的子宫肌瘤会妨碍子宫下降，可能会掩盖子宫脱垂的真正程度。

（4）盆底疝：动态 MRI 将腹膜疝或肠疝定义为盆腔用力时腹膜脂肪或肠管进入直肠阴道隔上 1/3 以下或过度下降达 PCL 线以下。T_1WI 表现为阴道后壁与直肠前壁有间隙存在，间隙内腹膜呈低信号而脂肪为高信号，小肠或乙状结肠疝于增宽的直肠阴道隔间隙内可见到肠环并可见气体或液体信号。

（5）直肠膨出与脱垂：直肠膨出为盆腔用力时，动态 MRI 矢状面上直肠前壁向前呈囊袋状凸出，深度超过预计正常前壁直肠边界以外垂直距离的 2 cm。直肠脱垂 MRI 排粪造影静息期，可因远侧部肛门括约肌强直性痉挛使得直肠穹隆难以完全充盈，对比剂仅充盈于直肠远侧部，肛管处于开放状态，排粪初直肠壁局部出现黏膜套叠，排粪期间直肠壁开始部分伸出于肛门外，肛管内对比剂流变细，其周围可见直肠壁软组织信号影，继续排粪时直肠壁完全脱出肛门外。

5. 盆底 MRI 及临床意义

（1）MRI 能发现无症状患者的盆底解剖和功能异常，可指导临床医生提前干预，预防盆底疾病的发生。

（2）对于复杂或同时存在多个部位缺陷的 PFD 患者，术前 MRI 检查能达到明确诊断、精确手术、提高手术成功率、降低术后复发率的目的。

（3）可辅助观察盆底康复治疗，重建手术后的盆底改变，客观评价手术疗效。

（4）MRI 可以直接显示盆腔的精细解剖结构和组织器官的毗邻关系，也为盆底疾病的病因、发病机制和生物力学的研究提供了精准的模型。

6. 盆底 MRI 检查的优势与不足

（1）优势：①MRI 检查软组织分辨率高，能够显示器官周围软组织结构，可准确定位解剖标志。②一次性检查可全面评价盆底形态和盆腔器官的脱垂。③操作简单，检查时间短，受检者耐受度高。④无放射线辐射。

（2）不足：采用仰卧位进行检查不符合人体正常生理排泄，对肛直肠功能性疾病的显示敏感性低。

七、盆腔器官脱垂评估

鉴于盆腔器官脱垂的复杂性、多样性，有不同的量化标准，目前主要应用两种方法，我国传统分期法、国际通用分期法（POP-Q）。

（一）传统分期法

传统的或我们长期于临床应用的是根据 1979 年我国衡阳会议及 1981 年青岛会议制定的标准。这种分期方法，简单容易操作，但缺乏客观的量化标准。

1. 子宫脱垂

分为 3 度，检查时以患者平卧用力向下屏气时子宫下降的程度来判定。

Ⅰ度轻型：宫颈外口距处女膜缘 <4 cm，未达处女膜缘。

Ⅰ度重型：宫颈已达处女膜缘，阴道口可见宫颈。

Ⅱ度轻型：宫颈脱出阴道口，宫体仍在阴道内。

Ⅱ度重型：宫颈及部分宫体脱出阴道口。

Ⅲ度：宫颈及宫体全部脱出阴道口外。

2. 阴道前、后壁膨出

分为 3 度，以屏气下膨出最大限度来判定。

Ⅰ度：阴道前、后壁形成球状物，向下凸出，达处女膜缘，但仍在阴道内。

Ⅱ度：阴道壁展平或消失，部分阴道前、后壁突出于阴道口外。

Ⅲ度：阴道前、后壁全部突出于阴道口外。

妇科检查发现膨出的阴道前、后壁，不难诊断和分度。但要注意区分阴道前壁膨出是膀胱膨出还是尿道膨出，或者两者合并存在，此外还要了解有无压力性尿失禁存在。肛门指诊时注意肛门括约肌功能，还应注意盆底肌肉组织的检查，主要了解肛提肌的肌力和生殖裂隙宽度。

（二）POP-Q 分期法

目前国际上多采用 POP-Q 分期法（表 6-1），为一种盆腔器官脱垂定量的分期方法。

此分期系统是根据阴道前壁、阴道顶端、阴道后壁上的 2 个解剖指示点与处女膜的关系来界定盆腔器官的脱垂程度。与处女膜平行以 0 表示，位于处女膜以上用负数表示，处女膜以下用正数表示。阴道前壁上的 2 个点分别为 Aa 和 Ba 点。阴道顶端的 2 个点分别为 C 点和 D 点，阴道后壁的 Ap、Bp 两点与阴道前壁 Aa、Ba 点是对应的。另外包括阴裂（gh）度，会阴体（pb）的长度以及阴道的总长度（tvl）。脱垂程度分为 4 期。

表 6-1　盆腔器官脱垂分度（POP-Q 分期法）

POP-Q 分期	具体标准	
	解剖描述	定位描述
0	无脱垂	Aa、Ap、Ba、Bp 均有 −3 cm 处，C 点或 D 点位置在阴道全长 ~（阴道全长 −2 cm）处
Ⅰ	范围大于 0 级，脱垂的最远端的处女膜缘内侧，距处女膜缘 <1 cm	脱垂的最远端定位于 < −1 cm
Ⅱ	脱垂的最远端的处女膜缘内侧或外侧，距处女膜缘 <1 cm	脱垂的最远端定位于 −1 cm ~ +1 cm
Ⅲ	脱垂的最远端的处女膜缘外侧，距处女膜缘 >1 cm，但小于（阴道全长 −2 cm）	脱垂的最远端定位于 +1 cm ~（阴道全长 −2 cm）
Ⅳ	全部脱出，脱垂的最远端的处女膜缘 >（阴道全长 −2 cm）	脱垂的最远端定位于 >（阴道全长 −2 cm）

但是如果采用 POP-Q 定义脱垂，则几乎一半的经产妇会确诊为脱垂，其中的大多数并无临床表现，一般来说，脱垂最低点达到或超过处女膜水平后才开始有自觉症状。所以，POP-Q 分度的真正意义并不在于临床诊断，而是作为治疗前后的评估手段。

八、鉴别诊断

（一）需鉴别诊断的疾病

1. 阴道前后壁脱垂的鉴别诊断

（1）阴道壁肿物：阴道壁肿物在阴道壁内，固定，边界清楚。

（2）尿道憩室：尿道憩室由于引流不畅，继发感染持久不愈。较大的憩室在体格检查时可在阴道前壁扪及囊性肿块，常伴有触痛。合并结石的则可以有结石感。挤压肿块，可发现尿道口有浑浊尿液或脓液溢出。

（3）阴道平滑肌瘤：是源自平滑肌成分的阴道壁良性间质肿瘤。它经常表现为阴道前壁平坦、坚硬、圆形的肿块。体检时，这些肿块在阴道前壁都是显而易见的，并且可移动，质硬，无触痛。

2. 子宫脱垂的鉴别诊断

（1）黏膜下子宫肌瘤：患者有月经过多病史，宫颈口见红色质硬肿块。表面找不到宫颈口，在其周围可见宫颈。

（2）子宫内翻：阴道内可见翻出的子宫体，被覆黯红色绒样子宫内膜，两侧角可见输卵管开口，三合诊检查盆腔内无子宫体。

（3）宫颈延长：子宫脱垂往往伴有宫颈延长，但也有单纯宫颈延长不伴有子宫脱垂的情况发生。宫颈阴道部长度≥4 cm，定义为宫颈延长。与子宫脱垂鉴别要点是检查阴道内宫颈虽长，但宫体在盆腔内，向下屏气子宫下移不明显。

（二）鉴别诊断方法

确定诊断主要依靠妇科内诊检查，包括阴道视诊及触诊。

视诊时盆腔器官脱垂常可见阴道口宽阔，可伴有陈旧性会阴裂伤；阴道口突出物在屏气时可能增大。

触诊时突出包块若为前阴道壁，多为柔软而边界不清，如用金属导尿管插入尿道膀胱中，则在可缩小的包块内触及金属导管，可确诊为膀胱或尿道膨出；若为阴道后壁有半球状块物膨出，肛门指诊检查时指端可进入凸向阴道的盲袋内，也多伴有会阴部陈旧性裂伤。

盆底超声及 MRI 等影像学检查可有助于鉴别诊断。

九、治疗

（一）非手术治疗

盆腔器官脱垂治疗原则是加强盆底支持组织对盆腔器官的支撑力，恢复盆底肌力，恢复盆腔器官的正常解剖位置，以达到治愈或改善盆腔器官脱垂症状、使其不影响生活质量的目的。根据盆腔器官脱垂轻重程度的不同，盆腔器官脱垂的治疗方法可分为随诊观察、非手术治疗和手术治疗。

1. 基本治疗原则

对于无自觉症状的轻度脱垂、POP-Q Ⅰ～Ⅱ度以下，尤其是脱垂最低点位于处女膜之上的患者，可以选择随诊观察，也可以采用非手术的辅助治疗方法。

非手术治疗的目的在于预防脱垂的继续加重，减轻症状的严重程度，增加盆底肌肉的强度、耐力和支持力，避免或者延缓手术治疗的干预措施。

手术治疗主要适用于非手术治疗失败或者不愿意进行非手术治疗的有症状的中、重度患者。

所有盆腔器官脱垂的患者都应该首先推荐非手术治疗。

通常非手术治疗用于 POP-Q Ⅰ～Ⅱ度有症状的患者，也适用于希望保留生育功能、不能耐受手术治疗或者不愿意手术治疗的重度脱垂患者。

非手术治疗的目标为缓解症状，增加盆底肌肉的强度、耐力和支持力，预防脱垂加重，避免或延缓手术干预。

目前的非手术治疗方法包括生活行为的指导、盆底肌肉锻炼、盆底生物反馈电刺激、应用子宫托、激光或射频治疗等。

2. 生活行为指导

戒烟，减轻体重，生活起居规律，避免强体力劳动，不佩戴收腹带，不食用辛辣刺激的食物及含有咖啡因的饮料等。

3. 盆底肌肉锻炼

盆底肌肉锻炼可通过凯格尔训练、腹式呼吸气息训练、阴道哑铃训练等方法进行。

（1）凯格尔训练：为最传统的非手术治疗方法，主要是通过有意识地对以肛提肌为主的盆底肌肉进行自主性收缩，达到加强控尿能力和盆底肌肉力量的目的。

方法：做缩紧肛门、阴道的动作。每次收紧不少于 3 秒，连续做 15 ~ 30 分钟，每日进行 2 ~ 3 次，达到每日 150 ~ 200 次收缩放松动作，6 ~ 8 周为 1 个疗程，不受体位限制，走坐站躺等体位均可进行。

在凯格尔训练过程中，掌握正确的、有效的盆底肌肉训练是盆底肌肉运动成功的关键。然而，盆底肌肉受损后，很难做到正确的收缩，因此在训练中借助器械如阴道哑铃等可以增强治疗的效果，电刺激和生物反馈可以通过视觉反馈提示盆底肌肉活动状态，进行正确的协调的盆底训练。

（2）腹式呼吸气息训练：腹式呼吸可通过腹腔压力的改变，使胸廓容积增大，胸腔负压增高，上下腔静脉压力下降，血液回流加速。由于腹腔压力的规律性增减，配合收肛及舒肛运动以及缩腹上举，促进盆腔的血流，以达到增强盆底肌肉力量、减轻盆底负担的目的。

方法：把腹部当皮球，用鼻子吸气使腹部隆起，略停 1 ~ 2 秒后，经口呼出致使腹壁下陷。每分钟有 5 ~ 6 次即可，一般每日 2 次，每次约 10 分钟。

腹式呼吸的目的不仅仅锻炼增强盆底肌肉的力量，适度放松盆底肌肉也很重要，学会盆底肌肉的收放自如是关键。

（3）阴道哑铃训练：阴道哑铃配合凯格尔训练可以增加盆底肌肉尤其是阴道壁肌肉的收缩力度，增强盆底肌肉的力量和协调性，达到治疗和预防盆底功能障碍性疾病的目的。

方法：首先要选取一个适合自己型号（重量）的盆底康复器（阴道哑铃）。

使用前用洗手液将手和阴道哑铃清洗干净；阴道哑铃外涂专用润滑导电膏或者水，取仰卧位或者蹲位，将阴道哑铃圆头一端插入阴道直至一指头深度，胶绳留在阴道外便于取出；收缩阴道肌肉并站立起来，两腿如肩宽，如果阴道哑铃不滑落出来即可以开始锻炼。阴道哑铃在行走锻炼时控制在阴道内不滑落出来，可以模拟下列方式逐级训练：下蹲、上下楼梯、搬重物、咳嗽、跳动等；每次训练 10 ~ 20 分钟。如果能够轻松地控制并完成 5 项所列动作，说明盆底肌力已经上升，可以更换大一号的阴道哑铃继续锻炼。取出阴道哑铃：采取仰卧位或者下蹲位，用手拉阴道外哑铃的胶绳，将阴道哑铃取出；用洗手液或者沐浴露将哑铃清洗干净，擦干后备用。

持之以恒的锻炼是维持良好的盆底功能的关键。

4. 盆底生物反馈电刺激治疗

（1）治疗目的与效果：盆底生物反馈电刺激治疗作为新兴的无创盆底治疗方案，以其良好的治疗效果正日益受到临床医生的重视，在欧美和日本等地已经普及盆底生物反馈电刺激治疗，对产后 42 天女性常规进行盆底评估，指导盆底训练，对于盆底疾病的预防和治疗效果显著。

通过盆底电刺激和生物反馈治疗，唤醒盆底肌肉，增强盆底肌力量，协调盆底肌肉的收缩和放松，以达到以下目的：①增加盆底肌肉群的张力，缓解局部症状如阴道松弛、阴道口张开、尿失禁、性生活质量下降等。②使已经发生的膨出的阴道壁、轻至中度脱垂的子宫恢复正常的解剖位置。③防止脱垂的病情进一步加重，以改善远期的预后。④合并尿失禁的患者，可同时缓解或治愈原有的尿失禁，避免或延缓尿失禁的发生。

大量研究显示盆底锻炼的治愈率或改善率在 30% ~ 80%，可以使患者的生活质量有不同程度的提高。

（2）治疗原理：盆底肌肉群的收缩包括主动运动（盆底肌肉锻炼）及被动运动。盆底电刺激是使盆底肌肉被动收缩的治疗方法，通过反复的被动收缩增强盆底肌肉力量。

盆底电刺激的原理是基于电磁感应的法拉第定律，即电解中任一时间内释放出来的离子量与电流强度成正比，电磁脉冲能穿透达到组织深部，进入会阴周围并启动神经脉冲，引起盆底肌肉收缩，从而增强盆底肌肉力量，协调盆底肌群，改善脱垂的症状和体征。

生物反馈盆底肌肉训练是指采用模拟的声音或视觉信号来反馈提示正常及异常的盆底肌肉活动状态，利用生物电流使逼尿肌产生收缩，将其压力信号转变为可视信号，患者通过其发出的反馈信号即可自主或不自主的配合做肛门收缩动作，以指导患者正确地锻炼肛提肌，从而获得正确、更有效的加强肛提肌收缩力量，进行盆底肌肉锻炼。

盆底生物反馈电刺激治疗原理主要是把电刺激治疗与生物反馈有机地结合在一起。盆底电刺激使盆底肌肉被动运动，生物反馈是调动盆底肌肉的主动运动，虽然主动运动效果良好，但是对于无法正确、有效进行盆底肌肉锻炼的患者，电磁刺激可以提供帮助。

（3）治疗适应证：随着人们对盆底疾病的认识的不断加深，盆底物理治疗显现出尤为重要的作用，可以应用于盆底功能障碍性疾病、产后整体康复、慢传输型便秘、出口梗阻肌肉痉挛型便秘、妇科子宫切除术后的盆底康复治疗等方面，并且具有明显的临床疗效。

生物反馈电刺激治疗应用在以下疾病。

1）盆底功能障碍疾病：①尿失禁，包括压力性尿失禁、急迫性尿失禁、混合型尿失禁，用于轻中度压力性尿失禁有效率可达到80%以上，对于急迫性尿失禁目前已知有效并且无明显不良反应。②尿潴留，对因膀胱神经麻痹、逼尿肌力量受损引起的尿潴留效果确切，如产后尿潴留、妇科恶性肿瘤广泛切除术后的尿潴留均疗效良好。③阴道松弛、轻中度的阴道前后壁膨出、轻中度的子宫脱垂。④慢性盆腔疼痛。⑤大便失禁。⑥性功能障碍，性交痛，阴道痉挛，性快感下降，无性高潮等。

2）产后整体康复：①产后子宫复旧不良。②产后乳汁分泌不足，乳房胀痛。③耻骨联合分离引起的疼痛。④产后盆底功能障碍性疾病。⑤产后腹直肌分离、腹壁松弛。⑥产后祛妊娠纹等。

产后子宫复旧不良、产后乳汁分泌不足、乳房胀痛、耻骨联合分离引起的疼痛宜于产后第二天即开始治疗；产后盆底功能障碍性疾病、产后腹直肌分离、产后腹壁松弛、产后祛妊娠纹的治疗一般是产后42天开始治疗。

3）慢传输型便秘、出口梗阻肌肉痉挛型便秘。

4）妇科子宫切除术后的盆底康复治疗：建议术后3个月，阴道断端愈合良好再开始盆底康复治疗；妇科恶性肿瘤的治疗需要充分的知情同意，盆底电刺激治疗有加速盆底血液循环的作用，权衡利弊后再进行盆底康复治疗。

随着对物理治疗认识不断加深，生物反馈电刺激可治疗的项目将不断增多。

（4）治疗禁忌证。

1）合并严重的盆腔脏器脱垂。

2）盆底肌肉完全去神经化（不反应）。

3）痴呆，不稳定癫痫发作。

4）心脏起搏的患者。

5）怀孕。

6）阴道流血。

7）活动性感染（泌尿系统或阴道）。

8）严重的盆底疼痛，以至于插入电极后阴道或直肠明显不适。

（5）具体治疗方法：盆底生物反馈电刺激治疗方案因人而异，一般治疗间隔是1周2次，每次20~30分钟，10~15次一个疗程，一般需要1~2个疗程的治疗。

基本治疗过程是：首先给予频率为8~32 Hz，脉宽为320~740 μs的电刺激和Ⅰ类肌纤维生物反馈的训练，使患者学会类肌纤维收缩及学会区分盆底肌与腹肌的收缩。接着采用频率为30 Hz，脉宽为500 μs的电刺激和Ⅰ类肌纤维生物反馈训练，增加Ⅰ类肌纤维的肌力和张力。然后选择Ⅰ类肌纤维的各种场景生物反馈模块，让患者跟着模块训练，使患者能够在各种场景中，盆底肌肉保持正常张力状态，从而改善脱垂症状。最后选择各种腹压增加的场景Ⅱ类肌纤维的生物反馈模块，让患者跟着模块训练，学会使用Ⅱ类肌纤维收缩，抵抗腹压增加时所致的盆腔脏器的推压和挤压，以维持盆腔器官的正常位置。

（6）围治疗期注意事项：盆底疾病在医院治疗的同时必须注意个人的生活习惯和家庭康复，以达到更好的治疗效果。

1）避免增加腹压的动作：①长期咳嗽，咳嗽、打喷嚏会导致腹压瞬间增大，对盆底肌来说是个很大的冲击，长期的慢性咳嗽容易使受损的盆底肌症状加重，如漏尿、脱垂症状更严重。因此，治疗期间应注意保暖，避免感冒。②下蹲或弯腰搬重物，均会增加腹压，从而增加对盆底的压力。③长时间运动，会让盆底肌更加疲劳，因此治疗期间避免长时间的体力活动，例如超过1小时的广场舞，长距离的跑步、散步、骑自行车等。④便秘，长期便秘容易造成盆底功能下降，盆底功能下降又会加重便秘的症状，便秘的恶性循环就开始了。因此，治疗期间应注意增加水果、膳食纤维的摄入，防止出现便秘，影响治疗效果。

2）保持适宜的体重："水桶腰"也会给盆底肌造成负担。因此，盆底康复期间，还需要控制饮食，避免腹部脂肪的堆积而妨碍盆底肌的恢复。

3）腹部塑形：一些产后女性朋友急于恢复身材，治疗期间到健身房进行瘦身训练，平板支撑、仰卧起坐等，通过这种训练，腹肌力量变强了，腹部可能会瘦下来，但此时盆底肌还很弱，不断增强的腹压会阻碍盆底肌的恢复。因此，不建议在盆底治疗期间进行高强度的腹部塑形训练，在盆底肌肌力恢复到3级以上时，进行腹部塑形才更安全。

4）治疗期间应做好避孕措施：对于盆底功能障碍性疾病患者来说，盆底肌已经受损，治疗的过程是肌力恢复、提升的过程。如果治疗期间未做好避孕措施，再次怀孕，那么盆底肌的处境等同于雪上加霜，损伤会成倍增加，盆底的症状会越来越严重，之后的康复会更困难。

5）在治疗期间如果出现阴道出血，若除外月经期，可能原因为产后的患者电刺激有促进子宫收缩的作用，可能是恶露排出；育龄期妇女不除外排卵期出血、宫颈糜烂接触性出血；绝经后妇女可能为阴道萎缩，阴道黏膜菲薄摩擦出血等。

6）还需要注意戒烟，禁止饮用含咖啡因的饮料，生活饮食起居规律。

7）盆底生物反馈电刺激治疗后，需要指导患者自行坚持应用阴道哑铃或KEGEL训练锻炼盆底肌肉。

治疗结束后的1个月、3个月和之后的每年，建议患者再次进行盆底评估，并由专业的盆底医生给予科学的指导，维持长期的治疗效果。

5. 应用子宫托

（1）常用的子宫托种类及选择：子宫托的材质分别由聚乙烯和硅橡胶材料制成。聚乙烯材料价格便宜，材质相对较软，但不耐高温，不能高温消毒，否则容易造成子宫托的变形和变质，材质本身抗菌能力差，需要每隔2天取出清洗消毒。硅胶材料可以高温消毒，佩戴合适后可以每1~2周取出1次进行清洗煮沸消毒，但价格较为昂贵。

根据治疗的原理不同，子宫托又分为支撑型子宫托和填充型子宫托。支撑型子宫托有环形、拱形、框形，由耻骨联合作为支持，多用于轻、中度脱垂；使用支撑型子宫托可以进行性生活。填充型子宫托为有托的直径大于阴裂的直径的圆形短柄、圈形、碟形，还有依靠托和阴道之间产生的吸力而维持托的位置的立方体形；填充型子宫托无法进行性生活。

（2）针对不同类型盆底脱垂子宫托的选择。

1）环形子宫托：适用于各种程度的子宫脱垂，取出及放置都很容易，它不需要经常检查且侵蚀性小，很少发生严重的分泌物增多，并在一定程度上改善尿失禁，但对于宫颈较长，放置环形子宫托后，宫颈仍然脱出于阴道外口者，可应用带膜的环形子宫托。

2）拱形子宫托：特别为膀胱膨出而设计，弓状部分位于阴道前壁下，双侧支架指向后壁，有利于尿失禁的改善。

3）框形可折叠子宫托：适用于阴道口较小的尿失禁患者；框形子宫托也可用来预防因宫颈功能不全易造成流产的孕妇。

4）圆形短柄子宫托：对Ⅲ度脱垂效果较好，因其具有部分吸引作用，起到强有力的支持作用，适用于出口支持组织较差的情况，目前临床上应用较多。

5）碟形子宫托：适用于伴或不伴轻度膀胱或直肠膨出的子宫脱垂的患者。

6）圈形子宫托：也是临床应用较多的一种子宫托，可封闭上段阴道以支持脱垂子宫，需要出口的完整性，可用于环形子宫托失败的患者。

7）立方体形子宫托：适用于重度脱垂且出口支持组织相对较差的患者，具有强有力的支持作用，但易出现阴道黏膜磨损等并发症，只适用于所有子宫托失败时。

（3）适应证：当出现盆腔器官脱垂POP-QⅡ度及以上或尿失禁影响日常生活时，绝大多数女性都适合应用子宫托进行保守性治疗。子宫托尤其适用于以下患者。

1）要求保留生育功能的患者。

2）年老体弱不愿或不宜施行手术者。

3）暂时身体状况或其他因素不能手术，等待手术过程中的患者。

4）妊娠期宫颈功能不全者。

5）了解 POP 患者是否合并隐匿性 SUI。

6）无佩戴子宫托禁忌证者。

（4）禁忌证：当出现下列情况，不宜佩戴子宫托。

1）急性盆腔炎或严重的阴道溃疡。

2）对硅胶和乳胶过敏。

3）存在认知障碍，自己上取托困难者。

4）不能定期随访者。

（5）妊娠期子宫托的使用：子宫托可应用于妊娠期间有子宫脱垂影响日常生活的孕妇。子宫托还可用于妊娠期宫颈功能不全的孕妇，可延长妊娠时间，具有简便、易操作的优点，其疗效几乎等同于宫颈环扎术。

适应证：无宫缩、无阴道炎症、无阴道出血、胎膜完整，并且胎儿无畸形。

禁忌证：有宫缩、胎膜早破、发热、C 反应蛋白升高、白细胞 $>15 \times 10^9$ g/L、阴道异常排液和出血等。如有胎膜早破、宫缩、阴道出血或明显不适时及时取出子宫托，无上述等情况均于 34 ~ 36 周时取出。

（6）子宫托的优点：子宫托治疗的适用范围广，几乎适用于各种程度的盆腔器官脱垂患者。子宫托可以支持和纠正盆腔器官的位置失常，一定程度上减轻盆底组织的紧张度，改善盆底血液循环，促进盆底肌肉强度的恢复。子宫托的应用可以缓解或者治愈脱垂引起的相关症状，包括盆腔下降感、压迫症状，排尿困难等。尤其适用于年老、体弱，有手术禁忌证无法手术治疗的患者且患者因为个人原因或身体状况暂时不允许手术，也可以在等待手术期间放置子宫托，暂时缓解症状，提高生活质量。

子宫托也可应用于妊娠期间子宫脱垂影响日常生活的孕妇。近期有报道对于宫颈短的双胎妊娠的孕妇，在使用阴道用黄体酮的基础上增加宫颈子宫托的使用，可延长妊娠时间，减少发生不良新生儿结局的风险。

子宫托治疗具有有效、无创、风险小等特点。近年来由于材质的改进，与传统的塑料、金属及橡胶子宫托相比，硅胶子宫托组织相容性好，消毒方便，结实耐用，是手术禁忌和不愿接受手术治疗患者的最佳选择。

同时子宫托还有诊断性的作用。一些重度盆腔器官脱垂患者由于脱垂的膀胱使尿道扭曲，引起尿道的梗阻，增加了尿道内的压力，即使存在尿道括约肌无力也不出现压力性尿失禁；当行阴道前壁膨出（膀胱）修复手术恢复了尿道的正常解剖位置后，患者出现漏尿症状，即为隐匿性尿失禁。子宫托作为实验手段，术前患者给佩戴粗环形子宫托后行尿垫试验，若患者有压力性尿失禁，说明患者术后发生尿失禁的可能性大，宜于手术同时行抗压力性尿失禁手术。子宫托在盆底手术前可预测和评估手术效果并发现可能存在的问题，为手术做准备。

（7）子宫托的缺点：子宫托需要间歇性地取出、清洗、重新放置，应用较为麻烦；有可能造成阴道刺激和溃疡；长期佩戴规格不合适的子宫托可能会造成嵌顿、阴道瘘、直肠瘘、出血、感染等；对于生活不能自理者上取托需他人帮助；不能从根本上治疗盆腔器官脱垂。

（8）子宫托的使用方法。

1）子宫托使用前的检查：在应用子宫托治疗前，需要进行全面的体格检查以及详细的盆腔检查、盆底检查。①阴道分泌物检查，排除阴道炎症。②宫颈防癌筛查，排除相关恶性疾病。③评估阴道壁厚度，排除阴道壁缺损。④盆底肌肉力量评估，如果阴道自身没有任何承托力，佩戴子宫托的失败率显著升高。⑤评估会阴体的完整性和会阴体的支撑能力，会阴体严重损伤，子宫托自行脱落的机会明显增加。⑥测量阴道管腔长度及管径大小，选择适宜形状和型号的子宫托。⑦对于绝大多数患者以上的临床检查已足够，但有些患者需要一些其他检查，包括超声检查、内镜检查及尿动力学检查等。

2）佩戴子宫托方法：①放置子宫托前应向患者进行讲解及演示，并告知注意事项，需充分的知情同意。②选择合适的子宫托，轻轻回纳脱垂的器官后，示指和中指伸入阴道内，测量阴道宽度，选取直径略小于最大阴道宽度的子宫托。③患者取膀胱截石位，于子宫托顶端的边缘涂少量的润滑剂，顺着阴道走行轻柔放入阴道内（不同类型子宫托方法略有差别），放好后轻轻摇晃，子宫托和阴道壁之间能容纳一个手指。④放置子宫托前患者可以不排空膀胱，但不能过度憋尿，留有尿液便于放托后观察排尿是否顺畅，并观察患者走路、蹲起有无异物感以及向下屏气、排大便后子宫托是否保持在位。⑤阴道萎缩的老年患者放置子宫托前或放置后应给予短期（2～4周）的局部涂抹雌激素软膏治疗。⑥定期随访及取出清洗消毒。

例：环形或蝶形子宫托的放置。将环形或蝶形子宫托折叠，弧面朝上，顺着阴道走行放入后松开，保证宫颈在环的中央；放置后检查子宫托和阴道壁之间是否可以容纳一个手指；患者离院前，应该进行子宫托放置后的常规检查。

3）子宫托放置和取出的时间：硅胶材质的环形子宫托每2周取出清洗消毒1次，其他形状的子宫托一般每周取出1次进行清洗消毒。

放置子宫托首次需要在放置后2周进行随访，其后的一年每3个月随访1次，对于未出现并发症的妇女之后每6个月随访1次。

每次随访需要询问患者有无不适并要求取出子宫托，打开阴道窥器仔细进行阴道检查，并常规妇科检查。

当患者出现阴道分泌物异常、阴道异味、不规则出血，子宫托引起胀满感、压迫感、排尿排便障碍、尿失禁等状况需要及时取出阴道内子宫托并立即寻求医生的帮助。

4）子宫托佩戴期间注意事项：佩戴不同类型的子宫托，要根据要求定期取出清洗消毒。取出子宫托要应用流水彻底清洗子宫托每个角落和缝隙。如果是硅胶制品可以高温消毒，如果是聚乙烯产品，需要高锰酸钾擦拭或根据说明进行定期的消毒。

采用正确佩戴和取出的方法，一般在佩戴后需要在医疗机构医生的指导下，学会正确地放置和取出，之后回家自行上取，如确实有困难，需要及时就医，不可以强行上取子宫托。佩戴过程中要定期随访，按时随访是保证子宫托长期正确应用和防治相关并发症的医学保障。

（9）应用子宫托并发症及处理。如果正确佩戴子宫托，定期消毒和定期随访，一般不会发生严重的并发症。

1）常见的并发症：阴道分泌物异常如血性分泌物、脓性分泌物等，分泌物异味，阴道壁、宫颈因摩擦溃烂、出血等。其他的并发症有子宫托大小不合适引起的不适感、尿潴留、便秘等。

原有的隐匿性尿失禁因为佩戴子宫托后，梗阻被解除，可变为显性的压力性尿失禁。

严重极少见的并发症有因长时间的压迫致阴道壁组织缺血坏死形成瘘，如膀胱阴道瘘、直肠阴道瘘等，子宫托还可异位进入腹腔或者嵌顿进入阴道壁及引起肠梗阻等。

国外报道长年佩戴忘记摘取并未随访的患者有发生瘘、阴道癌和宫颈癌的报道。

2）并发症的处理：正确佩戴大小合适的子宫托，并按时消毒取放子宫托，一般不会出现严重的并发症。一般的并发症例如少量阴道出血、阴道炎症等，可取出子宫托，局部涂抹消炎药物，基本可以达到治愈的目的；阴道充分休息后，可以继续佩戴子宫托。

对于老年患者，阴道壁菲薄，容易出现摩擦出血不适，可以局部应用雌激素软膏2周后，再佩戴子宫托，会有比较好的佩戴效果。

对于少见的出现瘘管的患者，除了必须取出子宫托外，对于保守治疗无效的患者，需要手术修补瘘管且修补后不宜再继续佩戴子宫托。

（二）手术治疗

盆腔器官脱垂在外科学又称为会阴疝，与其他疝不同的是，盆腔器官脱垂脱出的脏器无皮肤或腹膜被覆，有宽大的囊口、囊颈，也不易发生疝内容物的嵌顿、绞窄，但常常伴有严重、广泛的盆底肌肉、筋膜缺陷以及神经的损伤，修补困难，复发率高。另盆腔器官脱垂还常伴有泌尿生殖、肠道和性功能异常，故手术治疗时应予以综合考虑。

手术是盆腔器官脱垂治疗的最重要、也常是最后的一种治疗手段。

盆腔器官脱垂程度严重、通过保守治疗无效，已无生育要求及身体条件允许的情况下，可以选择手术治疗；而主诉为轻度脱垂、无明显临床症状者无必要进行手术治疗。术式得当可改善器官功能，反之可能对器官功能造成损害。

1. 手术治疗原则

（1）手术治疗主要适用于非手术治疗失败或者不愿意接受非手术治疗的有症状的患者，最好为已完成生育、并无再生育愿望者。

（2）手术治疗并不能给无症状盆腔器官脱垂患者带来益处，反而增加手术带来的风险，因而无症状盆腔器官脱垂患者不建议采用手术治疗。

（3）手术原则是修补缺陷组织，恢复解剖结构，改善泌尿生殖、肠道及性功能，提高生活质量。

（4）针对盆腔器官脱垂的复杂性和术后的高复发率以及患者年老体弱之特点，需强调手术的微创化、个体化及合理应用替代材料。

（5）手术成功与否应以局部解剖、功能恢复及患者主观、客观症状改善等多种标准加以评价。

2. 手术的分类

盆腔器官脱垂手术的种类繁多，达几十种。

（1）按是否保留器官：分为保留器官手术与切除脱垂的器官与多余组织的手术。后者以经阴道子宫切除术与阴道前后壁修补术为其代表性手术。

（2）按是否重建：分为重建手术和封闭性手术。重建手术的目的是恢复阴道的解剖位置；而阴道封闭术或半封闭术是将阴道管腔部分或全部关闭，使脱垂的器官回放至阴道内。

（3）按使用修复材料：分为使用自身组织修补和应用不同种类的移植物来替代。后者包括合成、同种、异种替代材料，如合成的聚丙烯补片、聚乙烯对苯二酸酯补片等不可吸收补片，异体可吸收性生物补片等。

（4）按手术途径：主要有经阴道、开腹和腹腔镜3种，必要时可以不同途径联合手术。

（5）按脱垂的部位：引起的盆腔器官脱垂所在位置分为前盆腔、中盆腔、后盆腔缺陷手术。

（6）按手术发展史：分为传统手术、中间型手术和现代手术。传统手术为切除脱垂的器官与多余的组织并重新缝合如经阴道子宫切除术与阴道前后壁修补术；中间型手术以恢复部分解剖结构为目的，通过缝合来缩短、固定韧带与悬吊器官，如骶韧带折叠缝合固定术、骶棘韧带缝合悬吊术等；现代手术以重建解剖、恢复功能为目的，主张整体重建以保证远期效果。

3. 手术方式的选择

盆腔器官脱垂手术方式的选择应根据患者年龄、有无保留脱垂器官要求，解剖缺损类型和程度、期望，是否存在下尿路、肠道和性功能障碍以及医师本人的经验、技术等综合考虑决策。

盆腔器官脱垂手术，术前一定要进行确切、全面的评估判断，对缺损的部位准确定位和诊断，是制订手术方案的关键；尊重患者的意愿，如能够接受的手术方式与途径，是否可以接受替代物的使用等；还应仔细考虑每一位患者发生并发症的风险和脱垂复发的风险，慎重选择手术方式；术中的再次评估与判断，从而选择出最有利于解剖恢复及患者症状改善的术式，也是手术成败的重要环节。

总之，以整体理论为指导，制订个体化手术方案是选择术式的基本原则。

4. 阴道前壁修补术

是通过加固耻骨宫颈筋膜、纠正阴道前壁松弛及脱垂的手术。

（1）适应证与禁忌证。

1）适应证：①单纯阴道前壁膨出有临床症状者。②Ⅰ度子宫脱垂伴有阴道前壁膨出者。

2）禁忌证：①生殖道炎症、溃疡、盆腔炎等。②生殖道癌前病变、癌变者。③经期、妊娠期、哺乳期妇女。④严重内科并发症不适宜手术者。

（2）手术关键点：①阴道前壁切口，牵拉宫颈，阴道前壁采用倒"T"形切口或三角形切口，底部切口应选择在宫颈阴道部与阴道壁的移行部（阴道前壁相当于膀胱沟水平，一般距宫颈外口 1.5 cm 左右），辨认方法为覆盖于膀胱的松弛活动的阴道黏膜与覆盖于宫颈的平滑黏膜的交界处。浸润注射单纯生理盐水或 1：20 万肾上腺素生理盐水稀释液，注意肾上腺素应用禁忌证。②分离间隙，分离阴道前壁黏膜，注意将膀胱阴道筋膜保留在膀胱剥离面，以便利用筋膜加固支持膀胱底；向近端分离勿超过阴道横沟（膀胱筋膜与阴道筋膜相融合处）；向远端分离应达到膀胱宫颈附着处，剪开阴道上隔，使膀胱自宫颈部分分离；向两侧分离应充分暴露阴道旁间隙，达到耻骨直肠肌的内侧。③上推膀胱，上推膀胱要充分，达膀胱宫颈反折腹膜；向侧方分离时注意两侧的膀胱柱（即膀胱宫颈韧带），此处血运丰富，注意电凝与缝扎止血。④根据膀胱膨出面积的大小，可分别采用一次或多次同心圆状荷包缝合送回膀胱，或横行间断褥式缝合；注意缝合膀胱阴道筋膜、膀胱外筋膜，勿过深穿透膀胱壁；荷包缝合勿超过膀胱筋膜与阴道筋膜相融合处；缝合最低点应固定于膀胱宫颈反折腹膜下方的宫颈前壁上。⑤合并有宫颈肥大者可同时行宫颈成形术。

（3）优点与问题。

1）优点：简便易行，提高性生活满意度。

2）问题：①对术前存在有隐匿性压力性尿失禁者，阴道前壁修补后，可使尿道折叠消失、尿道变直，术后出现尿失禁。故术前应详细询问病史，专科检查时应送回脱出的前壁进行充盈膀胱的压力试验。②以自身组织修补，向中线部位牵拉组织，有加重旁侧缺损的可能，术后复发率高。

5. 阴道旁侧修补术

一直以来阴道前壁膨出可分为中央缺陷和旁侧缺陷。旁侧缺陷是 White 早在 20 世纪初期提出的，其理论认为膀胱膨出除有耻骨宫颈筋膜中线部位断裂外，还可能存在膀胱的耻骨宫颈筋膜固定在两侧骨盆侧壁的白线被撕裂。阴道旁修补术可分为经阴道、经腹腔镜 2 种途径。

（1）适应证与禁忌证。

1）适应证：①阴道前壁膨出有临床症状者。②专科检查提示存在旁侧缺陷。

2）禁忌证：同阴道前壁修补术。

（2）手术关键点。

1）经阴道阴道旁修补术。①同阴道前壁修补术，切开阴道前壁切口，分离阴道前壁黏膜，上推膀胱。②向两侧分离阴道旁间隙要充分，并达耻骨后间隙；向腹侧上方达耻骨结节，向两侧可暴露盆腔筋膜腱弓，继续向坐骨棘方向分离，至同侧坐骨棘前 1 cm 处。因盆腔筋膜腱弓位置较深，需借助直角拉钩及带光源拉钩的牵引照明方可显示。③分别修补侧方断裂的耻骨宫颈筋膜。以不可吸收线前自尿道膀胱连接处水平的盆腔筋膜腱弓始，依次间距 1~1.5 cm 缝合 3~4 针，深至同侧坐骨棘外侧 1 cm 盆腔筋膜腱弓，留线，将留线另一端缝至同侧断裂耻骨宫颈筋膜；对侧同法。待所有留线都缝好后，由内至外逐一打结。④同时存在中央型缺陷，可在中线耻骨宫颈筋膜缺陷处加以横行间断褥式或荷包缝合。

2）腹腔镜阴道旁修补术。①暴露，腹腔镜下于膀胱上缘上 3 cm 处打开腹膜，充分游离膀胱前间隙、耻骨后间隙及膀胱侧间隙，显露双侧耻骨支内面和闭孔内肌筋膜，暴露闭孔及闭孔神经血管，清楚显示盆筋膜腱弓和阴道旁缺陷，背侧分离至坐骨棘，腹侧至耻骨支后方，解剖结构的清晰显示是手术成功的重要前提。②缝合，手术要求将同侧阴道穹隆顶端及其上面覆盖的耻骨宫颈筋膜固定到骨盆侧壁，达到其原来附着的水平，即盆筋膜腱弓水平。缝合位置是关键，同阴式途径，靠近腹侧的一针在近尿道膀胱连接处 1~2 cm，靠近背面的一针应在坐骨棘前 1 cm 处，缝合 3~4 针即可。助手以手指在阴道内将同侧阴道穹隆顶起，用不可吸收线缝合同侧阴道及其上面覆盖的耻骨宫颈筋膜（勿缝穿黏膜层）于盆筋膜腱弓相应位置。

（3）优点与问题。

1）优点：文献报道行 VPVR 手术 1 年后的随访结果，客观治愈率可达 98%。

2）问题：①经阴道阴道旁修补术术野暴露困难，耻骨后是静脉丛丰富的区域，分离极易出血，阴部神经血管束距坐骨棘较近缝合时易损伤，据文献报道，此处出血可达 1 000 mL 以上。②VPVR 术后可发生尿潴留，压力性尿失禁发生率约 10%。

6. 阴式子宫切除术

其优点为微创手术，创伤小，腹腔干扰少，术后恢复快，疼痛少，体表无瘢痕。缺点为术后有发生阴道前后壁膨出和出现阴道穹隆膨出风险。是国内目前子宫脱垂主要的应用术式。

（1）适应证与禁忌证。

1）适应证：①Ⅲ度及以上子宫脱垂者。②合并有宫颈上皮内瘤变有子宫切除指征的子宫脱垂者。③有内科并发症，不能耐受开腹手术的子宫脱垂者。

2）禁忌证：①生殖道炎症、溃疡、盆腔炎等。②生殖道癌前病变、癌变者。③经期、妊娠期、哺乳期妇女。④严重内科并发症不适宜手术者。⑤阴道狭窄、盆腔重度粘连。

（2）手术关键点：①分离间隙，打开盆腔腹膜，选择在宫颈阴道部与阴道壁移行部的环形切口，阴道后穹隆处为直肠子宫陷凹，为盆腹腔最低点，正常情况下阴道后穹隆与直肠子宫陷凹间仅隔阴道壁与反折腹膜，无其他器官，切口位置若选择正确，切开后可直接进入腹腔，如合并宫颈延长多伴有骶主韧带的拉长，直肠子宫陷凹常偏高。前壁切口切开阴道黏膜后需剪开阴道上隔，分离膀胱宫颈间隙，上推膀胱，暴露膀胱反折腹膜并剪开，辨认膀胱反折腹膜的方法为发白并有滑动感，或插入金属导尿管向下探膀胱最下方的位置，或先打开后穹隆，示指绕过宫底找到前穹隆膀胱反折腹膜处顶起辨认。若同时行阴道前壁修补术者，采用前盆腔缺损的阴道前壁修补术的切口。②子宫切除，为避免输尿管损伤，分离膀胱宫颈间隙、上推膀胱时应充分向两侧推开，以便有足够空间处理主骶韧带，防止使用能量设备造成输尿管热损伤；骶主韧带断端结扎缝线保留，在子宫切除后，断端对扎加固盆底；接近峡部时注意子宫动静脉的结扎牢靠；处理卵巢固有韧带、输卵管、子宫圆韧带时防止断端滑脱后回缩，2 把止血钳钳扎，缝扎 2 次。老年妇女骨盆漏斗韧带常短缩，不建议阴式切除，可借助阴式腹腔镜（V-NOTES）完成。③关闭盆腔腹膜后，左右骶韧带断端结扎保留缝线对扎，再次 8 字缝合以加固盆底。同时有膀胱膨出者，采用前盆腔缺损的阴道前壁修补术的膀胱阴道筋膜、膀胱外筋膜修补术，此时的缝合最低点为骶韧带断端对扎保留处。缝合阴道黏膜尤其注意阴道后壁剥离面的缝合止血。④合并有阴道穹隆脱垂可同时行后穹隆成形术。⑤合并有阴道后壁膨出或合并有会阴陈旧裂伤者可同时行阴道后壁修补或会阴体修补术。

（3）优点与问题。

1）优点：①目前仍是治疗子宫脱垂的主要方法，传统手术方式相对简单易掌握，患者恢复快。②不需要任何辅助用品置入，费用低。

2）问题：①传统的阴式子宫切除术因为应用有损伤、退化的组织进行修补，术后脱垂的复发率较高，据报道可达 20%~30%。②术后远期并发症有穹隆脱垂，术中可以同时行顶端悬吊预防。

7. 曼市手术

采用宫颈截除结合阴道前后壁缝合术来治疗子宫脱垂。

（1）适应证与禁忌证。

1）适应证：①Ⅰ度或Ⅱ度子宫脱垂者。②伴宫颈延长或阴道壁膨出者。③希望保留子宫者。

2）禁忌证：①生殖道炎症、溃疡者。②生殖道癌前病变、癌变者。③经期、妊娠期、哺乳期妇女。④严重内科并发症不适宜手术者。⑤有生育要求者应慎重考虑，因术后有发生宫颈机能不全的风险。

（2）手术关键点：①阴道壁切口，阴道壁切口应选择宫颈阴道部与阴道壁黏膜的移行部（前壁相当于膀胱沟水平，一般距宫颈外口1.5 cm左右），辨认方法为覆盖于膀胱的松弛活动的阴道黏膜与覆盖于宫颈的平滑黏膜的交界处。浸润注射1∶20万肾上腺素生理盐水稀释液，注意肾上腺素应用禁忌证。②分离阴道前壁黏膜，注意将筋膜留在膀胱剥离面；阴道前后壁黏膜应分离充分，以足够覆盖宫颈断端，不足以覆盖者，术后宫颈残端的缝线裸露易导致持续阴道流液及血性分泌物、生长宫颈息肉等。③根据宫颈切除长短的需要决定主韧带切除的多少，宫颈切除部分少，则主韧带切除位置可偏低，宫颈切除部分多，则主韧带切除位置可偏高；主韧带多因宫颈延长被拉长变薄，主韧带复合体内有子宫动脉下行支，切断时注意准确结扎止血。④宫颈切除之前需探测宫腔深度，切除部分宫颈后宫腔深度以7 cm为宜；为保留宫颈断端2 cm，可用球囊导尿管进行判断。⑤宫颈成形术，阴道黏膜包埋宫颈残端时，若阴道黏膜组织过多，可于阴道前壁行三角形切除再行包埋。⑥合并有阴道穹隆疝者，注意分离后壁阴道黏膜暴露疝囊，予以荷包缝合封闭疝囊，并缝合阴道直肠隔、直肠旁筋膜、双侧骶韧带以加固支撑阴道后穹隆及阴道后壁。

（3）优点与问题。

1）优点：①曼市手术时间短、出血少，患者易于接受。②保留子宫。

2）问题：①术后有发生宫颈狭窄、新发性压力性尿失禁（约为22%）的风险。②以自身组织进行修补，另宫颈截除使宫骶韧带和主韧带复合体变短，削弱了盆底支持，术后复发率约20%。③切除了部分宫颈，术后易发生宫颈功能不全，不育及自然流产率、早产率增加。④术后宫颈脱落细胞学和子宫内膜的组织学检查可能有困难。

8. 阴道封闭术

阴道封闭术又称为阴道切除术、阴道穹隆封闭术或阴道封闭加阴道切除术。

阴道封闭术又分为全部或部分阴道封闭术。

阴道封闭术切除全部或部分阴道黏膜后，将阴道前后壁黏膜下组织进行缝合，从而达到在处女膜以上关闭阴道的目的。子宫切除者可行全阴道阴道封闭术，保留子宫者可行部分阴道封闭术。

（1）适应证与禁忌证。

1）适应证：①重度子宫脱垂或阴道穹隆脱垂。②年龄大或有内科并发症，无法承受手术时间过长者。③无性生活要求者。

2）禁忌证：①生殖道炎症、溃疡者。②生殖道癌前病变、癌变者。③严重内科并发症不适宜手术者。④有性生活要求者。

（2）手术关键点。

1）部分阴道封闭术。①阴道前后壁切口：取纵长方形切口。前后壁近端距宫颈外口2 cm，前壁相当于膀胱沟处；远端达处女膜内2~3 cm，前壁相当于阴道横沟；注意必须保留宫颈外口2 cm的阴道黏膜，否则会将膀胱颈部拉向后上方，致术后尿道膀胱角的消失，膀胱颈部呈漏斗状，发生压力性尿失禁；切口下缘避免过于靠近尿道口，否则会使后角角度变钝，同样会发生压力性尿失禁。②剥离：剥离中间部分阴道前后壁黏膜上皮，两侧保留1~2 cm的阴道黏膜上皮。注意仅剥离阴道黏膜，保留膀胱阴道筋膜及阴道直肠筋膜。③缝合：相对缝合中间部分的膀胱阴道筋膜及阴道直肠筋膜，由内至外，排式进行间断褥式缝合，使前后部紧贴而不留死腔；前后壁切缘黏膜的缝合需使用可吸收线；两侧各保留一个通道，以便宫颈分泌物流出。④合并有重度阴道前后壁膨出者，可分别根据膀胱、直肠膨出面积的大小，采用同心圆状荷包缝合或横行间断褥式缝合，送回膀胱与直肠。⑤合并有会阴陈旧裂伤者可同时行会阴体成形术。

2）全阴道封闭术：对于子宫切除术后行全阴道阴道封闭术者，切除从处女膜内 2~3 cm 至阴道穹隆全部的阴道前后壁黏膜上皮，再将阴道前后壁全长的黏膜下层缝合，以关闭阴道。

余步骤同部分阴道封闭术。

（3）优点与问题。

1）优点：①具有创伤小、手术时间短、恢复时间快等优点。②迅速、有效地改善其主观症状，成功率高，术后满意度达 90% 以上。③疗效持久。

2）问题：①适应证有限，仅适用于无法耐受大范围手术的患者。②阴道封闭术后有新发 SUI 风险，发生率为 1%~11%，发生原因：一是原有潜在的 SUI，随 POP 的纠正而出现；二是由于手术时尿道被过度下拉造成，可以通过手术时注意阴道前壁黏膜分离不要距尿道口太近来预防。③术后无法行宫颈细胞学检查和诊断性刮宫，术前需除外宫颈及内膜病变。

9. 骶棘韧带固定术

骶棘韧带固定术是将阴道顶端悬吊于骶棘韧带，同时将阴道上段提高至肛提肌板以上。骶棘韧带固定术分为切除子宫后的阴道断端—骶棘韧带固定术及保留子宫的宫骶韧带附着点—骶棘韧带固定术 2 种。

（1）适应证与禁忌证。

1）适应证：①重度子宫脱垂或阴道穹隆脱垂。②因子宫脱垂接受子宫切除的顶端悬吊，以防止术后穹隆膨出。③年轻的子宫脱垂要求保留子宫患者。

2）禁忌证：①生殖道炎症、溃疡者。②生殖道癌前病变、癌变者。③经期、妊娠期、哺乳期妇女。④严重内科并发症不适宜手术者。

（2）手术关键点：阴道断端—骶棘韧带固定术。手术操作在完成子宫切除术后进行。阴道断端—骶棘韧带固定术常进行单侧固定，为利于术者操作及左侧乙状结肠影响多固定右侧，但也有学者认为左侧的骶棘韧带强于右侧。①阴道壁切口选择，阴道壁切口可选择后壁穹隆部向下约 4 cm，阴道黏膜及阴道直肠筋膜下浸润注射单纯生理盐水或 1：20 万肾上腺素生理盐水稀释液，切开阴道黏膜及阴道直肠筋膜。②分离，分离阴道直肠间隙为疏松阴道黏膜及阴道直肠筋膜组织，继续向直肠右侧间隙、坐骨棘方向分离，注意避开内上方的主韧带、外上方直肠阴道韧带及内侧的直肠，以免造成损伤出血与破裂；直达坐骨棘后，沿骶棘韧带表面横行分离，并注意勿超过骶棘韧带近端水平。③缝合，以不可吸收线将阴道断端的骶主韧带断端缝合于坐骨棘内侧 1.5~2 cm 的骶棘韧带上 2 针，2 针间相聚 0.5~1 cm，骶棘韧带缝合深度要合适，以穿过骶棘韧带的 2/3 深度为佳。缝合过浅，可能造成强度不够，容易发生撕裂，而导致手术失败，缝合过深容易损伤坐骨神经和血管。也可采用各种商品化的骶棘韧带缝合器。阴道断端缝合需穿过阴道的黏膜下层，不可穿过阴道黏膜。④张力调节，2 针缝合后一起打结，其合适张力为阴道顶端至原有高度，无明显张力状态。若张力过大，术后可能会有疼痛，影响性生活；张力过小，阴道顶端发生膨出。

宫骶韧带附着点—骶棘韧带固定术，用于保留子宫者。

阴道壁切口选择：上方切口选择在宫颈后唇下方 1 cm 处，向下切开 4 cm。子宫侧缝合点为右侧宫骶韧带附着点。余手术关键点同阴道断端—骶棘韧带固定术。

（3）优点与问题。

1）优点：①恢复阴道顶端的支持。②性生活质量改善良好。③效果确切，客观治愈率为 70%~97%，主观满意率为 87%~93%。

2）问题：①术后压力性尿失禁的发生率 5%。②因改变了阴道轴向，使其拉向后方，使阴道前壁受力增加，20% 的患者术后一年内可能出现中度阴道前壁膨出。少数学者建议双侧固定，增加局部组织宽度，减少受力，以减少阴道穹隆膨出的复发。

10. 高位骶韧带固定术

高位骶韧带固定术在中线部位折叠缝合两侧骶韧带及其间的腹膜，关闭子宫直肠窝，防止穹隆脱垂（肠膨出）。手术途径有经阴、腹腔镜、开腹 3 种途径。分保留子宫和切除子宫 2 种。

（1）适应证与禁忌证。

1）适应证：①子宫脱垂或阴道穹隆脱垂。②子宫直肠窝疝者。③年轻的子宫脱垂要求保留子宫者。

2）禁忌证：①生殖道炎症、溃疡者。②宫骶韧带松弛薄弱者。③经期、妊娠期、哺乳期妇女。④严重内科并发症不适宜手术者。

（2）手术关键点。

1）经阴高位骶韧带固定术。①子宫脱垂者先行阴式子宫切除术，有子宫直肠陷凹疝者行疝修补术。②阴道切口，子宫切除者于阴道断端切口，阴道穹隆脱垂者横行切开阴道穹隆残端，分离穹隆部膀胱阴道间隙及阴道直肠间隙，打开盆腔腹膜进入腹腔。③缝合，以 10 号丝线于每侧宫骶韧带由外向内逐步对折缝合 2～3 针，2～4 cm，拉向中线，打结留线。钳夹骶韧带多有较强抵抗力且牵拉活动度小。初试者为防输尿管损伤可预置输尿管支架指引操作，在输尿管的内侧钳夹骶韧带。④固定，将留线分别缝合在两侧阴道前后穹隆的耻骨宫颈筋膜和阴道直肠筋膜上并打结（保留子宫者缝合于宫颈周围环），将阴道断端悬吊于坐骨棘水平。重新建立前后阴道壁筋膜在顶端的连续性，防止以后的肠膨出。

2）腹腔镜高位骶韧带固定术：以保留子宫者为例。腹腔镜优势在于可直视下操作。①暴露：在骶韧带外侧打开后腹膜，向外侧推开输尿管，分离范围超过缝合骶韧带位置。②缝合：自宫颈侧向骶骨侧连续自身折叠缝合骶韧带，其缝合范围依据骶韧带松弛拉长情况而定，再将双侧宫骶韧带环形缝合固定于宫颈周围环后侧。③有子宫直肠陷凹疝同时同心圆荷包缝合子宫直肠陷凹腹膜、直肠浆膜层。④注意探查同侧输尿管走行及蠕动情况，阴式探查悬吊后的阴道穹隆位置，检查阴道前后壁脱垂状况。

（3）优点与问题。

1）优点：①恢复阴道顶端的支持。②能维持和改善尿道、肠道和性功能。③有效而持久，长期客观治愈率80%～91%。

2）问题：①仅适用于中盆腔缺陷者。②输尿管损伤与梗阻发生率1.0%～10.9%，术前预置输尿管支架、术后膀胱镜检查予以预防。

11. 阴道（子宫）骶骨固定术

将子宫或者阴道顶端与骶前纵韧带通过替代物桥接起来，目前仍然是公认的治疗顶端脱垂的金标准术式。分为保留子宫与切除子宫两种。

（1）适应证与禁忌证。

1）适应证：①Ⅲ度及以上子宫脱垂或阴道穹隆脱垂。②有症状的Ⅱ度阴道穹隆脱垂。③年龄相对较轻、性生活活跃的患者。

2）禁忌证：①生殖道炎症、溃疡者，盆腔炎性疾病。②多次盆腹部手术史和严重盆腹腔粘连。③有生育要求。④年龄大于70岁的老年患者。⑤严重内科并发症不适宜手术者。

（2）手术关键点。

1）腹腔镜阴道骶骨固定术。①子宫脱垂者先行阴式子宫切除术。②分离间隙：充分分离阴道膀胱间隙及阴道直肠间隙（可腹腔镜下分离或阴式分离），因脱垂患者的间隙较疏松，分离较易，尽量多地保留筋膜于阴道壁。分离最低点达阴道前后壁膨出的最低点，前壁最远至膀胱颈，后壁最远至会阴体。两侧分离同样要充分，放置网片后可纠正阴道旁缺损。注意保留膀胱反折腹膜与直肠反折腹膜，以覆盖网片。③阴道端网片固定：自裁网片或成品"Y"形网片的前后叶分别缝合固定于阴道前后壁，以可吸收线或不可吸收线依据面积大小分别缝合2～6针，注意不可吸收线不能穿透阴道黏膜。④暴露骶前区及右侧后腹膜：于骶岬上方2 cm处剪开骶前区腹膜，分离骶前区腹膜下组织，暴露骶岬及骶前区血管，寻找缝合部位。沿右侧骶韧带内侧与直肠外侧之间自上而下分离腹膜，直至子宫直肠窝处阴道直肠间隙或保留腹膜完整，与腹膜下注意避开其外侧的右髂总静脉及右输尿管。⑤骶前区网片固定：将自裁网片或"Y"形网片的另一端以不可吸收线缝合2针、打6个结固定于骶前区无血管区。其位置为第一骶椎体面、骶岬下1～4 cm，水平宽度为3 cm；骶正中静脉偏左时缝合安全区在骶正中血管右侧；骶正中静脉偏右时缝合安全区在骶正中血管左侧；骶正中静脉居中时可于下方穿过。固定后阴道没有过多张力，

C 点达 -6 cm 以上。⑥关闭盆腔腹膜：先缝合直肠反折腹膜、后侧腹膜，完全包埋网片。

2）腹腔镜子宫骶骨固定术：以保留子宫者为例。①子宫端网片固定：分别分离膀胱阴道间隙与阴道直肠间隙，剪开"Y"形网前叶，分别自两侧子宫动脉绕行至宫颈前方，"Y"形网前后叶均固定在穹隆宫颈周围。②余手术关键点同阴道骶骨固定术。

（3）优点与问题。

1）优点：①治疗顶端脱垂（Ⅰ水平缺陷）的"金标准"术式。②恢复阴道轴向和保持阴道长度，保留性功能。③LSC 术后 2 年，客观成功率为 92%（75%～100%），主观成功率为 94.4%，远期成功率可达 74%～98%。

2）问题：①手术时间长，术后恢复时间长，费用高。②初学者学习曲线长。③器官脱垂的再次手术率为 6.2%，网片暴露率为 2.7%，术后性生活障碍发生率为 7.8%，排尿功能障碍发生率 18.2%，肠道功能障碍发生率 9.8%。

12. 髂耻韧带悬吊术

此术式应用补片将顶端（穹隆或宫颈）结构固定于双侧髂韧带的外侧部分，模拟子宫圆韧带对中盆腔起悬吊作用。

（1）适应证与禁忌证。

1）适应证：①Ⅱ度及以上子宫脱垂或阴道穹隆脱垂。②伴有或不伴有阴道前后壁膨出或伴有宫颈延长。

2）禁忌证：①生殖道炎症、溃疡，盆腔炎性疾病。②多次盆腹部手术史和严重盆腹腔粘连。③有生育要求。④严重内科并发症不适宜手术者。

（2）手术关键点：①分离间隙，子宫脱垂者先行阴式子宫切除术，分别分离膀胱阴道间隙与阴道直肠间隙向下约 2 cm。②暴露髂耻韧带，沿子宫圆韧带剪开近端腹膜达腹股沟（文献报道在圆韧带和脐外侧韧带之间，靠近圆韧带打开侧腹膜），分离疏松结缔组织，显露腹膜后间隙的髂外血管，暴露髂外血管外侧、闭孔神经上方的盆壁上白色的髂耻韧带。③缝合固定，网片中间部分，子宫切除术后的缝合固定于阴道顶端的前后壁 2 cm，或次全切保留宫颈者的宫颈前后壁；网片两侧，以不可吸收线间断缝合 2 针固定于髂耻韧带上。注意自阴道上抬阴道顶端或宫颈至预期的无张力位置，缝合于髂耻韧带前调节网片的长度为无变形的拉直状态。④关闭盆腔腹膜，完全腹膜化。

（3）优点与问题。

1）优点：①手术操作简单，学习曲线短。②恢复阴道顶端的支持，符合阴道的生理轴向。③不会缩窄骨盆容积，不易发生术后肛肠及下尿路功能异常。④远离输尿管、乙状结肠和骶前静脉，手术不良反应少，更安全。

2）问题：①临床应用时间短，应用安全性及有效性需进一步验证。②缺乏术后长期的随访结果。

13. 阴道后壁修补术

（1）适应证与禁忌证。

1）适应证：①单纯阴道后壁膨出有临床症状者。②Ⅰ度子宫脱垂伴有阴道后壁膨出者。

2）禁忌证：①生殖道炎症、溃疡，盆腔炎等。②生殖道癌前病变、癌变者。③经期、妊娠期、哺乳期妇女。④严重内科并发症不适宜手术者。

（2）手术关键点：①阴道壁切口，阴道后壁可根据是否合并有会阴体裂伤采用"T"形切口或梭形切口，有裂伤者采用"T"形切口，无裂伤者采用梭形切口。"T"形切口底部切口应选择在阴道黏膜与会阴体皮肤交界处。阴道后壁切口的近端应超过阴道后壁膨出的上缘，如合并阴道穹隆疝，应达到宫颈阴道部与阴道壁黏膜的交界处。浸润注射单纯生理盐水或 1：20 万肾上腺素生理盐水稀释液，注意肾上腺素应用禁忌证。②分离阴道后壁黏膜，注意将阴道直肠筋膜保留在直肠侧，以利用筋膜加固支持直肠前壁；向近端分离应超过阴道后壁膨出的上缘，向远端分离应达到阴道后壁膨出的下缘，伴有肛提肌间隙增宽者，应暴露两侧肛提肌；向两侧分离应充分暴露直肠旁间隙，达到耻骨直肠肌的内侧。③根据直肠膨出面积的大小，可分别采用横行间断褥式缝合及 1 次或同心圆状荷包缝合送回直肠，前者常用，后者用于膨出面积较大时，有阴道后壁变短可能。注意缝合阴道直肠筋膜，勿过深穿透直肠壁；伴有肛提肌间隙增宽者应向中线间断对合缝扎肛提肌。④阴道裂隙保留的大小应根据患者年龄及有无性生活要求确定。⑤合并有会阴陈旧裂伤者可同时行会阴体修补术。

（3）优点与问题。

1）优点：简便易行，提高性生活满意度。

2）问题：以自身组织修补有加重后壁缺损可能。

14. 阴道后壁桥式缝合术

利用自身组织修补阴道后壁脱垂。

（1）适应证：①单纯阴道后壁膨出有临床症状者。②Ⅰ度子宫脱垂伴有阴道后壁膨出者。

（2）禁忌证：①生殖道炎症、溃疡，盆腔炎等。②生殖道癌前病变、癌变者。③经期、妊娠期、哺乳期妇女。④严重内科并发症不适宜手术者。

（3）手术关键点：①阴道壁切口，在阴道后壁黏膜层下方注射生理盐水或1：20万肾上腺素生理盐水稀释液，以利充分水分离；在阴道后壁膨出部的上下两端，高可达穹隆的顶端，最低达阴道黏膜与会阴体交界处，作梭形切口（如合并会阴体缺陷，可行三角形切口），宽度以膨出部位的宽窄而定；全层切开黏膜层及阴道直肠筋膜层，潜行锐性分离"桥"体以外左右两侧的黏膜层及阴道直肠筋膜层3～5mm，保留中间部位的"桥"体。②破坏桥体，以单极电凝彻底电凝桥体表面的黏膜组织，使之丧失分泌功能。③缝合桥体，以3-0可吸收缝线，将中间的桥体部分黏膜左右对合缝合，使局部组织缩窄、增厚、加固。④覆盖桥体，以不可吸收线将阴道后壁桥体两侧的阴道直肠筋膜左右对缝覆盖于桥体上，以可吸收线缝合两侧缘阴道后壁黏膜。⑤合并有会阴陈旧裂伤者可同时行会阴体修补术。

（4）优点与问题。

1）优点：简便易行，提高性生活满意度。

2）问题：①以自身组织修补有加重后壁缺损可能。②术后阴道壁有发生潴留囊肿的可能，表现为阴道壁内椭圆形无痛性囊肿，发生率小于5%，可手术切除并行阴道壁修补。术中通过充分电凝阴道壁黏膜可避免这一并发症。

15. 会阴体缺陷修补术

会阴体所包含的会阴中心腱是球海绵体肌、会阴浅横肌、会阴深横肌、肛门外括约肌、肛提肌的集合点。在存在分娩后损伤的患者中，很大部分都会发生由于过度拉伸导致的会阴体断裂或变薄，可同时存在肛提肌裂孔的增宽。正常会阴体的高度为3～4cm，缺陷的会阴体常缩短。会阴体松弛临床表现为便秘及需压迫会阴排便，Ⅰ～Ⅱ度会阴裂伤影响性生活满意度，Ⅲ度会阴裂伤可导致大便失禁。

会阴体缺陷修补术为"三水平"的缺陷修补。

（1）适应证与禁忌证。

1）适应证：①行盆底重建手术，同时合并会阴裂伤Ⅰ～Ⅱ度者。②Ⅲ度会阴裂伤，包括新鲜与陈旧性。

2）禁忌证：①生殖道炎症、溃疡，盆腔炎等。②经期、妊娠期、哺乳期妇女。③严重内科合并症不适宜手术者。

（2）手术关键点：新鲜裂伤仅需修补缺损组织，陈旧裂伤需剪除瘢痕，以正常组织进行修补。

1）Ⅰ～Ⅱ度会阴裂伤修补术。①Ⅰ度会阴裂伤仅会阴皮肤及阴道入口黏膜撕裂，不累及肌层与筋膜，以尽可能细的可吸收线修补皮肤与黏膜。②Ⅱ度会阴裂伤皮肤、黏膜及连接于会阴中心腱的肌肉和筋膜受损，均需加以修补。但肛门括约肌尚保持完整。③切口选择与间隙分离：于阴道后壁黏膜及会阴皮肤边缘交界处横行切开，切口长度以将切口两侧钳夹试对合，阴道外口容二指为宜，注意缝合后勿过高抬高会阴体，以免性生活疼痛；切口上缘向上分离阴道直肠间隙，保留阴道直肠筋膜于直肠侧，高度以是否合并阴道后壁膨出、同时行阴道后壁修补而定；向两侧分离到暴露断裂、损伤的肛提肌、球海绵体肌。④缝合与修补：剪除多余阴道黏膜，以可吸收线间断或8字缝合两侧肛提肌、会阴中心腱、球海绵体肌向中线对拢，间断缝合阴道直肠筋膜。需注意勿缝合过深穿透直肠黏膜；避免缝合张力过大而导致术后疼痛。⑤缝合阴道黏膜、会阴皮下组织及皮肤。⑥阴道后壁黏膜并行阴道后壁膨出修补。

2）Ⅲ~Ⅳ度会阴裂伤修补术：新鲜裂伤 24 小时内缝合，超过 24 小时建议 6 个月后修补，首次修补失败者 6 个月后修补。①Ⅲ~Ⅳ度会阴裂伤不仅累及会阴皮肤与黏膜、会阴体，同时累及部分或全部的肛门括约肌，Ⅳ度累及直肠壁及黏膜，均需加以修补。②缝合直肠黏膜：自裂口顶端 1 cm，间断内翻缝合直肠黏膜及下组织，两侧各宽 0.5 cm，针距 <1 cm，线结打于肠腔内。③缝合肛门括约肌：于直肠两侧的凹陷内找到断裂的肛门括约肌断端，以 7 号或 10 号丝线断端吻合或断端交叠缝合法缝合，同时示指放入肛门内嘱患者收缩肛门有示指收缩感。④缝合会阴体肌层：以可吸收线间断或 8 字缝合两侧肛提肌、会阴中心腱、球海绵体肌向中线对拢，间断缝合阴道直肠筋膜。⑤缝合阴道黏膜、会阴皮下组织及皮肤。⑥阴道后壁黏膜并行阴道后壁膨出修补。

（3）优点与问题。

1）优点：提高性生活满意度，缓解排便困难，解决大便失禁。

2）问题：①分娩损伤因产后疲劳，缝合后的肛门括约肌的收缩力不强，术中判断困难。②术后感染是大忌，直接影响手术效果，故术前严格消毒、术中无菌观念、术后预防感染也是手术能否成功的关键点。

16. 前盆重建术

传统的修补手术采用自体组织修补来治疗 POP，由于已损伤、退化的组织力量薄弱而临床复发率较高。借鉴外科疝修补手术的经验，从 2004 年开始引入了经阴道植入网片手术治疗 POP。经阴道植入网片的盆底重建手术其主要优势是能够同时纠正中央缺陷和旁侧缺陷，纠正缺损，恢复解剖结构，有较高的主客观治愈率，能够提高患者的生活质量，降低解剖学复发率。但鉴于后续陆续报道的并发症多、网片暴露、疼痛等危险性高，FDA 在 2008 年和 2011 年曾就经阴道植入网片引发的并发症问题发布了两次安全警示。故在临床使用经阴道植入网片应严格掌握适应证，在患者充分知情同意、考虑利大于弊的情况下使用。

（1）适应证与禁忌证。

1）适应证：①Ⅲ度及以上阴道前、后壁膨出者。②阴道前后壁修补后复发的患者。

2）禁忌证：①生殖道炎症、溃疡，盆腔炎等。②生殖道癌前病变、癌变者。③经期、妊娠期、哺乳期妇女。④严重内科并发症不适宜手术者。⑤有骨盆及股骨器质性疾病，无法取截石位者。⑥性生活活跃者。⑦有精神、心理疾病者。

（2）手术关键点：①阴道壁切口，首先在膀胱阴道间隙及阴道旁间隙注射生理盐水或 1 : 20 万肾上腺素生理盐水稀释液，以利充分水分离；于阴道前壁的倒 "T" 形切口，切口远端勿超过阴道横沟，近端切口应选择在宫颈阴道部与阴道壁的移行部；切口宁小勿大，以能完成网片置入为宜，切口越大网片暴露风险越大。②分离间隙，分离阴道前壁黏膜及黏膜下组织，注意将耻骨宫颈筋膜保留在阴道剥离面，保证阴道壁足够厚度，以防止术后网片暴露；向近端及远端分离同传统前壁修补术；向两侧分离要充分暴露阴道旁间隙、膀胱旁间隙，达双侧闭孔内肌，腹侧分离至耻骨结节，背侧分离至坐骨棘，并清楚触及两点之间的盆筋膜腱弓。③网片置入，左右各作两个皮肤小切口放置深浅两组网带。深支皮肤切口应选择在闭孔骨性标志下方三角的内侧缘，浅支皮肤切口选择在耻骨降支内侧平尿道外口水平（深支切口的内侧 1 cm，上方 2 cm）；穿刺时，对侧中示指在阴道旁间隙、膀胱旁间隙做引导，由外至内，深、浅两支分别由坐骨棘外 1 cm、耻骨结节外 1 cm 的盆筋膜腱弓穿出；由穿刺针分别将网片的臂带入体外。切忌：无论是采用网片或不可吸收线进行悬吊，其固定点一定是韧带。④膨出的膀胱是否需要进行荷包缝合，主要是根据膀胱膨出面积的大小及网片体部的宽窄与长度，原则是网片能够足够覆盖膨出的膀胱即可。⑤网片固定，将网片的远侧（阴道外口侧）固定于膀胱颈部两侧的膀胱筋膜上；近侧（阴道顶端侧）保留子宫者须固定于宫颈前壁距宫颈外口 1~2 cm 处，深度达间质，不可吸收线固定两针，以防术后网片挛缩成条状；切除子宫者分别固定于两侧的骶主韧带断端。⑥网片调节，最后调整网带位置以使网片充分展平、无张力地放置于膀胱下方，同时注意网片的切迹应使膀胱颈有相当的活动度。⑦缝合切口，可吸收线缝合阴道前壁切口。剪除网片体外部。⑧同时切除子宫者，建议先行膀胱阴道间隙及阴道旁间隙分离，因有子宫牵拉与支撑，间隙易于分离，另切除子宫后再行间隙分离易致宫旁缝扎的断端缝线脱落；行子宫切除术后，最后再行网片置入。

（3）优点与问题。

1）优点：①能够同时纠正中央缺陷和旁侧缺陷，纠正缺损，恢复解剖结构。②有较高的主客观治愈率，能够提高患者的生活质量。③能够降低解剖学复发率。

2）问题：①网片相关并发症发生率高，如网片暴露、侵蚀，阴道瘢痕、狭窄、挛缩，瘘形成，性交痛，腿、臀部和盆腔痛，严重者需要额外的手术干预。②经阴道内放置大面积网片对性生活的影响，目前尚无循证医学结论，故对于年轻、性生活活跃者，建议慎重选择。③术前即有慢性盆腔痛或性交痛的患者也不宜选择经阴道植入网片。

17. 后盆重建术

后盆重建术即加用网片的阴道后壁修补术。

（1）适应证与禁忌证。

1）适应证：①Ⅲ度及以上阴道后壁膨出者。②阴道后壁修补后复发的患者。

2）禁忌证：①生殖道炎症、溃疡，盆腔炎等。②生殖道癌前病变、癌变者。③经期、妊娠期、哺乳期妇女。④严重内科并发症不适宜手术者。⑤有骨盆及股骨器质性疾病，无法取截石位者。⑥性生活活跃者。⑦有精神、心理疾病者。

（2）手术关键点：①阴道壁切口，在阴道直肠间隙及直肠旁间隙注射生理盐水或1 : 20万肾上腺素生理盐水稀释液，以利充分水分离；于阴道后壁的纵形切口，切口近端达上1/3，远端达阴道后壁膨出最低点，同时行会阴体修补者达会阴体切口。②分离间隙，分离阴道后壁黏膜及黏膜下组织，注意将阴道直肠筋膜保留在阴道剥离面，保证阴道壁足够厚度，以防止术后网片暴露；向两侧分离要充分暴露直肠旁间隙，向外及近端达双侧坐骨棘及骶棘韧带水平。③根据直肠膨出面积的大小将膨出的直肠进行荷包缝合送回。④网片置入，于肛门外、下3 cm处左右各作两个皮肤小切口。穿刺时，对侧中示指在直肠旁间隙做引导，自臀部切口由外至内，穿过坐骨直肠窝、肛提肌平面下，水平达到坐骨棘内2 cm的骶棘韧带穿出；由穿刺针分别将网片的臂带入体外。⑤网片固定，保留子宫者须注意将近端（阴道顶端侧）固定于宫颈前壁距宫颈外口1～2 cm处，深度达间质，不可吸收线固定两针，以防术后网片挛缩成条状；切除子宫者分别固定于两侧的骶主韧带断端。⑥网片调节，最后调整网带位置以使网片充分展平、无张力地放置于直肠上方。可吸收线缝合阴道后壁切口。⑦缝合切口，可吸收线缝合阴道后壁切口。剪除网片体外部。

（3）优点与问题。

1）优点：①有较高的主客观治愈率，能够提高患者的生活质量。②能够降低解剖学复发率。

2）问题：①网片相关并发症发生率高，如网片暴露、侵蚀，阴道瘢痕、狭窄、挛缩，瘘形成，性交痛，腿、臀部和盆腔痛，严重者需要额外的手术干预。尤其后壁网片，暴露概率多于前壁。②经阴道内放置大面积网片对性生活的影响，目前尚无循证医学结论，故对于年轻、性生活活跃者，建议慎重选择。③术前即有慢性盆腔痛或性交痛的患者也不宜选择经阴道植入网片。

18. 全盆重建术

全盆重建术通过解剖学的复位达到功能的重建，即使用聚丙烯网片替代筋膜、韧带的全盆底重建手术，修复缺损、重建结构、恢复功能，提供持久支持力，尤其对重度及传统手术失败的患者，减少了术后复发风险。

全盆重建术可按前、中、后进一步分为前盆 Prolift 术、后盆 Prolift 术和全盆 Prolift 术。

（1）适应证与禁忌证。

1）适应证：①子宫脱垂 POP-Q 分期Ⅲ期以上者。②重度阴道穹隆膨出。③阴道前后壁修补后复发者。

2）禁忌证：①生殖道炎症、溃疡，盆腔炎等。②生殖道癌前病变、癌变者。③经期、妊娠期、哺乳期妇女。④严重内科并发症不适宜手术者。⑤有骨盆及股骨器质性疾病，无法取截石位者。⑥性生活活跃者。⑦有生育要求者。⑧有精神、心理疾病者。

（2）手术关键点：整体理论指导的全盆重建术包括前盆、中盆、后盆3个部位的重建手术，分别修复前、中、后的盆底结构缺损，尤其注重顶端的悬吊。

全盆重建术分切除子宫与保留子宫两种。

1）前盆重建术：①阴道壁切口，在膀胱阴道间隙及阴道旁间隙注射生理盐水或1∶20万肾上腺素生理盐水稀释液，以利充分水分离；于阴道前壁的倒"T"形切口，切口近端勿超过阴道横沟，远端切口应选择在宫颈阴道部与阴道壁的移行部。②分离间隙，分离阴道前壁黏膜及黏膜下组织，注意将耻骨宫颈筋膜保留在阴道剥离面，保证阴道壁足够厚度，以防止术后网片暴露；向两侧分离要充分暴露阴道旁间隙、膀胱旁间隙，达双侧闭孔内肌，腹侧分离至耻骨结节，背侧分离至坐骨棘，并清楚触及两点之间的盆筋膜腱弓。③切除子宫者，按阴式子宫切除关键点进行。④根据膀胱膨出面积的大小将膨出的膀胱进行荷包缝合送回。⑤网片置入，左右各作两个皮肤切口放置深浅两组网带。前壁网片深支皮肤切口应选择在闭孔骨性标志下方三角的内侧缘，浅支皮肤切口选择在耻骨降支内侧平尿道外口水平（深支切口的内侧1 cm，上方2 cm）；穿刺时，对侧中示指在阴道旁间隙、膀胱旁间隙做引导，由外至内，深、浅两支分别由坐骨棘外1 cm、耻骨结节外1 cm的盆筋膜腱弓穿出，由穿刺针分别将网片的臂带入体外。⑥网片固定：注意将网片的尾侧（阴道外口侧）固定于膀胱颈部两侧的膀胱筋膜上；头侧（阴道顶端侧）保留子宫者须固定于宫颈前壁距宫颈外口1~2 cm处，深度达间质，不可吸收线固定两针，以防术后网片挛缩成条状。切除子宫者分别固定于两侧的骶主韧带断端。⑦网片调节，最后调整网带位置以使网片充分展平、无张力地放置于膀胱下方，同时注意网片的切迹应使膀胱颈有相当的活动度。⑧缝合切口，可吸收线缝合阴道前壁切口。剪除网片体外部。

2）后盆重建术：①阴道壁切口，在阴道直肠间隙及直肠旁间隙注射生理盐水或1∶20万肾上腺素生理盐水稀释液，以利充分水分离；于阴道后壁的纵形切口，切口近端达上1/3，远端达阴道后壁膨出最低点，同时行会阴体修补者达会阴体切口。②分离间隙：分离阴道后壁黏膜及黏膜下组织，注意将阴道直肠筋膜保留在阴道剥离面，保证阴道壁足够厚度，以防止术后网片暴露；向两侧分离要充分暴露直肠旁间隙，向外及近端达双侧坐骨棘及骶棘韧带水平。③根据直肠膨出面积的大小将膨出的直肠进行荷包缝合送回。④网片置入，于肛门外、下3 cm处左右各作两个皮肤小切口。穿刺时，对侧中示指在直肠旁间隙做引导，自臀部切口由外至内，穿过坐骨直肠窝、肛提肌平面下，水平达到坐骨棘内2 cm的骶棘韧带穿出；由穿刺针分别将网片的臂带入体外。⑤网片固定，注意保留子宫者须将近端（阴道顶端侧）固定于宫颈前壁距宫颈外口1~2 cm处，深度达间质，不可吸收线固定两针，以防术后网片挛缩成条状；切除子宫者分别固定于两侧的骶主韧带断端。⑥网片调节，最后调整网带位置以使网片充分展平、无张力地放置于直肠上方。可吸收线缝合阴道后壁切口。⑦缝合切口，可吸收线缝合阴道后壁切口。剪除网片体外部。

十、预防

（一）生活方式的干预

1. 保持适宜的体重

体重指数过低或过高对盆底功能均有不利的影响。体重指数过低导致盆底支持系统的肌肉相对薄弱，盆底支撑能力下降；体重指数过高导致腹部脂肪增多、腹压增加，盆底所承受的相应压力增加，从而使盆底负担加重，另外，肥胖使得盆底支持系统的有效能的肌肉所占比例低，两者共同导致盆底功能下降，诱发或加重盆底功能障碍性相关疾病。保持适宜的体重对于良好的盆底功能至关重要。

身高体重指数的计算方法：体质指数（BMI）＝体重（kg）÷身高米数的平方（m²）。正常范围18.5~24.99，≤18.5过轻，≥25过重。

2. 戒烟

一方面长期吸烟有可能引起慢性咳嗽，咳嗽可增加腹压和盆底负担，损伤盆底肌肉，从而引起或加重盆底功能障碍性疾病。同时长期大量吸烟，可使盆底血管收缩、痉挛，减少盆底肌肉血液供应，影响盆底功能。

3. 不饮用或少饮用含咖啡因的饮料

长期大量饮用尤其是睡前饮用含咖啡因的饮料（浓茶、咖啡、含咖啡因饮料），可使睡眠质量下降，盆底肌肉无法得到充分有效的休息，必然导致盆底功能下降。

4. 减少重体力劳动

包括提拎和搬动重物。

5. 避免增加腹压的其他行为

例如佩戴收腹带、长期下蹲、慢性咳嗽、慢性便秘等。正常情况下，当咳嗽或提拉重物等腹压增加时，盆腔压力不但是向下的，另有一部分是向前的，当应用收腹带后，由于收腹带的束缚压力不能向前只能向下，盆底负担相应增加，造成或加重盆底功能障碍性疾病。

6. 加强体育锻炼

尤其要进行适当的盆底肌群锻炼。最简便的方法是每天早起醒来与晚上就寝前各做 50～100 遍缩肛运动。

7. 积极治疗可能存在的慢性疾病

如肺气肿、哮喘、支气管炎、肥胖、腹腔内巨大肿瘤等，因为这些疾病都可引起腹压增高而导致尿失禁。

（二）妊娠与分娩相关因素预防误区

1. 妊娠因素

一项前瞻性的研究结果发现初孕孕妇的盆腔器官脱垂的量化分期（POP-Q）高于未孕者，妊娠晚期者又高于妊娠早期者。在整个妊娠期间，随着子宫重量的逐渐增加，子宫在盆腔、腹腔的位置也逐渐变垂直，到妊娠晚期子宫几乎变成了一个垂直的器官，从而使更大的力量直接压向盆底的支持组织。妊娠期体重的增加、骨盆倾斜角度的改变、激素水平变化、松弛素分泌增加等可直接导致盆底支持组织的重力增加、承受力减弱，从而诱发盆腔器官脱垂的发生。由此认为，妊娠可能是独立于分娩以外导致盆腔器官脱垂的高危因素。

研究显示如果在分娩发动以前，择期选择性剖宫产可以在一定程度上预防盆底损伤，但是如果已经临产，尤其是进入活跃期后再行剖宫产，则起不到对盆底损伤的预防作用。剖宫产手术的主要目的在于处理难产、妊娠并发症，降低母儿死亡率和患病率，不能将预防盆腔器官脱垂作为剖宫产指征。

2. 分娩因素

在阴道分娩过程中，胎儿娩出时的强大推拉力，使围绕阴道的盆底肌肉、筋膜及会阴中心腱等组织过度伸展，甚至造成撕裂，破坏了盆底结构的完整性，改变了阴道前后壁的紧贴状态，阴道发生松弛，严重者甚至伴有阴道膨出。

急产分娩时，若未来得及行会阴切开，或尽管已行会阴切开，但切口不够大，或保护会阴不当等，可发生严重会阴裂伤；造成肛门括约肌裂伤，甚至部分或全部直肠前壁裂伤，即会阴Ⅲ度裂伤，愈合后更易引起阴道松弛症。已行会阴切开缝合术（中侧外阴切开术、正中切开术），会阴侧切切断的组织有阴道黏膜、处女膜、舟状窝、皮下组织及皮肤、球海绵体肌、会阴浅横肌、会阴深横肌和部分肛提肌；缝合过程中如出现解剖对位不确切或愈合不良，术后会因局部肌肉缺损而出现阴道松弛症。越来越多的证据显示，会阴侧切不但不能保护盆底功能，还可能会增加盆底功能障碍性疾病的发病率。

3. 产后佩戴腹带

一些产妇为了尽快恢复体型，还有些女性朋友为了保持身材，有佩戴收腹带的习惯，殊不知佩戴收腹带对盆底功能有百害而无一利。正常情况下，当咳嗽或提拉重物等腹压增加时，盆腔压力不但是向下的，另有一部分是向前的，当应用收腹带后，由于收腹带的束缚压力不能向前只能向下，盆底负担相应增加，造成或加重对盆底组织的损伤，诱发盆底功能障碍性疾病。

第七章

异位妊娠

正常妊娠时，受精卵着床于子宫体腔内膜并生长发育，若受精卵在子宫体腔以外着床称异位妊娠，习称宫外孕。异位妊娠根据受精卵种植的部位不同，分为输卵管妊娠、宫颈妊娠、卵巢妊娠、腹腔妊娠、阔韧带妊娠等，其中以输卵管妊娠最常见，占异位妊娠的90%~95%。异位妊娠是妇产科常见的急腹症之一，发生率约为1%，并有逐年增高的趋势，是孕产妇主要死亡原因之一，一直被视为高度危险的妊娠早期并发症。

一、输卵管妊娠

（一）概述

输卵管妊娠是指受精卵在输卵管的某一部分着床并发育，其中壶腹部多见，占50%~70%，其次为峡部，占25%~30%，伞部、间质部妊娠较少见。

（二）病因

正常情况下卵子在输卵管壶腹部受精，然后受精卵在输卵管内缓慢移动，经历3~4天的时间进入宫腔。任何促使受精卵运行延迟、干扰受精卵的发育、阻碍受精卵及时进入宫腔的因素都可以导致输卵管妊娠。

1. 输卵管异常

输卵管异常包括结构和功能上的异常，是引起异位妊娠的主要原因。

（1）慢性输卵管炎：输卵管管腔狭窄，呈通而不畅的状态，影响受精卵的正常运行。

（2）输卵管发育异常：影响受精卵运送过程及着床。

（3）输卵管手术：输卵管妊娠保守性治疗、输卵管整形术、输卵管吻合术等，均可引起输卵管妊娠。

（4）输卵管周围疾病：不仅引起输卵管周围粘连，而且引起相关的内分泌异常，免疫异常以及盆腔局部前列腺水平、巨噬细胞数量异常，使输卵管痉挛、蠕动异常。

2. 受精卵游走

卵子在一侧输卵管受精，经宫腔进入对侧输卵管后着床（受精卵内游走）；或游走于腹腔内，被对侧输卵管捡拾（受精卵外游走），由于游走时间较长，受精卵发育增大，故着床于对侧输卵管而形成输卵管妊娠。

3. 避孕失败

（1）宫内节育器：带器妊娠使输卵管妊娠的可能性增加。

（2）口服避孕药：低剂量的纯孕激素不能有效地抑制排卵，却能影响输卵管的蠕动，可能引起输卵管妊娠。应用大剂量雌激素的事后避孕，如果避孕失败，输卵管妊娠的可能性增加。

4. 辅助生育技术

辅助生育技术如人工授精、促排卵药物的应用、体外受精－胚胎移植、配子输卵管移植等应用后，输卵管妊娠的危险性增加。有报道施行辅助生育技术后输卵管妊娠的发生率约为5%。

5. 其他因素

内分泌异常、精神紧张、吸烟等也可导致输卵管蠕动异常或痉挛而发生输卵管妊娠。

（三）临床表现

输卵管妊娠的临床表现与病变部位、有无流产或破裂、发病缓急以及病程长短有关。典型临床表现包括停经、腹痛及阴道流血。

1. 症状

（1）停经：除输卵管间质部妊娠停经时间较长外，多数停经6~8周。少数仅月经延迟数日，20%~30%的患者无明显停经史，将异位妊娠时出现的不规则阴道流血误认为月经，或由于月经过期仅数日而不认为是停经。

（2）腹痛：95%以上患者以腹痛为主诉就诊。输卵管妊娠未发生流产或破裂前由于胚胎生长使输卵管膨胀而产生一侧下腹部隐痛或胀痛。当发生输卵管妊娠流产或破裂时，突感一侧下腹部撕裂样疼痛，常伴有恶心、呕吐。内出血积聚在子宫直肠陷凹，刺激直肠产生肛门坠胀感，进行性加重。随着病情的发展，疼痛可扩展至整个下腹部，甚至引起胃部疼痛或肩部放射性疼痛。血液刺激横膈，可出现肩胛部放射痛。

（3）阴道流血：多为不规则点滴状流血，量较月经少，色黯红，5%患者阴道流血量较多。流血可发生在腹痛出现前，也可发生在之后。阴道流血表明胚胎受损或已死亡，导致HCG下降，卵巢黄体分泌的激素难以维持蜕膜生长而发生剥离出血。一般常在异位妊娠病灶去除后才能停止。也有无阴道流血者。

（4）晕厥与休克：其发生与内出血的速度和量有关。出血越多越快，症状出现越迅速越严重。由于骤然内出血及剧烈腹痛，患者常感头晕眼花、恶心呕吐、心慌，并出现面色苍白、四肢发冷乃至晕厥，诊治不及时有死亡风险。

2. 体征

（1）一般情况：内出血较多者呈贫血貌。大量出血时脉搏细速，血压下降。体温一般正常，休克患者体温略低。病程长、腹腔内血液吸收时可有低热。如合并感染，则体温可升高。

（2）腹部检查：一旦发生内出血，腹部多有明显压痛及反跳痛，尤以下腹患侧最为显著，但腹肌紧张较轻。腹部叩诊可有移动性浊音，内出血多时腹部丰满膨隆。

（3）盆腔检查：阴道可有来自宫腔的少许血液，宫颈着色可有可无，停经时间较长未发生内出血的患者子宫变软，但增大不明显，部分患者可触及膨胀的输卵管，伴有轻压痛。一旦发生内出血宫颈有明显的举痛或摇摆痛，此为输卵管妊娠的主要体征之一，是因加重对腹膜的刺激所致。内出血多时后穹隆饱满触痛，子宫有漂浮感。血肿多位于子宫后侧方或子宫直肠陷凹处，其大小、形状、质地常有变化，边界可不清楚。病程较长时血肿与周围组织粘连形成包块，机化变硬，边界逐渐清楚，当包块较大、位置较高时可在下腹部摸到压痛的肿块。

（四）诊断

根据上述临床表现，有典型破裂症状和体征的患者诊断并不困难，无内出血或症状不典型者容易被忽略或误诊。当诊断困难时，可采用以下辅助诊断方法。

1. 妊娠试验

β-HCG测定是早期诊断异位妊娠的重要方法，动态监测血HCG的变化，对诊断或鉴别宫内或宫外妊娠价值较大。由于异位妊娠时，患者体内的β-HCG水平较宫内妊娠低，正常妊娠时血β-HCG的倍增在48小时上升60%以上，而异位妊娠48小时上升不超过50%。采用灵敏度较高的放射免疫法测定血β-HCG，对保守治疗的效果评价具有重要意义。

2. 超声诊断

已成为诊断输卵管妊娠的重要方法之一。输卵管妊娠的声像特点为：①子宫内不见妊娠囊，内膜增厚。②宫旁一侧可见边界不清、回声不均匀的混合性包块，有时可见宫旁包块内有妊娠囊、胚芽及原始血管搏动，为输卵管妊娠的直接证据。③子宫直肠陷凹处有积液。由于子宫内有时可见假妊娠囊，易误诊为宫内妊娠。

3. 阴道后穹隆穿刺术或腹腔穿刺术

是简单可靠的诊断方法，适用于疑有腹腔内出血的患者。由于子宫直肠陷凹是盆腔的最低点，少量出血即可积聚于此，当疑有内出血时，可用穿刺针经阴道后穹隆抽吸子宫直肠陷凹，若抽出物为陈旧性血液或黯红色血液，放置 10 分钟左右仍不凝固，则内出血诊断较肯定。内出血量少、血肿位置较高、子宫直肠陷凹有粘连时，可能抽不出血，故穿刺阴性不能否定输卵管妊娠的存在。如有移动性浊音，也可行腹腔穿刺术。

4. 腹腔镜检查

适用于早期病例及诊断困难者。大量内出血或休克患者禁用。近年来，腹腔镜在异位妊娠中的应用日益普及，不仅可用于诊断，而且可用于治疗。

5. 子宫内膜病理检查

目前很少依靠诊断性刮宫协助诊断，只是对阴道流血较多的患者使用，用于止血并借此排除宫内妊娠。病理切片中见到绒毛可诊断为宫内妊娠，仅见蜕膜未见绒毛有助于诊断异位妊娠。

（五）治疗

输卵管妊娠的治疗方法有手术治疗和非手术治疗。根据病情缓急，采取相应处理。内出血多、出现休克时，应快速备血，建立静脉通道、输血、吸氧等抗休克治疗，并立即进行手术。快速开腹后，迅速以卵圆钳钳夹患侧输卵管病灶，暂时控制出血，同时快速输血输液，纠正休克，清除腹腔积血后，视病变情况采取根治性或保守性手术方式。对于无内出血或仅有少量内出血、无休克、病情较轻的患者，可采用药物治疗或手术治疗。近年来，由于阴道超声检查、血 β-HCG 水平测定的广泛应用，80% 的异位妊娠可以在未破裂前得到诊断，早期诊断给保守治疗创造了条件。因此，目前处理更多地趋向于保守治疗，腹腔镜微创技术和药物治疗已成为输卵管妊娠治疗的主要方式。

1. 手术治疗

是输卵管妊娠的主要治疗方法。如有休克，应在抗休克治疗的同时尽快手术，手术方式可开腹进行，也可在腹腔镜下进行。

（1）根治性手术：对无生育要求的输卵管妊娠破裂者，可行患侧输卵管切除。开腹后迅速找到出血点，立刻钳夹止血，再进行患侧输卵管切除术，尽可能保留卵巢。腹腔镜下可以使用双极电凝、单极电凝及超声刀等切除输卵管。输卵管间质部妊娠手术应做子宫角部楔形切除及患侧输卵管切除，必要时切除子宫。

休克患者应尽量缩短手术时间。腹腔游离血多者可回收进行自体输血，但要求此类患者：①停经不超过 12 周，胎膜未破。②内出血不超过 24 小时。③血液未受污染。④镜检红细胞破坏率小于 30%。回收血操作时应严格遵守无菌原则，如无自体输血设备，每 100 mL 血液加 3.8% 枸橼酸钠 10 mL（或肝素 600 U）抗凝，经 8 层纱布过滤后回输。为防止枸橼酸中毒，每回输 400 mL 血液，应补充 10% 葡萄糖酸钙 10 mL。

（2）保守性手术：主要用于未产妇，以及生育能力较低但又需保留其生育能力的女性。包括：①年龄小于 35 岁，无健康子女存活，或一侧输卵管已被切除。②患者病情稳定，出血不急剧，休克已纠正。③输卵管无明显炎症、粘连，无大范围输卵管损伤者。

手术仅清除妊娠物，保留输卵管。一般根据病变累及部位及其损伤程度选择术式，包括输卵管伞端妊娠物挤出、输卵管切开妊娠物清除、输卵管造口（开窗）妊娠物清除及输卵管节段切除端端吻合。

1）输卵管伞端妊娠物挤出术：伞部妊娠可挤压妊娠物自伞端排出，易导致持续性异位妊娠，应加以注意。

2）输卵管线形切开术（开窗造口术）：切开输卵管取出胚胎后缝合管壁，是一种最适合输卵管妊娠的保守性手术。适应证为：患者有生育要求，生命体征平稳；输卵管的妊娠囊直径 <6 cm；输卵管壶

腹部妊娠者更适宜。禁忌证为：输卵管妊娠破裂大出血，患者明显呈休克状态者。

腹腔镜下可于局部注射稀释的垂体后叶素盐水或肾上腺素盐水，电凝切开的膨大部位，然后用电针切开输卵管 1 cm 左右，取出妊娠物，检查输卵管切开部位有无渗血，用双极电凝止血，切口可不缝合或仅缝合一针。

3）节段切除端 – 端吻合输卵管成形术：峡部妊娠可切除病灶后再吻合输卵管，操作复杂，效果不明确，临床很少用。

对于输卵管妊娠行保守性手术，若术中未完全清除囊胚，或残留有存活的滋养细胞而继续生长，导致术后发生持续性异位妊娠风险增加。术后需 β–HCG 严密随访，可结合 B 超检查。治疗以及时给予 MTX 化疗效果较好，如有腹腔大量内出血，需行手术探查。

2. 药物治疗

一些药物抑制滋养细胞，促使妊娠物最后吸收，避免手术及术后的并发症。

（1）适应证：目前药物治疗异位妊娠主要适用于早期输卵管妊娠，要求保留生育能力的年轻患者。

1）输卵管妊娠：①无药物治疗禁忌证。②患者生命体征平稳，无明显内出血情况。③输卵管妊娠包块直径≤4 cm。④血 β–HCG <2 000 IU/L。

2）输卵管妊娠保守性手术失败：输卵管开窗术等保守性手术后 4% ~10% 患者可能残留绒毛组织，异位妊娠持续存在，药物治疗可避免再次手术。

（2）禁忌证：患者如出现明显的腹痛已非早期病例，腹痛与异位包块的张力及出血对腹膜的刺激以及输卵管排异时的痉挛性收缩有关，常是输卵管妊娠破裂或流产的先兆；如 B 超已观察到有胎心，不宜药物治疗；有研究认为血 β–HCG <5 000 IU/L 均可选择药物治疗，但 β–HCG 的水平反映了滋养细胞增殖的活跃程度，随其滴度升高，药物治疗失败率增加；严重肝肾疾患或凝血机制障碍为禁忌证。

（3）治疗方法。

1）氨甲蝶呤（MTX）治疗：MTX 为药物治疗首选。

MTX 口服：0.4 mg/kg，每日 1 次，5 天为一疗程。目前仅用于保守性手术治疗失败后持续性输卵管妊娠的辅助治疗。

MTX 肌内注射：①单次给药：剂量为 50 mg/m²，肌内注射一次，可不加用四氢叶酸，成功率达 87% 以上。②分次给药：MTX 0.4 mg/kg，肌内注射，每日 1 次，共 5 次。

MTX – CF 方案：见表 7-1。

表 7-1　MTX – CF 方案

治疗日	用药方法	治疗日	用药方法
1	MTX 1 mg/kg 静脉注射或肌内注射	5	MTX 1 mg/kg 静脉注射或肌内注射
2	CF 0.1 mg/kg 肌内注射	6	CF 0.1 mg/kg 肌内注射
3	MTX 1 mg/kg 静脉注射或肌内注射	7	MTX 1 mg/kg 静脉注射或肌内注射
4	CF 0.1 mg/kg 肌内注射	8	CF 0.1 mg/kg 肌内注射

局部用药：局部注射具有用量小、疗效高，可提高局部组织的 MTX 浓度，有利于杀胚和促进胚体吸收等优点。①可采用在 B 型超声引导下穿刺，将 MTX 直接注入输卵管的妊娠囊内。②可在腹腔镜直视下穿刺输卵管妊娠囊，吸出部分囊液后，将 MTX 10 ~50 mg 注入其中，适用于未破裂输卵管，血肿直径≤3 cm，血 β–HCG≤2 000 IU/mL 者。③宫腔镜直视下，经输卵管开口向间质部内注射 MTX，MTX 10 ~30 mg 稀释于生理盐水 2 mL 中，经导管注入输卵管内。

监测指标如下：①用药后 2 周内，宜每隔 3 日复查 β–HCG 及 B 型超声。②β–HCG 呈下降趋势并 3 次阴性，症状缓解或消失，包块缩小为有效。③若用药后 1 周 β–HCG 下降 >15% ~25% 、B 型超声检查无变化，可考虑再次用药（方案同前）。④β–HCG 下降 <15% ，症状不缓解或反而加重，或有内出血，应考虑手术治疗。⑤用药后 5 周，β–HCG 也可为低值（ <15m IU/mL），也有用药 15 周以上者血 β–HCG 才降至正常，故用药 2 周后应每周复查 β–HCG，直至降至正常范围。

MTX 的药物效应如下：①反应性血 β-HCG 升高。用药后 1~3 天半数患者血 β-HCG 升高，4~7 天时下降。②反应性腹痛。用药后 1 周左右，约半数患者出现一过性腹痛，多于 4~12 小时内缓解，可能是输卵管妊娠流产所致，应仔细鉴别，不要误认为是治疗失败。③附件包块增大，约 50% 患者存在。④异位妊娠破裂。与血 β-HCG 水平无明显关系，应及时发现，及时手术。

MTX 的药物不良反应：MTX 全身用药不良反应发生率在 10%~50%，主要表现在消化系统和造血系统，有胃炎、口腔炎、转氨酶升高、骨髓抑制等。多次给药不良反应高于单次给药，局部用药则极少出现上述反应。MTX 对输卵管组织无伤害，治疗后输卵管通畅率达 75%。Tulandi 和 Sammour 从循证医学角度分析，认为和手术治疗相比，药物治疗恢复时间长，对患者健康和生活质量有不良影响。

2）氟尿嘧啶（5-FU）治疗：5-FU 是对滋养细胞极为敏感的化疗药物。在体内转变成氟尿嘧啶脱氧核苷酸，抑制脱氧胸苷酸合成酶，阻止脱氧尿苷酸甲基化转变为脱氧胸苷酸，从而干扰 DNA 的生物合成，致使滋养细胞死亡。

局部注射给药途径同 MTX，可经宫腔镜、腹腔镜或阴道超声引导注射，剂量为全身用药量的 1/4 或 1/5，一次注射 5-FU 250 mg。宫腔镜下行输卵管插管，注入 5-FU 可使药物与滋养细胞直接接触，最大限度地发挥其杀胚胎作用。此外由于液压的机械作用，药液能有效地渗入输卵管壁和滋养层之间，促进滋养层的剥离、细胞坏死和胚胎死亡。5-FU 虽可杀死胚胎，但对输卵管的正常组织却无破坏作用，病灶吸收后可保持输卵管通畅。

3）其他药物治疗：①米非司酮为黄体期黄体酮拮抗剂，可抑制滋养层发育，用法不一，口服 25~100 mg/d，共 3~8 日或 25 mg/次，每日 2 次，总量 150 mg 或 200~600 mg 一次服用。②局部注射前列腺素，尤其是前列腺素 $F_{2\alpha}$（$PGF_{2\alpha}$），能增加输卵管的蠕动及输卵管动脉痉挛，是一种溶黄体剂，使黄体产生的黄体酮减少，可在腹腔镜下将 $PGF_{2\alpha}$ 0.5~1.5 mg 注入输卵管妊娠部位和卵巢黄体部位治疗输卵管妊娠，如用量大或全身用药，易产生心血管不良反应。③氯化钾相对无不良反应，主要作用于心脏，可引起心脏收缩不全和胎儿死亡，可用于有胎心搏动的异位妊娠的治疗及宫内宫外同时妊娠，保留宫内胎儿。④高渗葡萄糖局部注射，引起局部组织脱水和滋养细胞坏死，进而使妊娠产物吸收。

此外，中医采用活血化瘀、消癥杀胚药物，也有一定疗效。

3. 期待疗法

少数输卵管妊娠可能发生自然流产或溶解吸收自然消退，症状较轻，无须手术或药物治疗。适应证：①无临床症状或症状轻微。②随诊可靠。③输卵管妊娠包块直径 <3 cm。④血 β-HCG <1 000 IU/L，且持续下降。⑤无腹腔内出血。

无论药物治疗还是期待疗法，必须严格掌握指征，治疗期间密切注意临床表现、生命体征，连续测定血 β-HCG、B 超、血红蛋白和红细胞计数。如连续 2 次血 β-HCG 不下降或升高，不宜观察等待，应积极处理。个别病例血 β-HCG 很低时仍可能破裂，需警惕。

输卵管间质部妊娠、严重腹腔内出血、保守治疗效果不佳均应及早手术。手术治疗和非手术治疗均应注意合理使用抗生素。

4. 输卵管妊娠治疗后的生殖状态

（1）生育史：既往有生育力低下或不育史者，输卵管妊娠治疗后宫内妊娠率为 37%~42%，再次异位妊娠率增加 8%~18%。

（2）对侧输卵管情况：对侧输卵管健康者，术后宫内妊娠率和再次异位妊娠率分别为 75% 和 9% 左右，对侧输卵管有粘连或损伤者为 41%~56% 和 13%~20%。

（3）开腹手术和腹腔镜手术：近年大量研究表明，两者对异位妊娠的生殖状态没有影响。

（4）输卵管切除与输卵管保留手术：输卵管保守性手术（线形切开、造口、开窗术、妊娠物挤除），存在持续性异位妊娠发生率为 5%~10%。

二、其他部位异位妊娠

（一）宫颈妊娠

1. 概述

宫颈妊娠指受精卵在宫颈管内着床和发育的妊娠，罕见而危险。临床上易误诊为难免流产。探查、搔刮子宫时可出现难以控制的大出血。

2. 病因

宫颈妊娠发病可能与以下因素有关。①孕卵游走速度过快或发育迟缓，子宫内膜纤毛运动亢进或子宫肌肉异常收缩。②宫腔炎症、刮宫、引产或剖宫产引起子宫内膜病变、缺损、瘢痕形成、粘连。③子宫发育不良、畸形、子宫肌瘤引起宫腔形状改变。④近年来助孕技术的应用，特别是体外受精胚胎移植术（IVF - ET）的广泛应用，使宫颈妊娠的发病率有上升趋势。

3. 临床表现

（1）症状：患者停经后流血时间较早，阴道流血量逐渐增多或间歇性阴道大出血，不伴腹痛是其特点。由于胚胎种植部位不良，流产时胚胎附着部位胎盘绒毛分离，而颈管组织收缩功能差，宫颈组织却无力将妊娠物迅速排出，血窦开放，血液外流，造成无痛性大出血。此时应用宫缩剂无效，可造成休克或死亡。

（2）体征：宫颈改变的特点为宫颈膨大、着色、变软变薄，外口扩张，内口紧闭。

4. 诊断

（1）宫颈妊娠的临床诊断标准为：①妇科检查发现膨大的宫颈上方子宫大小正常。②妊娠组织完全在宫颈管内。③分段诊刮宫腔内未发现妊娠产物。

（2）B超宫颈妊娠的特点为：①子宫体正常或略大，内含较厚蜕膜。②宫颈膨大如球，与宫体相连呈沙漏状，宫颈明显大于宫体。③宫颈管内可见变形的胚囊。如胚胎已死亡则结构紊乱，光团及小暗区相间但以实性为主。④子宫内口关闭，妊娠组织不超过内口。

（3）血 β - HCG 的检查：数值的高低与孕龄及胚胎的存活有关，β - HCG 水平增高说明胚胎活性好，胚床血运丰富，易有活动性出血，所以定期复查血 β - HCG 值对诊断非常重要。

5. 治疗

宫颈妊娠虽然发病率低，但病情凶险，正确的治疗策略对患者的预后至关重要。对不需保留生育功能的年长者，可直接行全子宫切除；对需保留生育功能者，若阴道出血不多，采用 MTX 全身或局部化疗；若 MTX 治疗无效或阴道大出血者可行子宫动脉栓塞并加 MTX 化疗，化疗的成功率取决于血 β - HCG 值、孕囊大小及有无胎心搏动；若无介入治疗条件，可采用髂内动脉结扎术、宫颈环扎术、子宫动脉下行支结扎及颈管填塞术进行止血，并行钳刮术，无效者切除子宫。

处理原则是在有效的止血措施的保障下终止妊娠。根据阴道流血量的多少采用不同的方法。

（1）根治治疗：对已有子女、无生育要求的患者为避免失血性休克和感染可行全子宫切除术。

（2）保守治疗。

1）流血量多或大出血的处理：手术医师应具有全子宫切除术的经验；做好输血准备；预备填塞宫颈管止血纱布条，刮宫时常需使用纱布条压迫填塞止血，必要时行双侧髂内动脉结扎；或直视下切开宫颈剥除胚胎，褥式缝合管壁，继而修复宫颈管。如发生失血性休克，应先抢救休克，再采用上述方法，若出血不止则及时切除子宫以挽救患者生命。

2）流血量少或无流血：病情允许时首选 MTX 用药，MTX 每日肌内注射 20 mg，共 5 日，或 MTX 单次肌内注射 50 mg/m²，或将 MTX 50 mg 直接注入妊娠囊内。应用 MTX 治疗后，宜待血 β - HCG 值明显下降后再行刮宫术，否则仍有刮宫时大出血的可能。

（二）卵巢妊娠

卵巢妊娠极为少见，是受精卵在卵巢内着床和发育形成。卵巢妊娠的诊断标准必须包括以下几点：①双侧输卵管完整。②囊胚位于卵巢组织内。③卵巢与囊胚是以卵巢固有韧带与子宫相连。④囊胚壁上有卵巢组织。卵巢妊娠的临床表现与输卵管妊娠相似，术前很难明确诊断卵巢妊娠，手术探查时也有误诊为卵巢黄体破裂，常规病理检查才能确诊卵巢妊娠。多数卵巢妊娠有内出血和休克，手术时应根据病灶范围行卵巢部分切除术或患侧附件切除术，原则上尽量保留正常的卵巢组织和输卵管。

（三）腹腔妊娠

腹腔妊娠指位于输卵管、卵巢、阔韧带以外的腹腔内妊娠，发生率为 1/15 000。母体死亡率约为 5%，胎儿存活率仅为 1‰。腹腔妊娠分为原发性和继发性两类。继发性腹腔妊娠是极少数输卵管妊娠破裂或流产后，胚胎被排入腹腔，但绒毛组织大部分附着在原着床处，胚胎继续生长；或胚胎及全部绒毛组织排入腹腔后，种植于附近脏器组织，继续发育。继发性腹腔妊娠也可继发于宫内妊娠子宫破裂和卵巢妊娠破裂。原发性腹腔妊娠更为少见，指卵子在腹腔内受精并直接种植于腹膜、肠系膜、大网膜等处，诊断原发性腹腔妊娠的 3 个条件为：①两侧输卵管和卵巢无近期妊娠的证据。②无子宫腹膜瘘形成。③妊娠只存在于腹腔。促使受精卵原发着床于腹膜的因素可能为腹膜有子宫内膜异位灶。

患者往往有停经及早孕反应，可有输卵管妊娠流产或破裂的症状，然后流血停止、腹痛缓解；以后腹部逐渐增大，胎动时孕妇腹痛不适。腹部可清楚扪及胎儿肢体，常出现肩先露、臀先露、胎头高浮，子宫轮廓不清。即使足月后也难以临产，宫颈口不开，胎先露不下降。腹腔妊娠时胎儿往往不能存活，可被大网膜和腹腔脏器包裹，日久后可干尸化或成石胎。B 超检查子宫内无胎儿，或胎儿位于子宫以外。

腹腔妊娠确诊后，应经腹取出胎儿，胎盘去留的时机和方式视其附着部位、胎儿死亡时间决定：胎盘附着在子宫、输卵管、大网膜或阔韧带，可考虑一并切除；胎儿死亡已久可试行剥离胎盘，剥离有困难则将其留置；胎儿存活或死亡不足 4 周，胎盘附着于肠系膜、肠曲、肝脏等易大出血及损伤部位时均不宜触动胎盘，留在腹腔里的胎盘约需半年吸收，也有 2~3 个月后因留置胎盘吸收不全发生感染等并发症再经腹取出或引流。术前需做好输血准备，术后应用抗生素预防感染。将胎盘留于腹腔内者，应定期通过 B 型超声及血 β–HCG 来了解胎盘退化吸收程度。

（四）宫内宫外同时妊娠

指宫腔内妊娠与异位妊娠同时存在，极罕见（1/30 000~1/10 000），但辅助生育技术的开展及促排卵药物的应用使其发生率明显增高。诊断较困难，往往在人工流产确认宫内妊娠后，很快出现异位妊娠的临床症状；或异位妊娠经手术证实后，又发现宫内妊娠。B 超可协助诊断，但确诊需病理检查。

（五）阔韧带妊娠

阔韧带妊娠又称腹膜外妊娠，是指妊娠囊在阔韧带两叶之间生长发育，实际上是妊娠囊在腹膜后生长发育，是一种腹膜后的腹腔妊娠，胎儿或妊娠组织在阔韧带的叶上生长，发病率很低，据报道仅为异位妊娠的 1/163~1/75，或为妊娠的 1/183 900。妊娠囊及胎盘破裂会导致腹腔积血和急腹症，但因为在阔韧带内血管的填塞作用，出现大出血的可能性不大。在开腹探查前很少能明确诊断，B 超检查阔韧带妊娠的最可靠征象是胎儿与空的子宫腔分离。

一旦诊断成立，需进行手术治疗。手术时机尚有争议，对有生机儿者尽快手术，而对胎儿已死亡者推迟 6~8 周手术，使胎儿循环萎缩，减少出血危险。阔韧带内出血少，且胎儿为正常有生机儿，有羊水存在，无胎儿窘迫，可严密观察下保守处理，但必须征得患者及其家属同意。

（六）子宫残角妊娠

残角子宫是子宫畸形的一种，多与发育较好的宫腔不相通。受精卵经残角子宫侧输卵管进入残角子宫内妊娠，称为子宫残角妊娠。可在早孕时发生胚胎死亡类似流产症状，如胎儿继续生长，在中期妊娠时发生破裂可引起严重内出血导致休克。即使至妊娠足月，临产后胎儿常死亡和引起残角破裂。一旦确诊，可行残角子宫及同侧输卵管切除，如为足月活胎，可行剖宫产后切除残角子宫。

（七）剖宫产瘢痕部位妊娠

子宫下段剖宫产后子宫复旧，切口部位恢复为子宫峡部，剖宫产瘢痕部位妊娠即是指此处的妊娠。

受精卵着床于子宫瘢痕部位，滋养细胞可直接侵入子宫肌层不断生长，绒毛与子宫肌层粘连、植入甚至穿透子宫壁，可导致子宫大出血而危及生命。近年来剖宫产瘢痕部位妊娠发生率增加。

临床表现为易出现阴道流血，易误诊为先兆流产。其诊断多根据 B 超影像：①子宫内无妊娠囊。②宫颈管内无妊娠囊。③妊娠囊生长在子宫峡部前壁。④妊娠囊与膀胱之间肌壁菲薄。

MTX 治疗剖宫产瘢痕妊娠可有效杀死早期妊娠胚胎，严格掌握适应证，以防止治疗过程中出现大出血。相对 MTX 保守治疗，经子宫动脉介入治疗无孕龄周期的限制，对孕龄较大的患者治疗也安全有效。可有效控制剖宫产瘢痕妊娠大出血；使妊娠物缺血缺氧坏死，结合化疗药杀死妊娠物更迅速有效；减少清宫时的出血风险。

手术治疗是剖宫产瘢痕妊娠最终的治疗方法，根据患者情况、临床条件以及医师技术，手术方式可选择妊娠包块去除或全子宫切除术。手术途径主要通过开腹手术，也有通过腹腔镜治疗的报道。

第八章

流产

我国对流产的定义是妊娠于 28 周前终止，胎儿体重少于 1 000 g；美国流产的定义是 20 周前终止妊娠，胎儿体重少于 500 g。流产根据发生的时间可分为早期流产和晚期流产，两者以妊娠 12 周为界。又根据流产方式的不同，分为自然流产和人工流产，前者指胎儿尚无独立生存能力，也未使用人工方法，因某种原因胚胎或胎儿自动脱离母体排出；后者指因某种原因使用人工方法终止妊娠。本章介绍的流产为自然流产。

流产的原因很多，胚胎染色体异常是最常见的原因，占早期流产的 50% ~ 60%。母体全身性疾病和生殖器官异常也可引起流产，如严重的心脏病、糖尿病、甲状腺功能低下、抗磷脂综合征、黄体功能不全、宫颈功能不全等，外伤和妊娠期腹部手术操作也可以诱发流产。环境因素如有毒化学物质、化疗药物、放射线、高温等也可导致流产。部分自然流产病例利用目前已有的知识和技术尚无法查找出致病因素，称为原因不明性自然流产。

一、临床类型

流产的临床类型实际上是流产发展的不同阶段。流产大多有一定的发展过程，虽然有的阶段临床表现不明显，且不一定按顺序发展，但一般有下列几种过程，即先兆流产、难免流产、不全流产和完全流产。此外，流产尚有几种特殊情况。

1. 先兆流产

有停经及早孕反应，出现阴道流血，量少于既往月经量，色红，无痛或轻微下腹痛，伴下坠感及腰酸痛。妇科检查宫颈口未开，子宫大小与停经月份相符。妊娠试验阳性，超声检查见到胎心搏动。但经保胎处理后，可能继续妊娠至足月。

2. 难免流产

流产已不可避免，多由先兆流产发展而来，腹痛加重，阴道流血增多，超过正常月经量，且有血块排出，胎膜已破。妇科检查宫颈口已开，子宫与停经月份相符或略小，可能在宫颈内口触及胚胎组织。流产势必发生，妊娠已不能继续。

3. 不全流产

妊娠物已部分排出体外，尚有部分残留子宫腔内，影响子宫收缩，阴道流血不止，可因流血过多而致休克。妇科检查宫颈口已开，有多量血液自宫腔内流出，有时见妊娠组织堵塞宫颈口。一般子宫小于停经月份，但如果宫腔内有积血子宫可增大。

4. 完全流产

妊娠物已全部排出，阴道流血减少，逐渐停止，腹痛消失。妇科检查宫颈口关闭，子宫接近正常大小。

5. 稽留流产或过期流产

胚胎或胎儿已死亡滞留在宫腔内尚未自然排出者。可分为两种类型，一种是沉默流产，超声提示宫内妊娠，胚芽 >6 mm，而无胎心搏动；另一种是无胚性妊娠，超声提示妊娠囊 >20 mm 而无胚芽。早期妊娠时表现正常，胎儿死亡后子宫不继续增长，甚至缩小。胎儿死亡时间过久可导致严重的凝血功能障碍。此时早孕反应消失，妇科检查宫颈口未开，子宫不再增大反而缩小，子宫大小与孕龄可差 8 周以上。

6. 感染性流产

流产过程中，若阴道流血时间过长、有组织残留子宫腔内或非法堕胎等，有可能引起宫腔内感染，严重时感染可扩展到盆腔、腹腔甚至全身，并发盆腔炎、腹膜炎、败血症及感染性休克等。

7. 反复流产

也称为复发性自然流产或反复性自然流产，指连续自然流产 2 次以上。习惯性流产指连续发生 3 次或 3 次以上自然流产，且流产往往发生于同一阶段，而流产的过程可经历前述的临床类型。近年来国际上用反复流产取代习惯性流产。

二、诊断

根据停经史、阴道流血、腹痛情况、有无组织从阴道排出等，妇科检查宫颈口是否已开，有无组织堵塞，子宫大小是否与停经月份相符，有无压痛，双附件有无包块，一般可初步做出诊断，确切诊断还需要辅助检查。

1. B 超检查

目前的超声仪器图像分辨率清晰，对早期各类流产进行超声检查符合率高，非常有助于流产的早期诊断和治疗。尤其是近年阴道探头检查早期妊娠及早期流产，比经腹检查更为优越。一般在孕5~6周可见妊娠囊，孕6~7周可见胎芽及胎心搏动，经阴道探头比经腹检查更早。

2. 激素测定

血 β-HCG 的定量测定可了解流产的预后，若 β-HCG 每 48 小时增加不超过 66%，提示预后不良，可能不可避免发生流产。内分泌异常所致的流产，可根据不同情况测定激素，如果怀疑黄体功能不全，可测定黄体酮观察其动态变化。测定血中 HCG 和（或）黄体酮的水平有助于判断先兆流产的预后。

3. 流产胚胎的检查

反复流产者一旦又发生流产，有必要对流产的胚胎做细胞遗传学、形态学及组织学检查，以寻找此次流产的原因及预测以后妊娠的结局。

4. 宫颈功能不全的检查

妊娠期宫颈管很短，甚至将近消失，内外口皆松弛，可容指，有时可触及膨出之羊膜囊或可见羊膜囊膨出。B 超检查如下。①宫颈缩短：宫颈长度正常在 3 cm 以上，2.5~3 cm 属于临界，2.5 cm 以下为过短，最极端可表现为宫颈管全长都扩张而无任何闭合的部分。②宫颈管扩张：即宫颈内口、颈管及外口同时扩张呈筒柱状，可伴或不伴宫颈缩短。③宫颈内口扩张：颈管缩短，羊膜囊楔形嵌入颈管。④子宫下段展伸、延长并出现轮状收缩：此为先兆流产、早产影像。⑤羊膜囊脱垂入颈管：即前羊膜囊可经扩张内口突入颈管内，甚至阴道内，此为即将流产、早产影像。

三、治疗

（一）先兆流产

临床上以保胎为原则，约 60% 先兆流产经恰当治疗能够继续妊娠。对患者进行心理指导，减少患者不必要的思想紧张与顾虑，建议卧床休息，禁忌性生活。阴道检查操作注意轻柔。注意合理营养，可给予维生素 E 100 mg/d 口服。黄体功能不足的患者，可选用黄体酮20 mg 肌内注射，1~2 次/天；不耐受肌内注射者可选择地屈黄体酮，起始口服 40 mg，随后每 8 小时口服 10 mg，连续服用至症状消失后 1 周；或绒毛膜促性腺激素 1 000~2 000 U/d肌内注射。治疗 2 周，若症状不见缓解或反而加重，应在 B 超监护下了解胚胎发育情况，避免不必要的保胎。血 β-HCG 测定持续不升或反而下降，表明流产不可避免，应终止妊娠。甲状腺功能低下者补充甲状腺素。晚期妊娠先兆流产可服用宫缩抑制剂，宫颈功能不全者于妊娠 14～16 周时行宫颈环扎术。

（二）难免流产

一旦确诊，原则上应尽早使胚胎及胎盘组织完全排出。符合下列条件的患者可以采用期待疗法，流产发生于妊娠 12 周前，无发热，血压和心率稳定，无大量流血以及难以忍受的腹痛者，一般观察治疗 7 天左右。期待治疗出现过量出血时需要转而手术治疗，也可以在确诊后立即采取药物或手术治疗。早期流产可选择米索前列醇经阴道或口服途径给药 400～800 μg，或行负压吸宫术使胚胎排出；晚期流产吸宫或刮宫有困难者，可用缩宫素 10 U 加于 5% 葡萄糖注射液 500 mL 内静脉滴注以促进子宫收缩，流血多时，子宫口开大，配合手术取出胚胎。当胎儿及胎盘排出后需检查是否完全，必要时进一步行刮宫术。

（三）不全流产

治疗原则是完全清除宫腔内胚胎组织。部分患者可采用期待疗法，条件与难免流产的患者选择相似。流血不多、较为稳定的患者可应用药物治疗，米索前列醇经阴道或口服途径给药 400～800 μg。如果流血多致休克者，应在输血输液纠正休克的同时，及时行吸宫术或钳刮术，并给予铁剂、中药纠正贫血。出血时间较长者，给予抗生素预防感染。

（四）完全流产

如无感染征象，一般不需特殊处理。但胚胎组织是否完全排出，需结合 B 超等辅助手段正确判断。

（五）稽留流产

处理前常规检查凝血功能，并做好输血准备。若凝血功能正常，可口服米非司酮 50 μg，每 12 小时一次，3 次后，再给予米索前列醇 600 μg 口服或经阴道给药使胚胎排出；子宫小于 12 孕周者，也可行刮宫术，子宫大于 12 孕周者，可静脉滴注缩宫素（5～10 U 加入 5% 葡萄糖注射液内），也可用前列腺素或其他方法等进行引产。若凝血功能障碍，应尽早使用肝素、纤维蛋白原及输新鲜血等。待凝血功能好转后，再行刮宫术或引产。

（六）感染性流产

积极控制感染，若阴道流血不多，应用广谱抗生素 2～3 日，待感染控制后再行刮宫。若阴道流血量多，静脉滴注广谱抗生素和输血的同时，用卵圆钳将宫腔内残留组织夹出，使出血减少，切不可用刮匙全面搔刮宫腔，以免造成感染扩散。术后继续应用抗生素，待感染控制后再彻底刮宫。若已合并感染性休克，应积极纠正休克。若感染严重或腹腔、盆腔有脓肿形成时，应行手术引流，出现败血症时可考虑全子宫切除术。

（七）反复流产的治疗

治疗原则是针对病因进行治疗。

1. 染色体异常的治疗

对夫妇一方或双方为染色体异常携带者所引起的反复流产尚无有效的治疗方法，只能尽量避免再怀孕染色体异常胎儿。通常采取遗传咨询，估计染色体异常胎儿复发风险概率。如复发风险高，最好采用供者精子（男方为携带者）或卵子（女方为携带者）做体外受精、胚胎移植。如复发风险低，可令其妊娠，怀孕后做绒毛活检、羊膜腔穿刺等产前诊断，如发现染色体异常胎儿则终止妊娠。

2. 内分泌治疗

黄体功能不全的治疗主要包括促进卵泡发育，使黄体功能健全及补充黄体酮。①孕激素：黄体功能不全者补充孕激素，能使子宫内膜呈正常的分泌期变化。用法为黄体酮 20 mg，每日 1 次，从基础体温上升后第 3 天开始连用 10～12 周，有效率为 92%。妊娠后开始给予黄体酮对黄体功能不全所致的反复流产无明显治疗作用。②HCG：HCG 的用量及用法有多种，常用的为排卵期肌内注射 1 次，剂量为 5 000～10 000 U，以利排卵及卵泡充分黄素化，然后每 2～4 天肌内注射 2 000～5 000 U，连用 12 周。HCG 的治疗时间比较重要，在月经周期中，HCG 给予过早，可导致卵泡闭锁，而不是促进其黄素化。

在黄体后期给予，则可降低黄体的黄体酮分泌量。由于 HCG 的半衰期长，停用 HCG 7 天后方可做妊娠试验，以免出现假阳性。该疗法也可治疗原因不明性反复流产。

3. 免疫治疗

（1）免疫疗法的适应证：无明确原因的反复流产；血中无封闭性抗体者；夫妻间有两个或两个以上相同的人类白细胞抗原（HLA），或有抗 HLA-D/DR 抗体存在者；无抗父系淋巴细胞毒抗体者；对男方的单向混合淋巴细胞无反应，而对无关第三者的抗原刺激有反应者；夫妻双方同意接受免疫治疗者。

（2）免疫治疗的方法。

1）免疫增强治疗：免疫原主要为男方淋巴细胞及第三者淋巴细胞，淋巴细胞做皮内注射，也可用浓缩白细胞或全血做静脉注射。免疫可在妊娠前、妊娠后和妊娠前后进行。从免疫反应抗体的产生均需要一定时间以及防止极早期流产的角度考虑，应以妊娠前进行为宜。但文献报道仅做妊娠后免疫的效果并不比妊娠前免疫的效果差，有效率分别为 80%～82% 和 80%～86%。目前，常用的方法是在怀孕之前免疫 2～4 次，每次间隔 2 周，妊娠后为了巩固免疫效果，于妊娠第 6 周前后再加强免疫 1～3 次。

2）被动免疫治疗：免疫球蛋白含有抗胎盘滋养层抗原的独特型抗体及抗独特型抗体，因而有益于自身抗独特型抗体产生不足的反复流产患者。目前使用方法尚不一致，一般在受孕前每月给予 500 mg/kg，孕 5 周时治疗 1 次，剂量为 500～600 mg/kg，然后每隔 2 周治疗 1 次，剂量 300～400 mg/kg，直到孕 22～24 周。

3）免疫抑制剂治疗：类固醇药物通过增加免疫球蛋白分解代谢及减少其生物合成而起免疫抑制作用，可抑制抗精子抗体及抗自身抗体的形成而达到治疗目的，另外尚有抗炎与影响抗原合成的作用，主要用于抗精子抗体、抗血小板抗体（APA）及其他自身抗体阳性和自身免疫性疾病的反复流产患者。用法如下。①低剂量维持法：泼尼松 5 mg，每天 1～3 次，用 3～12 个月，受孕率可达 21%。②大剂量冲击法：甲基氢化可的松 98 mg/d，共 7 天，受孕率可达 22%～30%，或泼尼松 60 mg/d，共 7 天，受孕率可达 45%。

4）其他疗法：APA 阳性的反复流产患者可采用下列方法治疗。①肝素治疗：肝素能降低母体过强的免疫反应性，吸收和灭活血清中混合淋巴细胞阻断物，并可抑制母体混合淋巴细胞反应。从孕前黄体期或孕后立即开始，低分子肝素 5 000 U 皮下注射，每日 2 次，直至孕 36 周末。②小剂量阿司匹林加泼尼松治疗：用法为阿司匹林 75～80 mg/d 加泼尼松 40～60 mg/d，服用至 APA 转为阴性或妊娠晚期。③避孕套疗法：对抗精子抗体阳性女性，可使用 3～6 个月避孕套，防止新的抗精子抗体产生，并使原已存在的抗精子抗体滴度下降，成功妊娠率可达 56%。

4. 宫颈功能不全的治疗

宫颈环扎术，具体术式有多种，总的原则为在宫颈内口水平环扎宫颈，使之关闭，以维持妊娠至足月。一般在孕 14～16 周进行，术前做 B 超检查，确定为活胎妊娠及排除先天畸形，术后卧床 24 小时，并给予宫缩抑制剂。

综上所述，流产后应注意休息，均衡营养，查找流产原因，针对原因进行处理，为下次妊娠做准备。染色体异常夫妻应于孕前进行遗传咨询，确定可否再次妊娠；进行夫妻血型鉴定及男性精液检查；积极治疗母体疾病，纠正内分泌紊乱；对女性生殖道畸形、肿瘤，宫腔粘连者，应及时手术治疗；如为宫颈内口松弛所致流产，应于孕前行宫颈内口修补术。对环境因素所致流产者应尽早脱离不良环境，避免接触有害物质。流产后应注意避孕，至少避孕半年，最好 2 年。

第九章

分娩期并发症

第一节 羊水栓塞

一、概述

羊水栓塞又称产科栓塞，是指在分娩过程中羊水突然进入母体血液循环引起急性肺栓塞、过敏性休克、弥散性血管内凝血（DIC）、肾衰竭或猝死的严重分娩并发症。羊水栓塞的发病率为4/10万~6/10万。发生于足月妊娠时，产妇死亡率高达80%以上；也可发生于妊娠早、中期流产，病情较轻，死亡少见。羊水栓塞是由于污染羊水中的有形物质（胎儿毳毛、角化上皮、胎脂、胎粪）和促凝物质（具有凝血活酶的作用）进入母体血液循环引起。羊膜腔内压力增高（子宫收缩过强或强直性子宫收缩）、胎膜破裂（其中2/3为人工破膜，1/3为自然破膜）和宫颈或宫体损伤处有开放的静脉或血窦是导致羊水栓塞发生的基本条件。高龄初产妇和多产妇（较易发生子宫损伤）、自发或人为的过强宫缩、急产、胎膜早破、前置胎盘、胎盘早剥、子宫不完全破裂、剖宫产术、孕中期钳刮术、羊膜腔穿刺形成胎膜后血肿（分娩时此处胎膜撕裂）、巨大胎儿（易发生难产、滞产、胎儿宫内窒息致羊水浑浊）、死胎不下（胎膜强度减弱而渗透性显著增加）等，均可诱发羊水栓塞的发生。

二、临床表现

典型临床经过分为3个阶段。

1. 呼吸循环衰竭和休克

在分娩过程中，尤其是刚破膜不久，产妇突感寒战，出现呛咳、气急、烦躁不安、恶心、呕吐，继而出现呼吸困难、发绀、抽搐、昏迷；脉搏细数，血压急剧下降；听诊心率加快、肺底部湿啰音。病情严重者，产妇仅在惊叫一声或打一个哈欠后，血压迅速下降，于数分钟内死亡。

2. DIC引起的出血

患者度过呼吸循环衰竭和休克，进入凝血功能障碍阶段，表现为难以控制的大量阴道流血、切口渗血、全身皮肤黏膜出血、血尿以及消化道大出血。产妇可死于出血性休克。

3. 急性肾衰竭

后期存活的患者出现少尿（或无尿）和尿毒症表现。主要为循环功能衰竭引起的肾缺血及DIC前期形成的血栓堵塞肾内小血管，引起缺血、缺氧，导致肾脏器质性损害。

羊水栓塞临床表现的三阶段通常按顺序出现，有时也可不完全出现或出现的症状不典型，如钳刮术中发生羊水栓塞仅表现为一过性呼吸急促、胸闷后出现阴道大量流血。

因此，胎膜破裂后、胎儿娩出后或手术中产妇突然出现寒战、呛咳、气急、烦躁不安、尖叫、呼吸困难、发绀、抽搐、出血、不明原因休克等临床表现，应考虑为羊水栓塞。立即进行抢救。

三、检查

1. 血涂片查找羊水有形物质

采集下腔静脉血，离心沉淀后，取上层羊水碎屑涂片，染色，显微镜下检查，找到鳞状上皮细胞、黏液、毳毛等，或做特殊脂肪染色，见到胎脂类脂肪球即可确定羊水栓塞的诊断。

2. 床旁胸部 X 线摄片

90% 以上的患者可出现肺部 X 线异常改变，胸片见双肺弥散性点片状浸润影，沿肺门周围分布，可伴有肺部不张、右侧心影扩大。

3. 床旁心电图或心脏彩色多普勒超声检查

提示有心房、右心室扩大，S－T 段下降。

4. 凝血检查

凝血功能障碍及有关纤溶活性增高的检查。

5. 肺动脉造影

是诊断肺动脉栓塞最正确、最可靠的方法，其阳性率达 85% ~ 90%，并且可确定栓塞的部位及范围。X 线征象：肺动脉内充盈缺损或血管中断，局限性肺叶、肺段血管纹理减少可呈剪枝征象。肺动脉造影同时还可以测量肺动脉楔状压、肺动脉压及心排出量，以提示有无右心衰竭。

四、诊断

羊水栓塞起病急骤、来势凶险是其特点。多发生于分娩过程中，尤其是胎儿娩出前后的短时间内。羊水栓塞根据临床表现和辅助检查结果可做出判断。

五、治疗

（一）抗过敏，解除肺动脉高压，改善低氧血症

1. 供氧

保持呼吸道通畅，立即行面罩给氧或气管插管正压给氧，必要时行气管切开；保证供氧以改善肺泡毛细血管缺氧状况，预防及减轻肺水肿；改善心、脑、肾等重要脏器的缺氧状况。

2. 抗过敏

在改善缺氧同时，尽快给予大剂量肾上腺糖皮质激素抗过敏、解痉，稳定溶酶体，保护细胞。氢化可的松 100 ~ 200 mg 加于 5% ~ 10% 葡萄糖注射液 50 ~ 100 mL 快速静脉滴注，再用 300 ~ 800 mg 加于 5% 葡萄糖注射液 250 ~ 500 mL 静脉滴注，日量可达 500 ~ 1 000 mg；地塞米松 20 mg 加于 25% 葡萄糖注射液静脉推注后，再加 20 mg 于 5% ~ 10% 葡萄糖注射液中静脉滴注。

3. 缓解肺动脉高压

解痉药物能改善肺血流灌注，预防右心衰竭所致的呼吸循环衰竭。

（1）盐酸罂粟碱：为首选药物，30 ~ 90 mg 加于 10% ~ 25% 葡萄糖注射液 20 mL 缓慢静脉推注，日用量不超过 300 mg。可松弛平滑肌，扩张冠状动脉、肺和脑小动脉，降低小血管阻力，与阿托品同时应用效果更佳。

（2）阿托品：1 mg 加于 10% ~ 25% 葡萄糖注射液 10 mL，每 15 ~ 30 分钟静脉推注 1 次，直至面色潮红、症状缓解为止。阿托品能阻断迷走神经反射所致的肺血管和支气管痉挛。心率 >120 次/分慎用。

（3）氨茶碱：250 mg 加于 25% 葡萄糖注射液 20 mL 缓慢推注。可松弛支气管平滑肌，解除肺血管痉挛，降低静脉压，减轻右心负荷，兴奋心肌，增加心排出量。一般应用在肺动脉高压，心力衰竭、心率快以及支气管痉挛时，必要时可每 24 小时重复使用 1 ~ 2 次。

（4）酚妥拉明：5 ~ 10 mg 加于 10% 葡萄糖注射液 100 mL 中，以 0.3 mg/min 速度静脉滴注。为 α 肾上腺素能抑制剂，能解除肺血管痉挛，降低肺动脉阻力，消除肺动脉高压。

（二）抗休克

1. 补充血容量

扩容常用低分子右旋糖酐 – 40 500 mL 静脉滴注，日量不超过 1 000 mL；并应补充新鲜血液和血浆。抢救过程中应测定中心静脉压（CVP），了解心脏负荷状况，指导输液量及速度，并可抽取血液检查羊水有形成分。

2. 使用升压药物

多巴胺 10 ~ 20 mg 加于 10% 葡萄糖注射液 250 mL 静脉滴注；间羟胺 20 ~ 80 mg 加于 5% 葡萄糖注射液静脉滴注，根据血压调整速度，通常滴速为 20 ~ 30 滴/分。

3. 纠正酸中毒

应做血氧分析及血清电解质测定。发现有酸中毒时，用 5% 碳酸氢钠液 250 mL 静脉滴注，并及时纠正电解质紊乱。

4. 纠正心力衰竭

常用毛花苷 C 0.2 ~ 0.4 mg 加于 10% 葡萄糖注射液 20 mL 静脉缓注；毒毛花苷 K 0.125 ~ 0.25 mg 同法静脉缓注，必要时 4 ~ 6 小时重复用药。也可用辅酶 A、三磷腺苷（ATP）和细胞色素 C 等营养心肌药物。

（三）防治 DIC

1. 肝素

羊水栓塞初期血液呈高凝状态时短期内使用。肝素 25 ~ 50 mg（1 mg = 125 U）加于 0.9% 氯化钠注射液或 5% 葡萄糖注射液 100 mL 静脉滴注 1 小时；6 小时后再将 50 mg 加于 5% 葡萄糖注射液 250 mL 缓慢滴注。用药过程中应将凝血时间控制在 20 ~ 25 分钟。肝素 24 小时总量可达 100 ~ 200 mg。肝素过量（凝血时间超过 30 分钟）有出血倾向（伤口渗血、产后出血、血肿或颅内出血）时，可用鱼精蛋白对抗，1 mg 鱼精蛋向对抗肝素 100 U。

2. 补充凝血因子

应及时输新鲜血或血浆、纤维蛋白原等。

3. 抗纤溶药物

纤溶亢进时，用氨基己酸（4 ~ 6 g）、氨甲苯酸（0.1 ~ 0.3 g）、氨甲环酸（0.5 ~ 1.0 g）加于 0.9% 氯化钠注射液或 5% 葡萄糖注射液 100 mL 静脉滴注，抑制纤溶激活酶，使纤溶酶原不被激活，从而抑制纤维蛋白的溶解。补充纤维蛋白原 2 ~ 4 g/次，使血纤维蛋白原浓度达 1.5 g/L 为好。

（四）预防肾衰竭

羊水栓塞发病第三阶段为肾衰竭阶段，注意尿量。当血容量补足后，若仍少尿应选用呋塞米 20 ~ 40 mg 静脉注射，或 20% 甘露醇 250 mL 快速静脉滴注（10 mL/min），依他尼酸钠 50 ~ 100 mg 静脉滴注，扩张肾小球动脉（有心力衰竭时慎用）预防肾衰竭，并应检测血电解质。

（五）预防感染

应选用肾毒性小的广谱抗生素预防感染。

（六）产科处理

（1）若在第一产程发病，产妇血压、脉搏控制平稳后，胎儿不能立即娩出，则应行剖宫产术终止妊娠。

（2）若在第二产程发病，则可及时产钳助产娩出胎儿。

（3）若产后出现大量子宫出血，经积极处理仍不能止血者，应在输新鲜血及应用止血药物前提下行子宫切除术。手术本身虽可加重休克，但切除子宫后，可减少胎盘剥离面开放的血窦出血，且可阻断羊水及其有形物质进入母体血液循环，控制病情继续恶化，对抢救与治疗患者来说均为有效措施。

（4）关于子宫收缩制剂的应用：羊水栓塞产妇处于休克状态下，肌肉松弛，对药物反应性差。无论缩宫素还是麦角新碱等宫缩制剂的使用都会收效甚微，而且可能将子宫开放血窦中的羊水及其有形物质再次挤入母体血液循环，从而加重病情。因此，应针对患者具体情况及用药反应程度，权衡利弊，果断决定是否应用子宫收缩制剂。切勿因拖延观察时间而耽误有利的抢救时机。

第二节　子宫破裂

一、概述

子宫破裂是指在分娩期或妊娠晚期子宫体部或子宫下段发生破裂。若未及时诊治可导致胎儿及产妇死亡，是产科的严重并发症。梗阻性难产是引起子宫破裂最常见的原因。骨盆狭窄、头盆不称、软产道阻塞（发育畸形、瘢痕或肿瘤所致）、胎位异常（肩先露、额先露）、巨大胎儿、胎儿畸形（脑积水、连体儿）等，均可因胎先露下降受阻，为克服阻力子宫强烈收缩，使子宫下段过分伸展变薄发生子宫破裂。

剖宫产或子宫肌瘤剔除术后的瘢痕子宫，于妊娠晚期或分娩期宫腔内压力增高可使瘢痕破裂，前次手术后伴感染及切口愈合不良者再次妊娠，发生子宫破裂的危险性更大。另外，子宫收缩药物使用不当，尤其用于高龄、多产、子宫畸形或发育不良、有多次刮宫及宫腔严重感染史等的孕妇，更易发生子宫破裂；宫颈口未开全时行产钳或臀牵引术，暴力可造成宫颈及子宫下段撕裂伤；有时毁胎术、穿颅术可因器械、胎儿骨片损伤子宫导致破裂；肩先露无麻醉下行内转胎位术、强行剥离植入性胎盘或严重粘连胎盘，均可引起子宫破裂。

子宫破裂按发生原因，分为自然破裂及损伤性破裂；按其破裂部位，分为子宫体部破裂和子宫下段破裂；按其破裂程度，分为完全性破裂和不完全性破裂。

二、诊断

子宫破裂多发生于分娩期，通常是渐进发展的过程，多数可分为先兆子宫破裂和子宫破裂两个阶段。

（一）先兆子宫破裂

常见于产程长、有梗阻性难产因素的产妇。主要有以下表现。

（1）子宫呈强直性或痉挛性过强收缩，产妇烦躁不安，呼吸、心率加快，下腹剧痛难忍，出现少量阴道流血。

（2）因胎先露部下降受阻，子宫收缩过强，子宫体部肌肉增厚变短，子宫下段肌肉变薄拉长，在两者间形成环状凹陷，称为病理缩复环。可见该环逐渐上升达脐平或脐上，压痛明显。

（3）膀胱受压充血，出现排尿困难及血尿。

（4）因宫缩过强、过频，胎儿触诊不清，胎心率加快、减慢或听不清。子宫病理缩复环形成、下腹部压痛、胎心率异常和血尿是先兆子宫破裂四大主要表现。

（二）子宫破裂

1. 不完全性子宫破裂

子宫肌层部分或全层破裂，但浆膜层完整，宫腔与腹腔不相通，胎儿及其附属物仍在宫腔内，称为不完全性子宫破裂。多见于子宫下段剖宫产切口瘢痕破裂，常缺乏先兆破裂症状，仅在不全破裂处有明显压痛、腹痛等症状，体征也不明显。若破裂口累及两侧子宫血管可导致急性大出血或形成阔韧带内血肿，查体可在子宫一侧扪及逐渐增大且有压痛的包块，多有胎心率异常。

2. 完全性子宫破裂

子宫肌壁全层破裂，宫腔与腹腔相通，称为完全性子宫破裂。继先兆子宫破裂症状后，产妇突感下腹撕裂样剧痛，子宫收缩骤然停止。腹痛稍缓和后，因羊水、血液进入腹腔，又出现全腹持续性疼痛，伴有面色苍白、呼吸急促、脉搏细数、血压下降等休克征象。破裂口出血流入腹腔出现内出血。全腹压痛、反跳痛、腹壁下可清楚扪及胎体，子宫位于侧方，胎心胎动消失。阴道检查：阴道有鲜血流出，胎先露部升高，开大的宫颈口缩小，部分产妇可扪及宫颈及子宫下段裂口。子宫体部瘢痕破裂多为完全性子宫破裂，多无先兆破裂典型症状。

根据以上典型子宫破裂病史、症状、体征，容易诊断。子宫切口瘢痕破裂，症状体征不明显，诊断有一定困难。根据前次剖宫产手术史、子宫下段压痛、胎心改变、阴道流血，检查胎先露部上升，宫颈口缩小或触及子宫下段破口等均可确诊。B 超检查能协助确定破口部位及胎儿与子宫的关系。

但也有例外，有些病例可以毫无症状及临床体征。某些患者子宫破裂则因胎儿填塞裂口，压迫致出血不多，则无临床症状，在开腹手术时才获得诊断。值得一提的是，还有一类毫无临床症状的妊娠期子宫破裂，多发生在剖宫产术后瘢痕子宫妊娠者，称为妊娠期子宫"静止"破裂。临床表现为"开窗式"，尤其当破口未波及血管时，无明显症状和体征。分娩者多在宫缩当时发生，可用超声诊断。

（三）鉴别诊断

胎盘早剥。有起病急、剧烈腹痛、胎心变化、内出血休克等表现，可与先兆子宫破裂混淆，但常有妊娠期高血压疾病史或外伤史，子宫呈板状硬，无病理缩复环，胎位不清；B 超检查常有胎盘后血肿。

难产并发腹腔感染。有产程长、多次阴道检查史，腹痛及腹膜炎体征，容易与子宫破裂混淆；阴道检查胎先露部无上升、宫颈口无回缩；查体及 B 超检查，发现胎儿位于宫腔内、子宫无缩小；患者常有体温升高和血白细胞计数增多。

三、治疗

（一）先兆子宫破裂

应立即抑制子宫收缩：肌内注射哌替啶 100 mg 或静脉全身麻醉，立即行剖宫产术。

（二）子宫破裂

在输液、输血、吸氧和抢救休克的同时，无论胎儿是否存活均应尽快手术治疗。

（1）子宫破口整齐、距破裂时间短、无明显感染者，患者全身状况差不能承受大手术，可行破口修补术。子宫破口大、不整齐、有明显感染者，应行子宫次全切除术。破口大、撕伤超过宫颈者，应行子宫全切除术。

（2）手术前、后给予大量广谱抗生素控制感染。

（三）特殊子宫破裂

即妊娠期子宫"静止"破裂。

（1）疑有先兆子宫破裂时，应尽量避免震动，转送前注射吗啡，在腹部两侧放置沙袋，以减少张力，同时有医护人员护送。

（2）在条件一般的医疗机构发生子宫破裂，应在检查无小肠滑入宫腔内后，谨慎用纱布行宫腔填塞。若技术条件和经验受限，在填塞纱布时，一定要注意不宜盲目实施，可考虑用腹部加压沙袋包裹腹带，适当应用吗啡，边纠正休克边转送。严重休克者应尽可能就地抢救，若必须转院，应输血、输液、包扎腹部后方可转送。发生 DIC 患者，应按 DIC 的抢救措施处理。

（四）预防

（1）做好计划生育工作　避免多次人工流产，节制生育、减少多产。

（2）做好围生期保健工作。认真做好产前检查，有瘢痕子宫、产道异常等高危因素者，应提前 1～2 周入院待产。

（3）提高产科诊治质量。

1）正确处理产程：严密观察产程进展，警惕并尽早发现先兆子宫破裂征象并及时处理。

2）严格掌握缩宫剂应用指征：诊为头盆不称、胎儿过大、胎位异常或曾行子宫手术者产前均禁用；应用缩宫素引产时，应有专人守护或监护，按规定稀释为小剂量静脉缓慢滴注，严防发生过强宫缩；应用前列腺素制剂引产应慎重。

3）正确掌握产科手术助产的指征及操作常规：阴道助产术后应仔细检查宫颈及宫腔，及时发现损伤给予修补。

4）正确掌握剖宫产指征：包括第一次剖宫产时，必须严格掌握手术适应证。因瘢痕子宫破裂占子宫破裂的比例越来越高，术式尽可能采取子宫下段横切口式。有过剖宫产史的产妇试产时间不应超过12小时，并加强产程监护，及时发现先兆子宫破裂征象转行剖宫产术结束分娩。对前次剖宫产指征为骨盆狭窄、术式为子宫体部切口、术式为子宫下段切口有切口撕裂、术后感染愈合不良、已有两次剖宫产史者均应行剖宫产终止妊娠。

第三节　脐带脱垂

一、概述

胎膜未破时脐带位于胎先露部前方或一侧，称为脐带先露或隐性脐带脱垂。胎膜破裂脐带脱出于宫颈口外，降至阴道内甚至露于外阴部，称为脐带脱垂。多发生在胎先露部尚未衔接时，如头盆不称、胎头入盆困难，或臀先露、肩先露、枕后位及复合先露等胎位异常时，因胎先露与骨盆之间有空隙脐带易于滑脱。另外，胎儿过小，羊水过多，脐带过长，脐带附着异常以及低置胎盘等均是脐带脱垂的好发因素。脐带是连接母体与胎儿之间的桥梁，一端连于胎儿腹壁脐轮，另一端与胎盘胎儿面相连。它由两条脐动脉和一条位于脐带中央的宫腔较大的脐静脉组成，血管周围为华通胶，是胎儿与母体进行气体交换、营养物质和代谢产物交换的重要通道。一旦发生脐带脱垂，不但增加剖宫产率，更主要是对胎儿影响极大，发生在胎先露部尚未衔接、胎膜未破时的脐带先露，因宫缩时胎先露部下降，一过性压迫脐带导致胎心率异常，久之，可引起胎儿宫内缺氧；胎先露部已衔接、胎膜已破者，脐带受压于胎先露部与骨盆之间，快速引起胎儿缺氧，甚至胎心完全消失，其中，以头先露最严重，肩先露最轻。若脐带血液循环阻断超过8分钟，则胎死宫内。

二、诊断

（一）胎心听诊监测

临产后听胎心，耻骨联合上有明显的杂音，脐带杂音是提示脐带血流受阻的最早标志，但非唯一体征。胎膜未破，于胎动、宫缩后胎心率突然变慢，改变体位、上推胎先露部及抬高臀部后迅速恢复者，应考虑有脐带先露的可能。无论自然破膜或人工破膜后，胎心突然减慢，可能发生了脐带脱垂。在第二产程时胎先露下降幅度最大，也是引发脐带受压的危险期，更应密切观察胎心变化，一旦出现胎心快慢节律不均或宫缩后胎心持续减速等异常，均应及时考虑脐带因素致胎儿窘迫的潜在危险存在。而此时胎心听诊仍是最简单实用、及时有效、可靠且经济的一种监测手段。

（二）胎心电子监测

胎心电子监测是近十多年来临床应用最多的监测脐带因素致胎儿窘迫的方法，以其能够实时反映脐带受压时胎心的瞬时变化为特征，且反应灵敏。在持续监护过程中，如果频繁出现胎心变异减速，且胎心率基线变异小，但减速持续时间短暂且恢复快，氧气吸入无明显改善，改变体位后有好转，提示脐带受压，可能有隐性脐带脱垂；若破膜后突然出现重度减速（胎心常低于70次/分），考虑脐带脱垂发生，胎心宫缩监护监测，宫缩时脐带受压引起的典型可变减速（VD）波形特点：先是脐静脉受压使胎儿血容量减少，通过压力感受器调节使胎心在减速前可有一短暂加速，随后当脐动脉受压，通过压力及化学感受器双重调节产生胎心减速；当脐带压力缓解时，又是脐静脉梗阻解除滞后于脐动脉，产生一个恢复胎心基线率前的又一次胎心加速；重度可变减速胎心减速最低可≤70次/分，持续≥60秒。其他不典型的可变减速可表现为减速与宫缩无固定联系，变异波形不定可表现为 W 形、K 形、U 形等，可发生延长减速（超过 90 秒，但 <15 分钟的减速）或心动过缓（>15 分钟的减速）。并发晚期减速，多提示胎儿预后危急。但使脐带受压的因素很多，应动态监测并密切结合临床，综合判断。

（三）阴道检查

适用于产程中胎心突然减慢或不规则及肛门指诊可疑脐带脱垂时，及时改行阴道检查，若触及前羊水囊内或宫颈外口处有搏动条索状物即可确诊。但无搏动时也不能完全排除脐带血肿、囊肿脱垂甚至脐带脱垂后完全受压、血流中断或已胎死宫内的可能，需进一步结合胎心等其他临床检查诊断，包括产后脐带检查。

（四）超声检查

B 超诊断对脐带异常很有意义，彩色多普勒或阴道探头检查更清楚。脐带先露者，脐带位于胎头与宫颈内口之间的羊水暗区内，B 超容易诊断，且部分病例经产科采取干预措施，脐带位置可恢复正常。隐性脐带脱垂者因脐带周围无足够的羊水衬托，B 超诊断相对困难，且须与脐带绕颈鉴别。前者脐带回声位于胎儿耳部及以上水平，呈团状多条索样回声；后者则可于胎儿颈项部见到脐带横断面，呈圆形低回声，中间可见"="样强回声，转动探头可见到脐带长轴断面，仔细观察可以鉴别。而显性脐带脱垂多为破水后脐带娩出于宫颈或阴道外，超声诊断意义不大。

三、治疗方法

虽脐带脱垂很大部分与产科的干预措施有关，但正确的产科干预措施并不增加脐带脱垂的发生率。故采取有效的预防措施及积极的处理是必要的。

（1）孕妇有高危因素、如对胎位异常、先露高浮的孕妇提前 1~2 周入院，注意数胎动，嘱破膜后立即平卧；减少不必要的肛查与阴道检查；如多胎妊娠、臀位可适当放宽剖宫产指征。

（2）产程中加强监护，全程的胎心监护对有高危因素或经产科干预的孕妇是很有效的监测手段，它可以及时发现胎心异常，及时做阴道检查。胎心监护的可变减速是一个信号，可缩短诊断的时间。

（3）掌握人工破膜指征及方法：破膜前尽可能摒除脐带先露的存在，在宫缩间隙期行高位、小孔破膜。

（4）B 超发现隐性脐带脱垂，胎儿已成熟可行剖宫产。

（5）对有症状者酌情给予吸氧、静脉注射三联（50% 葡萄糖注射液、维生素 C、尼可刹米）、5% 碳酸氢钠、阿托品、哌甲酯，提高胎儿对缺氧的耐受能力。

（6）产程中隐性脐带脱垂而胎心尚存者　宫口开全、先露不高，可行阴道助产；臀位行臀牵引术；宫口开大 8 cm 以下且估计胎儿娩出后能存活者则尽快行剖宫产术。

（7）显性脐带脱垂，胎心尚存，宫口开全、先露不高者，可行阴道助产；臀位行臀牵引术；宫口未开全的孕妇，取头低臀高位或胸膝卧位，由助手用手经阴道上推先露；吸氧；膀胱内注入 500~750 mL 等渗盐水；脱出阴道的脐带轻轻还纳入阴道，避免冷刺激。局部麻醉下行剖宫产。关于脐带脱垂时对胎儿情况的判断，除了手摸脐带搏动、听诊器或超声多普勒听胎心外，有条件者还可用 B 超检查显示胎心率。胎心到底是多少次以上应该行剖宫产抢救胎儿，尚没有定论。应根据胎心率、胎儿的成熟度以及产科的抢救能力来综合考虑。

（8）预防产后出血及感染。产后及时按摩子宫，促使其收缩，常规宫体注射缩宫素 20 U；检查胎盘是否完整、有无宫腔残留，软产道有无损伤及有无异常出血等情况，及时对症处理；分娩后保持会阴部清洁，聚维酮碘（碘伏）每天 2 次，常规擦洗外阴，有会阴侧切口者，应嘱产妇取健侧卧位，并应用抗生素，防止恶露污染伤口引起感染。

（9）胎儿存活，宫口未开全又无剖宫产条件，可行脐带还纳术：术者手托脐带进入阴道，手指将先露向上推，助手从腹部向上推胎体并要求产妇张口深呼吸，吸氧同时，还纳脐带从近端开始单方向旋转，争取在宫缩间歇时迅速完成，脐带处于先露之上越高效果越好，待宫缩后将手慢慢退出，直至先露部固定，但还纳术有一定的困难，常边送边滑脱。另外，因脐带受刺激，脐血管收缩加重胎儿缺氧情况，常在还纳的过程中胎儿脐带搏动停止。可试行改良脐带还纳术。同时加强围生期保健，做好定期的产前检查，增强孕产妇自我保健意识，提高人群卫生保健素质，也是预防脐带脱垂，降低围产儿病死率的关键。

第四节　胎儿窘迫

一、概述

胎儿窘迫是指胎儿在子宫内因急性或慢性缺氧和酸中毒危及其健康和生命的综合征，严重者可遗留神经系统后遗症或发生胎死宫内。发病率为 2.7% ~ 38.5%。

胎儿窘迫分为两种类型：急性胎儿窘迫多发生在分娩期；慢性胎儿窘迫常发生在妊娠晚期，在临产后往往表现为急性胎儿窘迫。母 – 胎间血氧运输及交换障碍或脐带血液循环障碍，可引起胎儿急性缺氧，如缩宫素使用不当，造成过强及不协调宫缩，宫内压长时间超过母血进入绒毛间隙的平均动脉压；前置胎盘、胎盘早剥；脐带异常，如脐带绕颈、脐带真结、脐带扭转、脐带脱垂、脐带血肿、脐带过长或过短、脐带附着于胎膜；母体严重血液循环障碍致胎盘灌注急剧减少，如各种原因导致的休克等；孕妇应用麻醉药及镇静剂过量，抑制呼吸。引起胎儿慢性缺氧的因素，如母体血液含氧量不足，并发先天性心脏病或伴心功能不全，肺部感染，慢性肺功能不全，哮喘反复发作及重度贫血等；子宫胎盘血管硬化、狭窄、梗死，使绒毛间隙血液灌注不足，如妊娠期高血压，妊娠并发慢性高血压、慢性肾炎、糖尿病，过期妊娠等；胎儿严重的心血管疾病、呼吸系统疾病，胎儿畸形，母儿血型不合，胎儿宫内感染、颅内出血及颅脑损伤致胎儿运输及利用氧能力下降等。

二、诊断

胎儿窘迫的主要临床表现为胎心率异常、羊水粪染及胎动减少或消失，因此，诊断胎儿窘迫不能单凭一次胎心听诊的结果，应综合其他因素一并考虑。

（一）急性胎儿窘迫

1. 胎心率异常

胎心率变化是急性胎儿窘迫的一个重要征象。正常胎心率为 120 ~ 160 次/分，缺氧早期，胎心率于无宫缩时加快，> 160 次/分；缺氧严重时胎心率 < 120 次/分。若行胎儿电子监护可出现多发晚期减速、重度变异减速。胎心率 < 100 次/分，基线变异 < 5 次/分，伴频繁晚期减速提示胎儿缺氧严重，可随时胎死宫内。

2. 羊水胎粪污染

根据程度不同，羊水污染分 3 度。Ⅰ度浅绿色，常见胎儿慢性缺氧。Ⅱ度深绿色或黄绿色，提示胎儿急性缺氧。Ⅲ度呈棕黄色，稠厚，提示胎儿缺氧严重。当胎先露部固定、胎心率 < 100 次/分而羊水清时，应在无菌条件下，于宫缩间歇期，稍向上推胎先露部，观察后羊水性状。

3. 胎动异常

缺氧初期为胎动频繁，继而减弱及次数减少，进而消失。

4. 酸中毒

采集胎儿头皮血进行血气分析，若 pH < 7.2，$PO_2 < 10$ mmHg，$PCO_2 > 60$ mmHg，可诊断为胎儿酸中毒。

（二）慢性胎儿窘迫

1. 胎动减少或消失

胎动 < 10 次/12 小时为胎动减少，为胎儿缺氧的重要表现之一，临床上常见胎动消失 24 小时胎心

消失，应予警惕。监测胎动的方法：嘱孕妇每日早、中、晚自行计数胎动各 1 小时，3 小时胎动之和乘以 4 得到 12 小时的胎动计数。胎动过频或胎动减少均为胎儿缺氧征象，每日监测胎动可预测胎儿安危。

2. 胎儿电子监护异常

胎儿缺氧时胎心率可出现以下异常情况。①无应激试验（NST）无反应型，即持续监护 20 分钟，胎动时心率加速 ≤15 次/分，持续时间 ≤15 秒钟。②在无胎动与宫缩时，胎心率 >180 次/分或 <120 次/分持续 10 分钟以上。③基线变异频率 <5 次/分。④缩宫素激素试验（OCT）可见频繁重度变异减速或晚期减速。

3. 胎儿生物物理评分低

根据 B 超监测胎动、胎儿呼吸运动、胎儿肌张力、羊水量及胎儿电子监护 NST 结果进行综合评分（每项 2 分）：≤3 分提示胎儿窘迫，4~7 分为胎儿可疑缺氧。

4. 胎盘功能低下

24 小时尿雌三醇（E_3）<10 mg 或连续监测减少 >30%，尿雌激素/肌酐比值 <10；妊娠特异 $β_1$ 糖蛋白（SP_1）<100 mg/L；胎盘生乳素 <4 mg/L，均提示胎盘功能不良。

5. 羊水胎粪污染

通过羊膜镜检查可见羊水呈浅绿色、深绿色及棕黄色。

6. 脐动脉多普勒血流

搏动指数（PI）和阻力指数（RI）可以了解胎盘阻力高低，间接推测胎儿有无宫内缺氧。有关脐动脉收缩期与舒张期血流速度比值（S/D 或 A/B）的下降幅度或正常的切点报道也不一致，一般认为 32 周以后 S/D <3。

三、治疗方法

（一）治疗原则

根据胎儿窘迫的病理生理变化，必须从以下 3 个方面去治疗胎儿窘迫。

（1）提高胎儿大脑及其他重要器官对缺氧的耐受性和稳定性。

（2）消除窘迫时对胎儿造成的脑及其他重要器官的功能障碍。

（3）尽快消除母体对胎儿的不良影响因素或使胎儿尽快脱离其有不良影响因素的母体。

（二）治疗措施

1. 急性胎儿窘迫

应采取果断措施，改善胎儿缺氧状态。

（1）一般处理：产妇取左侧卧位。应用面罩或鼻导管给氧，10 L/min，每次吸氧 30 分钟，间隔 5 分钟。纠正脱水、酸中毒及电解质紊乱。

（2）病因治疗：如缩宫素使用不当致宫缩过强、不协调宫缩，应立即停用缩宫素，口服宫缩抑制剂沙丁胺醇 2.4~4.8 mg，每天 3 次，哌替啶 100 mg 肌内注射，也可用硫酸镁肌内注射或静脉滴注抑制宫缩。如羊水过少（AFV <2 cm），脐带受压，可经腹羊膜腔输液，将 250 mL 生理盐水或乳酸钠林格注射液缓慢注入羊膜腔内，5~10 mL/min。AFV 维持 8~10 cm。

（3）尽快终止妊娠。①宫口未开全，应立即行剖宫产的指征如下：胎心率 <120 次/分或 >180 次/分，伴羊水污染Ⅱ度；羊水污染Ⅲ度，伴羊水过少；胎儿电子监护 CST 或 OCT 出现频繁晚期减速或重度变异减速；胎儿头皮血 pH <7.20。②宫口开全，骨盆各径线正常，胎头双顶径已达坐骨棘平面以下者，应尽快经阴道助娩。

无论阴道分娩或剖宫产均需做好新生儿窒息抢救准备。

2. 慢性胎儿窘迫

应针对病因，视孕周、胎儿成熟度及胎儿窘迫程度决定处理。

（1）一般处理：左侧卧位休息；定时吸氧，每天 2~3 次，每次 30 分钟；积极治疗妊娠并发症。

（2）期待疗法：孕周小，估计胎儿娩出后存活可能性小，尽量保守治疗以期延长胎龄，同时促胎肺成熟，争取胎儿成熟后终止妊娠。

（3）终止妊娠：妊娠近足月，胎动减少，OCT 出现频繁的晚期减速、重度变异减速或胎儿生物物理评分 <3 分者，均应以剖宫产终止妊娠为宜。

在救治急性胎儿窘迫时尚应避免不合理的措施，即传统三联（50% 葡萄糖注射液 40 mL、维生素 C 0.5 g、尼可刹米 0.375 g）疗法。因为，胎儿在缺氧状态下葡萄糖无氧酵解后生成的 ATP 很少，却产生过多的丙酮酸，因不能进入三羧酸循环而堆积肝内，且部分转变成乳酸，发生代谢性酸中毒。高渗糖的使用目的在于补充能量，但使无氧酵解增加，乳酸生成增多，加重代谢性酸血症的病情；呼吸兴奋剂的使用促使胎儿深呼吸，与此同时，可能会吸入更多的羊水，而已发生胎儿窘迫的羊水多伴胎粪污染、变浑浊。另外，用碳酸氢钠静脉滴注，对产程长、进食少、恶心呕吐严重、肠胀气明显者，能起到纠正酸中毒及电解质功能紊乱作用。国内专家认为胎儿酸中毒是母体的反应，给母体碱性药物可改善胎儿酸中毒。但由于碳酸氢钠通过胎盘速度缓慢，因而对急性缺氧的缓解不起很大作用。现多主张羊膜腔内给药，达到快速纠酸作用。

第五节　产科休克

一、概述

休克是由于急性循环功能障碍，全身组织和脏器的血流灌注不足，引起组织缺血、缺氧、代谢紊乱和各种重要脏器功能发生严重障碍的综合征。休克可出现在各种疾病过程中，如不及时予以适当处理，全身组织器官会发生不可逆损害而引起死亡。产科休克是指产科特有的、与妊娠及分娩直接相关的休克，是威胁孕产妇和围生儿生命的重要原因之一。失血性休克占产科休克的首位，也是造成孕产妇死亡的主要原因，如产后出血、前置胎盘、胎盘早剥、流产、异位妊娠、剖宫产后子宫切口裂开、子宫破裂、软产道严重撕裂伤等。其次是感染性休克，如感染性流产、长时间破膜后的绒毛膜羊膜炎、产后和手术后发生盆腔感染和切口感染、产褥感染、妊娠并发严重血小板减少性疾病所造成的感染等，如不及时处理，可致感染性休克。此外，孕妇有可能因注入对其过敏的抗生素或不相容的血液制品而引起过敏性休克；妊娠使孕妇的血液处于高凝状态等，有导致深静脉血栓形成、肺栓塞的危险性；羊水栓塞引起弥散性血管内凝血（DIC），大量微血栓形成，以上两种为产科常见的阻塞性休克；产科休克还包括心脏泵衰竭或心功能不足所引起的心源性休克；手术和麻醉引起的神经源性休克等。

二、诊断

（一）临床表现

休克早期表现为烦躁、焦虑或激动；休克晚期，表情淡漠或意识模糊，甚至昏迷。皮肤苍白或发绀、四肢湿冷。

（二）体征

1. 体温

体温骤然变化，如突然升高至 39 ℃以上，或体温骤降至 37 ℃以下，或伴有寒战继而发生面色苍白、烦躁不安者，常常提示感染性休克即将发生。

2. 脉搏

休克早期，血压下降前，往往细数，随血压下降，更为细数；休克晚期，脉细缓提示病情危重。

3. 呼吸

休克早期呼吸加快，开始出现呼吸性酸中毒时，呼吸深而速；酸中毒加深后，呼吸转为深而慢，出现呼吸困难，提示病情危重。

4. 血压

动脉血压及脉压下降，收缩压 <80 mmHg 或下降 20% 以上，原有高血压者收缩压较其基础血压下降 30 mmHg，同时脉压 <20 mmHg，伴有尿量减少、四肢湿冷等，则提示已有休克存在。

5. 尿量

尿量每小时低于 20 ~ 25 mL 表示血容量不足，为内脏血液灌流量的一个敏感指标。在尿量足够而尿钠低的败血症患者，提示肾脏通过潴留钠以维持血容量，此时尽管尿量正常也应输液。

（三）中心静脉压监测

在失血性休克中，中心静脉压监测非常重要，正常中心静脉压为 6 ~ 12 cmH_2O，<6 cmH_2O 表示血容量不足，故中心静脉压监测以及血压变化可供补液、输血量参考。此外计算休克指数可作为低血容量休克的诊断参考。休克指数 = 脉率 ÷ 收缩压。指数为 0.5，表示正常血容量；指数为 1，表示失去 20% ~ 30%（1 000 ~ 1 500 mL）的血容量；指数 >1，表示失去 30% ~ 50%（为 1 500 ~ 2 500 mL）的血容量。

（四）实验室检查

1. 血红细胞计数

血红蛋白及血细胞比容。出血性休克时各项指标均降低；感染性休克时，白细胞计数及中性粒细胞明显升高，粒细胞内可出现中毒颗粒。

2. 血气分析

休克时 pH、PO_2 均下降，PCO_2 上升。

三、治疗方法

（一）急救措施

（1）迅速确定出血来源和阻止继续出血，是治疗失血性休克的关键。根据不同的原因采取相应的措施，积极治疗原发病。

（2）保持有效通气量，经鼻导管供氧，是抢救休克的首要原则。休克时肺循环处于低灌注状态，氧和二氧化碳弥散受到影响，严重缺氧时，可引起低氧血症，低氧血症又加重休克，导致恶性循环。因此，必须保证充足供氧，鼻导管插入深度应适中，通常取鼻翼到耳垂间的长度，氧的流量应保持 5 ~ 6 L/min。

（3）确保输液通道。可选用静脉输液，若达不到效果可采用套管针，选颈外静脉或颈内静脉穿刺，增加抢救成功率。

（4）补充血容量。扩充血容量是维持正常血流动力和微循环灌注的物质基础，是抗休克的基本措施。现推荐使用平衡液，如林格乳酸钠溶液。适当输全血，需要大量输血时，应按照 3∶1 补充新鲜血。当失血量大于 25% 时，必须同时补充电解质。

（5）纠正酸中毒。代谢性酸中毒常伴休克而产生，酸中毒能抑制心脏收缩力，降低心排血量，并能诱发 DIC。因此，在抗休克同时必须注意纠正酸中毒。首次可给予 5% 碳酸氢钠 100 ~ 200 mL，4 小时后酌情补充。有条件最好监测二氧化碳结合力，根据失衡情况给予治疗。

（6）预防心力衰竭。休克发生后，心肌缺氧，能量合成障碍，加上酸中毒的影响，可使心肌收缩无力，心搏量减少，甚至发生心力衰竭。因此，必须严格监测脉搏，注意两肺底有无湿啰音。有条件应做中心静脉监测。如脉率大于 140 次/分，或两肺底部发现有湿啰音，或中心静脉压高达 1.18 kPa 以上者，可给予快速洋地黄制剂，一般常用毛花苷 C 0.4 mg，加入 25% 葡萄糖注射液 20 mL 中，缓慢静脉注射。6 小时后可酌情再给 0.2 mg 毛花苷 C，以防治心力衰竭。

（7）预防肾衰竭。当血容量补充已足，血压恢复正常，但每小时尿量仍少于 17 mL 时，应适当给予 20% 甘露醇 250 mL，于 30 分钟内滴入，以改善肾脏皮质的血流量，产生利尿作用，预防肾衰竭。

（二）出血性产科休克

原则是迅速止血，纠正失血性休克及控制感染。迅速确定出血来源和阻止继续出血。对由于前置胎盘或胎盘早剥引起的产前出血，应先稳定母体情况，然后选择适当的措施娩出胎儿；对产道撕裂引起的严重产后出血，通常采用缝合和修补以控制出血；异位妊娠破裂、流产导致的大出血，应在充分补液的同时迅速手术治疗；对子宫乏力、子宫破裂或胎盘滞留等引起的出血，可选择各种止血药物（如催产素、卡前列素氨丁三醇）和手术方法（如结扎子宫动脉或髂内动脉、子宫切除法、介入法和改良 B - Lynch 压缩缝合术）以挽救产妇的生命。

1. 宫缩乏力引起的产后出血

主要有以下治疗。

（1）按摩子宫和缩宫素的应用：常规治疗方法是按摩子宫，助产者迅速用一手置于宫底部，拇指在前壁，其余四指在后壁，均匀按摩宫底，经按摩后子宫开始收缩，也可一手握拳置于阴道前穹隆，顶住子宫前壁，另一手自腹壁按压子宫后壁，使子宫体前屈，两手相对紧压子宫并做按摩。必要时可用另一手置于耻骨联合上缘，按压下腹正中部位，将子宫上推，按摩子宫必须强调用手握宫体，使之高出盆腔，有节律轻柔按摩。按压时间以子宫恢复正常收缩，并能保持收缩状态为止。在按摩的同时，催产素子宫体直接肌内注射；20 U 催产素加入平衡液 500 mL 中静脉滴注，滴速 <80 滴/分。切忌无限加大催产素的剂量，大剂量催产素可引起血压升高，使冠状血管平滑肌收缩。

（2）前列腺素衍生物的应用：①米索前列醇。是一种新型口服前列腺素 E_1（PGE_1）的衍生物，吸收后转化为有活性的米索前列醇酸，不但有强烈的子宫收缩作用，而且能增加子宫收缩频率，不影响血压，不增加心血管系统的负荷。米索前列醇给药途径主要为口服、舌下含化、宫腔内放置、直肠给药、阴道上药等途径。剂量一般为 200 μg。②卡前列素氨丁三醇（欣母沛）。为甲基前列腺素，其活性成分为卡前列腺素氨丁三醇，是前列腺素 $PGF_{2\alpha}$ 的衍生物，对子宫平滑肌有较强的收缩作用，国外已广泛用于难治性产后出血的治疗。卡前列素氨丁三醇作为一种前列腺素，具有一定的不良反应，最常见的是腹泻、恶心呕吐、血压升高等；唯一禁忌证是过敏。剂量一般为 250~500 μg，最大可达到 2 000 mg。③卡孕栓。主要给药途径为舌下含服、阴道给药、直肠给药，剂量为 1 mg。④氨甲环酸。剂量为 0.1~0.3 g 加入生理盐水或 5% 葡萄糖注射液 20~100 mL 静脉滴注。

（3）填塞宫腔：近代产科学中鲜有应用纱布条填塞宫腔治疗子宫出血者，若需行此术则宜及早进行，患者情况已差则往往效果不好。方法为经消毒后，术者用一只手在腹部固定宫底，用另一只手或持卵圆钳将 2 cm 宽的纱布条送入宫腔内，纱布条必须自宫底开始自内而外填塞，应塞紧。填塞后一般不再出血，产妇经抗休克处理后，情况可逐渐改善。若能用纱布包裹不脱脂棉缝制成肠形代替纱布条，效果更好。24 小时后缓慢抽出纱布条，抽出前应先肌内注射宫缩剂。宫腔填塞纱布条后应密切观察一般情况及血压、脉搏等生命指征，注意宫底高度、子宫大小的变化，警惕因填塞不紧，纱布条仅填塞于子宫下段，宫腔内继续出血，但阴道未见出血的止血假象。

（4）结扎子宫动脉：按摩失败或按摩半小时仍不能使子宫收缩恢复时，可实行经阴道双侧子宫动脉上行支结扎法。消毒后用两把长鼠齿钳钳夹宫颈前后唇，轻轻向下牵引，在阴道部宫颈两侧上端用 2 号肠线缝扎双侧壁，深入组织约 0.5 cm 处，若无效，则应迅速开腹，结扎子宫动脉上行支，即在宫颈内口平面，距宫颈侧壁 1 cm 处，触诊无输尿管始进针，缝扎宫颈侧壁，进入宫颈组织约 1 cm，两侧同样处理，若见子宫收缩即有效。

（5）结扎髂内动脉：若上述处理仍无效，可分离出两侧髂内动脉起始点，以 7 号丝线结扎，结扎后一般可见子宫收缩良好。此措施可以保留子宫，保留生育能力，在剖宫产时易于施行。

（6）子宫切除：结扎血管或填塞宫腔仍无效时，应立即行子宫切除术，不可犹豫不决而贻误抢救时机。

（7）血管性介入治疗：国内对阴道流血多少实行介入治疗尚无统一的意见。一般认为，凡是采用保守治疗方法不能有效止血的产后出血，均适合血管性介入治疗。无绝对禁忌证。相对禁忌证包括对造影剂慢性过敏、严重 DIC、严重的心肝肾及凝血功能障碍。介入治疗的术式有两种：一种为经皮双髂内动脉栓塞术（IIAE），另一种为经皮双子宫动脉栓塞术（UAE），两者均属经导管动脉栓塞术的范畴。目前，在我国选择介入治疗的患者病情危重，因此首选 IIAE；对部分一般情况较好的产后出血患者，或者术者插管技术相当熟练者可选用 UAE 以减少并发症的发生。这种治疗既可达到止血目的又可保全子宫，保留患者的生育功能。具有手术时间短、创伤小、恢复快，止血迅速、彻底，不良反应小和可保留子宫等优点。是治疗产后出血的一种全新有效的方法。

（8）改良 B-Lynch 压缩缝合术：剖宫产出血量大于阴道产，随着剖宫产率的逐年上升，产后出血率也明显上升。产后出血成了我们必须面对的一个严峻问题。宫缩乏力是产后出血最常见的原因，占 90%。胎盘因素也因胎盘剥离面出血而影响子宫收缩，难以有效止血。以往对于保守治疗失败患者，急诊行子宫切除或次全切为最有效的方法。改良 B-Lynch 压缩缝合术操作简单，无须特殊器械和手术技巧，成功率高，止血迅速可靠，如及时施行可减少失血及避免子宫切除。此法未发现术后并发症，对子宫收缩乏力性出血与胎盘剥离面出血均为有效的外科止血方法。

B-Lynch 子宫缝线术是一种外科手术控制产后出血的缝线方法，较动脉缝扎技术简单易行。其原理为机械性纵向挤压子宫平滑肌，使子宫壁的弓状血管有效地被挤压，血流明显减少减缓；局部加压后易于使血流凝成血栓而止血；同时因血流减少，子宫肌层缺血，刺激子宫收缩而进一步压迫血窦，使血窦关闭而持续止血。方法：首先将子宫托出腹腔，两手挤压子宫观察出血情况，若挤压后出血基本停止，则行改良缝线术成功的可能性极大。以 1/0 可吸收线从子宫下段切口的左侧中、外 1/3 交界处的切缘下方 2 cm 处进针，穿过子宫肌层；然后从切口上缘对应部位出针，依次穿过肌层、浆膜层，均不穿透蜕膜层；出针后于宫体中部向宫底方向垂直褥式缝合 1 针，深达肌层，不穿透蜕膜层，缝线绕向宫底，于宫底部再次垂直褥式缝合 1 针（距宫角 3 cm），不穿透蜕膜层；出针后将缝线绕过宫底达子宫后壁，于宫体中部与前壁缝合相对应部位向宫颈方向缝合 1 针（同前壁缝合法），出针后在相当于子宫下段切口水平，自左向右水平缝合 1 针，不穿透蜕膜层，进、出针部位相当于中、外 1/3 交界处。同法，继续右半部自后壁向前壁的缝合，但缝合方向相反，最后于切口右侧中、外 1/3 交界处的切缘下方 2 cm 处出针。在助手挤压子宫的同时，小心、缓慢地拉紧缝线的两端后打结，使子宫呈纵向压缩状，大致将子宫纵向分为三等份。观察子宫出血情况，无出血或出血基本停止，可常规缝合子宫切口后关腹。

（9）压迫髂内动脉和子宫动脉：主要根据髂内动脉和子宫动脉的解剖位置，两手于下腹部压迫子宫同时通过子宫和盆腔组织传递性"压迫髂内动脉和子宫动脉"的方法治疗产后出血。此方法治疗产后出血简单、易行、经济、可靠，是首选而有效的治疗产后出血的方法。

（10）气囊压塞术：在轻微止痛法或局部麻醉下，用宫颈钳钳夹宫颈前后唇，把 Sengstsken Blakemore 食管导管超过气囊处切去导管尾端，并经宫颈放入宫腔，在食管气囊内注入 70～300 mL 温热的生理盐水，直到腹部触及膨胀的气囊，子宫收缩好时停止。轻轻牵拉食管导管，使其位置固定，这时观察宫颈口或 Sengstsken Blakemore 食管导管、胃腔管无流血或流血很少，则压塞成功。术后加强监护，并缓慢静脉滴注催产素 40 U 加 5% 葡萄糖注射液，在 24 小时内静脉用广谱抗生素，2/3 患者在 12 小时内拔除气囊管，最长放置 24 小时 14 分钟。在监护过程中，阴道出血仍多、血压下降、脉搏增快，说明该手术失败，则气囊管放气，用其他方法治疗。气囊压塞术适用于宫缩乏力的患者。

2. 软产道裂伤

止血的有效措施是及时准确地修补缝合。一般情况下，严重的宫颈裂伤可延及穹隆及裂口甚至伸入邻近组织，疑为宫颈裂伤者应在消毒下暴露宫颈，用两把卵圆钳并排钳夹宫颈前唇并向阴道口方向牵拉，顺时针方向逐步移动卵圆钳，直视下观察宫颈情况，若发现裂伤即用肠线缝合，缝时第一针应从裂口顶端稍上方开始，最后一针应距宫颈外侧端 0.5 cm 处止，若缝合至外缘，则可能日后发生宫颈口狭窄。阴道裂伤的缝合需注意缝合至底部，避免留下无效腔，注意缝合后要达到组织对合好及止血的效果。阴道缝合过程要避免缝线穿过直肠。缝合采取与血管走向垂直则能更有效止血。会阴部裂伤可按解剖部位缝合肌层及黏膜下层，最后缝合阴道黏膜及会阴皮肤。

3. 胎盘因素

治疗的关键是及早诊断和尽快去除此因素的存在。胎盘剥离不全、滞留及粘连均可徒手剥离取出。

部分残留用手不能取出者，可用大号刮匙刮取残留物。若徒手剥离胎盘时，手感分不清附着界限则切忌以手指用力分离胎盘，因很可能是胎盘植入，此情况应剖腹切开子宫检查，若确诊则以施行子宫次全切除为宜。胎盘嵌顿在子宫狭窄环以上者，应使用乙醚麻醉，待子宫狭窄环松解后，用手取出胎盘当无困难。

4. 凝血功能障碍

若于妊娠早期，则应在内科医师协同处理下，尽早施行人工流产终止妊娠。于妊娠中、晚期始发现者，应协同内科医师积极治疗，争取去除病因或使病情明显好转。分娩期则应在病因治疗的同时，出血稍多即做处理，使用药物以改善凝血机制，输新鲜血液，积极准备做好抗休克及纠正酸中毒等抢救工作。

（三）感染性产科休克

（1）补充血容量并酌情应用血管活性药物。补液量 2 000 ~ 4 000 mL/d，选用平衡盐液为主，适量低分子右旋糖酐、清蛋白、血浆等。低分子右旋糖酐以较快速度滴入（4 小时内滴入 500 mL，但有肾功能不全出血倾向慎用），多巴胺 10 ~ 20 mg/100 mL，6 ~ 12 μg/（kg·min）间羟胺 10 ~ 20 mg/100 mL，5 ~ 10 μg/（kg·min）静脉滴注或输液泵泵入，视病情变化调整剂量，输液宜先快后慢，先多后少，使用 4 小时至 5 天，力争在短时间逆转休克状态。

（2）去除感染病灶。是治疗感染性产科休克的关键。可根据具体情况选用药物或手术方法去除感染源。在消除感染灶之前，宜先以抗生素控制感染，使之局限化。使用抗生素应遵循以下原则。①休克发生时应停用、更换或追加休克前已用过的抗生素。②病原菌不明确者应选用广谱抗生素。③病原菌明确者应根据药敏试验选用 2 ~ 3 种抗菌药物。④长期大量使用抗生素者需注意预防真菌感染。⑤伴肾功能不良者应慎用具有肾毒性的抗生素。控制感染可联合使用 2 ~ 3 种抗生素，主要选用青霉素类、头孢类、喹诺酮类或大环内酯类抗生素。疑有厌氧菌感染加用替硝唑，真菌感染加用氟康唑。

（3）大剂量使用糖皮质激素。氟米松 30 ~ 60 mg/d，2 ~ 3 天。

（4）纠正酸中毒，维持酸碱平衡。适当应用碱性药物，一般选用 5% 碳酸氢钠静脉滴注。

（5）及时处理原发病灶，有手术指征予手术处理。

（6）维持重要脏器功能，及时处理并发症（心力衰竭则强心，缺氧则吸氧，脑水肿予脱水等）。

（四）阻塞性产科休克

由肺栓塞引起的阻塞性休克患者，应立即取左侧头低卧位，以避免肺小动脉栓塞进一步加重，有条件者应置入高压氧舱；羊水栓塞引起的产科休克，处理关键是缓解肺动脉高压和改善肺循环。若发生DIC，应积极治疗原发病，阻断内、外源性促凝物质的来源，是预防和终止 DIC 的关键。产科 DIC 病情凶险，但病因较明确，要抓紧时间，解决分娩问题，阴道分娩条件不成熟，不能迅速终止妊娠者应及时进行剖宫产，对于无法控制的出血则果断地切除子宫，使病情很快得到改善，即使在休克状态下也应在抢救休克的同时行剖宫产或子宫切除。同时补充新鲜血、冰冻血浆、低分子右旋糖酐，纠正酸中毒和电解质紊乱，酌情应用小剂量肝素治疗。

（五）过敏性产科休克

过敏性休克是由于抗原物质进入人体后，与相应的抗体相互作用，激发引起广泛的 I 型变态反应，使组织释放组胺、缓激肽、5 - 羟色胺和血小板激活因子等，导致全身毛细血管扩张和通透性增加，血浆迅速内渗到组织间隙，循环血量急剧下降引起。若不及时抢救常可危及患者生命，但若急救措施得力，则救治效果良好。救治的关键是逆转血管扩张和支气管痉挛，寻找、证实和去除致敏原。急救药物首选肾上腺素，其作用机制为通过 β 受体效应使痉挛支气管快速舒张，通过 α 受体效应使外周小血管收缩，可及时消除过敏引起的哮喘，保护重要脏器的血液供应。联合应用肾上腺皮质激素效果更佳，其作用机制为抑制变态反应，降低血管通透性，进一步加强肾上腺素的作用，甚至有报道是抗过敏最有效的药物。一般抢救措施包括立即去除致敏原、吸氧保暖、平卧、保持呼吸道通畅等。综合抢救措施有：①首选 0.1% 肾上腺素 0.5 U 皮下注射，3 ~ 10 分钟重复 1 次。②立即建立静脉通道，琥珀酸氢化可的松钠 100 mg 静脉注射，300 mg 加入 5% 葡萄糖注射液 500 mL 持续静脉滴注。③多巴胺 40～100 mg 加入 5% 葡萄糖注射液 250 mL 持续静脉滴注。④心跳呼吸骤停者立即进行心肺脑复苏。

（六）心源性产科休克

常继发于其他类型的休克。因而应注意维持血压，以保证重要脏器（包括心脏本身）的血流灌注。可应用多巴胺、间羟胺与多巴酚丁胺等；需纠治心律失常，补充血容量和应用血管扩张剂，必要时应用合适的强心苷。

1. 利尿剂

减轻心脏前负荷，改善肺瘀血。

2. 血管扩张剂

硝普钠能扩张小动脉和静脉血管，常与多巴胺联合应用，增加冠状动脉灌注压。一般从 10～15 μg/min 开始，并逐渐加量。硝酸甘油一般剂量可扩张静脉系统，减轻前负荷，大剂量降低后负荷和左室舒张末压，增加心排出量；通常用量从 10～15 μg/min 开始。酚妥拉明为 α 受体阻滞剂，直接松弛血管平滑肌，降低外周阻力，0.05～0.1 mg/min 开始静脉滴注，并逐渐加量。用血流动力学监测这类药物时应以 PCWP 不低于 15 mmHg 为宜。如患者可以口服，可用血管紧张素转换酶抑制剂（ACEI）类药物。

3. 血管收缩剂

对于有持续性低血压及低心排血量时，可应用交感神经兴奋剂。多巴胺可直接作用于 α 受体、β 受体和多巴胺受体。小剂量 3～5 μg/（kg·min）时可以扩张肾脏血管，保持足够的尿量，同时扩张脑和冠状动脉血管，有正性肌力作用，可降低外周阻力，增加组织灌注；大剂量 8～10 μg/（kg·min）可进一步增加心肌收缩力，加快心率及增加外周阻力，减少肾血流。多巴酚丁胺主要兴奋 $β_1$ 受体，增加心肌收缩力，减轻后负荷，无血管收缩反应。但不适合有明显低血压的患者。静脉应用剂量为 2.5～10 μg/（kg·min）。对于血流动力学恶化、持续性严重低血压、其他措施无效时可以选择去甲肾上腺素或肾上腺素。

4. 磷酸二酯酶抑制剂

氨力农、米力农为非儿茶酚胺类正性肌力药物；增加心肌收缩力及扩张血管。

5. 血管扩张剂与血管收缩剂联合应用

可以在改善心功能的同时减少不良影响，如多巴胺与硝酸甘油合用。

6. 其他药物

纳洛酮在休克状态下有升压作用，1，6-二磷酸果糖改善心功能，肾上腺皮质激素的应用有时可起到意想不到的良好效果。对于有感染存在的心源性休克，应恰当应用抗生素治疗。钙离子增敏剂左西孟旦是一种非洋地黄类正性肌力药物，和其他非洋地黄类正性肌力药物相比，其不增加钙超载和心肌耗氧量，不导致心律失常和细胞损伤，能明显改善血流动力学参数，有正性肌力作用，不损害舒张功能，也不延长舒张时间，对心肌有保护作用，并逐渐成为心肌保护的研究热点。

（七）分娩时间和方式的选择

发生休克时，由于子宫-胎盘血流减少而导致胎儿窘迫是颇为常见的。虽然立即分娩可避免胎儿死亡，但也可能进一步加重母体的休克状态。在这种情况下，首先应考虑母体的安全。经抢救，母体状况获得稳定之后，如果胎儿仍然存活，尤其是对产前出血和宫内感染的孕妇，剖宫产为常选的分娩方式。如果胎儿已死宫内，而延长妊娠所带给母体的危害性低于立即做剖宫产时，则宜选用阴道分娩。

第六节　产科弥散性血管内凝血

一、概述

产科弥散性血管内凝血（DIC）是妊娠期间在血液处于高凝状态的基础上，由多种产科并发症引起的，以异常凝血和继发性纤维蛋白溶解为主要表现的临床综合征。妊娠期妇女，特别是分娩期产妇体内凝血、抗凝和纤溶功能均发生明显改变。凝血因子 Ⅱ 、V 、Ⅶ 、Ⅷ 、Ⅸ 、Ⅻ 含量有不同程度增加（除 Ⅺ 和 Ⅻ 外）。而 AT-Ⅲ 和蛋白 C 、蛋白 S 下降，血小板略有减少。抗凝及纤溶功能减弱，血液呈现高凝状态，这一生理变化为产后快速有效止血提供了物质基础，但也易导致产科 DIC 的发生。DIC 的病理特点是广泛性血管内凝血与血栓形成，这可能是造成多系统或多器官功能障碍的主要病理机制，其中难以纠正的微循环障碍和休克最常见，国内统计发生率可高达 50% ~ 60% 。产科 DIC 并非独立疾病，只是疾病发生发展中的一个病理过程，最常见发病诱因为羊水栓塞，其次为死胎、稽留流产、胎盘早剥、前置胎盘、感染、先兆子痫、产后出血及妊娠合并肝病等。产科 DIC 起病急骤，发展迅速，病势凶险，治疗棘手，早期诊断和治疗可以降低母婴病死率。

二、临床表现

1. 多发性出血倾向

产科 DIC 临床主要表现为皮肤瘀斑、瘀点，注射针眼出血，血液不凝固，与出血量明显不成比例的休克与循环衰竭，血尿，上消化道出血，阴道壁血肿，休克，呼吸困难，意识障碍，脑疝，阴道流血等。最终呼吸功能障碍、心力衰竭、肾衰竭。

2. 不易用原发病解释的微循环衰竭或休克

产前、产时及产后发现患者呼吸困难、胸闷、气急、伴随血压下降等主诉及症状，均应考虑是否存在羊水栓塞的可能。产妇在分娩过程中突然出现寒战、胸闷、气急、呼吸困难、发绀，伴随血压下降、昏迷等主诉及症状，均应考虑是否存在羊水栓塞的可能，应当监测血液中的羊水结晶。羊水栓塞患者约有 50% 可以发展为产科 DIC 。

3. 多发性微血管栓塞的症状和体征

如皮肤、皮下、黏膜栓塞坏死即早期出现的肾、肺、脑等脏器功能不全。

三、辅助检查

1. 血小板计数

小于 100×10^9/L 有诊断价值，特别是进行性降低。

2. 凝血时间

产科 DIC 早期，即弥散性微血栓形成期，血液处于高凝状态，血液凝固时间缩短。后期继发纤溶为主，血液呈低凝状态，凝血时间延长。

3. 凝血酶原时间（PT）

是外在凝血途径的筛选试验。超过正常对照 3 秒以上有意义。

4. 部分凝血活酶时间（APTT）

是内在凝血途径的过筛试验。除因子Ⅶ和Ⅻ外，任何一个凝血因子缺乏都可使 APTT 延长。正常 35 ~ 45秒，超过正常对照 10 秒以上有意义。产科 DIC 的高凝期 APTT 缩短，在消耗性低凝血期 APTT 延长。

5. 纤维蛋白原定量

纤维蛋白原 <1.5 g/L 或呈进行性下降，或 >4.0 g/L 。

6. 凝血酶时间（TT）

反映凝血第三阶段的试验，正常 16 ~ 18 秒，比正常对照延长 3 秒以上有诊断价值。

7. 其他

优球蛋白溶解时间缩短或纤溶酶原减低；血浆副凝固时间。

四、治疗

（一）去除原发病

去除诱因是治疗产科 DIC 的关键。稽留流产、死胎应尽快清宫；重型羊水栓塞或胎盘早剥应尽快行剖宫产术，必要时切除子宫，以阻断促凝物质（胎盘绒毛、羊水等）继续进入母体血液循环。纠正引起 DIC 的诱因，如补充血容量，防治休克，改善缺氧状态，纠正酸中毒及电解质紊乱等。

（二）抗凝治疗

合理使用肝素是提高治愈率的重要手段。肝素具有强大的抗凝作用，可防止微血栓的形成。DIC 确立诊断后，应尽早使用肝素，用于高凝期治疗效果更为显著。肝素 25～50 mg（1 mg = 125 U）加于生理盐水或 5% 葡萄糖注射液 100 mL 内静脉滴注 1 小时，6 小时后可重复给药 1 次，50 mg 加入 250 mL 5% 葡萄糖注射液中缓慢滴注。用药过程中可用试管法测定凝血时间，控制在 20～25 分钟。肝素 24 小时总量可达150～200 mg。肝素过量（凝血时间超过 30 分钟）有出血倾向（伤口渗血、产后出血、血肿或颅内出血），可用鱼精蛋白对抗，1 mg 鱼精蛋白对抗肝素 100 U。

不同产科疾病引起 DIC 应用肝素治疗也有区别。羊水栓塞并发 DIC，必须及早使用肝素，甚至不必等待化验结果。胎盘早剥并发 DIC，则应在补充血容量的情况下，迅速结束分娩，病因去除后，DIC 即可迅速被控制，而无须肝素抗凝治疗。

（三）抗血小板凝集药物

适用于轻型产科 DIC 或高度怀疑产科 DIC 而未肯定诊断或处于高凝状态的患者。双嘧达莫 400～600 mg 口服或静脉注射有对抗血小板凝集和黏附作用，不良反应少，安全，病情严重者可配合肝素使用。

（四）补充凝血因子

在促凝物质不断入血时，不宜补充凝血因子及输血，以免加重 DIC。当病因已去除，在抗凝治疗的基础上，即 DIC 过程停止，而出血倾向严重，或失血过多、贫血时，应补充新鲜血或血浆、纤维蛋白等。库存血超过 7 天，不宜用于产科 DIC 抢救。

（五）抗纤溶药物应用

抗纤溶药物在 DIC 早期忌用，只有当继发性纤溶亢进成为出血的主要原因时才可与足量肝素同时应用。处于纤溶亢进时用甘氨酸（4～6 g）、氨甲苯酸（0.1～0.3 g）、氨甲环酸（0.5～1.0 g）加入生理盐水或 5% 葡萄糖注射液 20～100 mL 静脉滴注对抗或抑制纤溶激活酶，使纤溶酶原不被激活，从而抑制纤溶蛋白的溶解。补充纤维蛋白原 2～4 g/次，达 1.5 g/L 为好。

（六）预防产科 DIC

产科 DIC 发病诱因依次为产后出血、重度妊娠期高血压、羊水栓塞、胎盘剥离、死胎、重症肝炎、前置胎盘等。因此预防产科 DIC，重点是加强围生期保健，特别是农村地区的孕产妇，要增强孕期保健知识，加强产前检查，积极治疗各种产科并发症，同时提高基层医院产科人员的诊疗水平，发现上述有并发症的孕妇及可疑 DIC 患者应及时转诊。对于正常分娩产妇，要严密观察产程进展，发现异常及时处理，同时严格掌握催产素使用指征，把握人工破膜的时机及方法，防止子宫及产道的裂伤，一旦出现产后出血，要积极处理。

第七节　软产道损伤

软产道是由子宫下段、子宫颈、阴道、盆底及会阴等软组织所组成的弯曲管道。在妊娠期内软产道发生一系列生理性改变，使其在分娩时能承受一定程度的压力和适当的扩张。如果在分娩过程中所需软产道扩张的程度超过其最大限度，不能相应扩张，分娩时处理不当等，均可导致不同程度的软产道损伤。软产道损伤在产后出血中的发生率为 26%～35%，当产妇分娩后出现不明原因的休克，或者大量新鲜的阴道出血时要除外软产道损伤的发生，尤其是多产妇女。临床中要重视导致软产道损伤的高危因素，早期发现和有效止血是关键。同时要给予正确的缝合，以预防远期盆底功能障碍的发生。软产道损伤主要包括外阴、会阴、阴道和宫颈的裂伤，产道血肿以及子宫破裂。

一、外阴、会阴、阴道裂伤

（一）概述

多发生于会阴部正中线，同时伴有阴道口部的裂伤，常见于初产妇。发生原因有以下几点。

（1）胎儿先露部径线过大，如巨大儿、枕后位、面先露等胎儿以较大径线通过产道或产道狭窄，使胎儿与产道不相适应。

（2）过期妊娠，胎头较硬而不易变形。

（3）产力过强，胎儿娩出过快或产道未充分扩张。

（4）产妇会阴体发育差、坚硬、不易扩张；会阴体过长、会阴组织肥厚，扩张不足；会阴陈旧性瘢痕及会阴白斑病变，使会阴缺乏弹性，伸展性差。

（5）产妇骨盆出口狭窄，耻骨弓角度<90°，耻骨弓下段较大，胎儿娩出时胎头后移，使用骨盆出口的后三角区，使会阴体过度受压，强迫伸展而撕裂。

（6）会阴切开术切口过小。

（7）因滞产、营养不良及全身重度水肿而致会阴水肿，均易致裂伤。

（8）保护会阴手法不当，未协助胎头充分俯屈，且未充分使会阴松弛或娩胎肩时未继续保护会阴等，均可造成会阴、阴道裂伤，或过分保护会阴而将胎头推向前方，引起前庭、小阴唇破裂。

（9）产钳助产或手转胎头操作不当可造成阴道裂伤，甚至可继发宫颈、子宫下段裂伤。

（二）临床表现

在分娩过程中外阴、阴道裂伤多在后联合、大小阴唇、阴道口附近黏膜及阴道后联合浅层组织。如为复杂裂伤可使阴道两侧向上达阴道穹隆，深达直肠侧；向下可使会阴裂伤至肛门括约肌，甚至肛管及直肠。

按裂伤程度分为三度。

1. 会阴 I 度裂伤

指会阴皮肤及黏膜、前庭大腺黏膜、阴唇系带等处裂伤，但未累及肌层者。

2. 会阴 II 度裂伤

指裂伤累及骨盆底肌肉和筋膜，但肛门括约肌仍保持完整，裂伤多延及阴道侧沟，常出血较多。

3. 会阴 III 度裂伤

指肛门括约肌全部或部分撕裂，甚至达直肠前壁者，常伴有更深更广的阴道与盆底组织裂伤，如不及时正确缝合，可有大便失禁后遗症。

（三）治疗

1. 会阴 I 度裂伤

需用丝线或肠线缝合，会阴 II 度裂伤需逐层用肠线间断缝合，皮肤用丝线间断缝合。如能正确缝合，多数愈合良好。会阴 III 度裂伤缝合，需要先辨清解剖关系，如直肠前壁损伤时，用细丝线或 3/0 肠线间断内翻缝合直肠壁，不穿过直肠黏膜。然后将断裂的肛门括约肌断端查清，用鼠齿钳提起，用 7 号丝线间断缝合 2 针，这是 III 度裂伤缝合的关键。用肠线分层缝合肛提肌及阴道黏膜，应以处女膜为标志，将组织对合整齐。皮肤用丝线间断缝合。术后 5 天内给少渣、半流质饮食，术后给抗生素预防感染。用复方樟脑酊 4 mL 或鸦片酊 0.5 mL，每天 3 次，共 3 天，以防止粪便污染伤口而影响愈合。3 天后给润肠药使大便软化，保持伤口清洁，严禁灌肠。

2. 复杂外阴、阴道裂伤

如为阴道深层裂伤，主要用纱布压迫止血，可让助手示指进入直肠，在指引下进行深肌层的缝合，以避免缝合时穿透直肠黏膜。肌层缝合完毕后，观察无出血，可继续缝合阴道黏膜、皮下脂肪组织及皮肤。在止血情况下，应用局部麻醉及止痛药，即可完成手术，必要时也可在麻醉医师实施麻醉下进行手术。如出血较多，应迅速检查破裂情况，查清裂伤解剖部位，立即从底层向外用 0 号或 1 号可吸收肠线分肌层及脂肪层进行缝合，缝合后，查看如有出血，则进行彻底止血后再进行第二层缝合。缝合完毕后，要进行肛诊检查，以明确有无缝线穿透直肠黏膜。在不具备缝合复杂裂伤的医院如遇到这种情况，应立即用纱布填塞压迫止血，在保证输液通畅的情况下，迅速转上级医院处理。

二、宫颈裂伤

（一）概述

初产妇分娩时宫颈常有轻度裂伤，深度 <1 cm，多无出血，产后可自然愈合，但有可能使宫颈外口松弛，呈"一"字形。裂伤较深时，可发生不同程度的出血，如果不进行正确的缝合会引起产后出血或导致远期宫颈功能不全。困难剖宫产术中子宫切口延裂至宫颈时，应仔细缝合，术后严密监护生命体征，尤其是要及时发现缝合不当引起的腹腔内出血。

（二）诊断

阴道手术助产后均应常规检查宫颈，检查宫颈裂伤应在直视下，用阴道拉钩暴露宫颈，用 3 把无齿卵圆钳交替夹住宫颈并仔细检查是否有裂伤。宫颈两侧肌纤维组织少，撕裂易在此处发生，检查时应注意裂伤一般自宫颈外口开始，然后向上扩展，可延至后穹隆，甚至累及子宫下段（如子宫下段有裂伤，属子宫破裂）。其发生原因包括以下几种。

1. 自发性裂伤

宫口未开全时产妇即用力屏气；宫缩过强，宫颈未充分扩张而被先露部冲破；相对头盆不称时，宫颈被压在胎头与骨盆之间，因压迫而致水肿、缺血、坏死、脱落。

2. 损伤性裂伤

宫口未开全即行阴道助产术，如产钳、胎头吸引、臀牵引造成宫颈裂伤。

（三）治疗

用两把无齿卵圆钳夹持裂口两侧，向下牵引，找到裂伤顶端，用 1 号可吸收肠线间断缝合，第一针必须缝合在裂伤顶端上 0.5 cm，使其能缝扎已回缩的血管，最后一针距宫颈外口 0.5 cm，以免产后宫颈回缩，引起宫颈狭窄。术后应用抗生素预防感染。失血过多应及时输血。

三、产道血肿

（一）概述

由于分娩造成产道深部血管破裂，而皮肤、黏膜保持完整，血液不能外流，积聚于局部形成血肿称为产道血肿。可以发生于外阴、阴道、阔韧带，甚至达腹膜后，严重者致失血性休克，危及生命。

（二）诊断

1. 产道血肿的类型

按血肿发生的部位分为以下几种。

（1）外阴血肿：血肿局限于外阴部，局部肿胀隆起，皮肤或黏膜表面发紫，肉眼即可发现。

（2）外阴、阴道血肿：血肿自阴唇扩展至阴道旁组织，常累及会阴及坐骨直肠窝，肉眼仅能发现外阴局部血肿。

（3）阴道血肿：血肿范围限于阴道旁组织，常发生于阴道黏膜和肛提肌筋膜间的血肿，向阴道内突出。

（4）阔韧带内血肿：阴道上段、直肠或膀胱阴道中隔处血管断裂，在子宫旁及阔韧带内形成血肿，并可沿腹膜后间隙向上延至肾区。

2. 产道血肿的诱因

（1）产程异常：产程过快或产程延长者，当产程过快时，胎头下降的冲力可直接造成组织损伤及组织深部血管受损撕裂，因阴道周围有丰富的静脉丛，并与痔下静脉、痔中静脉及膀胱下静脉丛相连通，一旦撕裂极易发生血肿。产程延长时软产道深部血管因长时间受压发生坏死破裂也可引起出血。

（2）产道裂伤或会阴侧切时由于修补缝合技术不佳，止血不彻底，漏缝了已回缩的血管而引起血肿。

（3）凝血功能障碍：如重度妊高征、肝病或血液病并发妊娠，使凝血因子、血小板等减少，分娩时如组织损伤，易发生血肿。

3. 症状

产后自觉阴道、肛门部剧烈胀痛，伴里急后重感，随时间延长而加重，如出血量多时，则有各种程度的失血表现。

4. 检查

外阴血肿可见阴唇膨大，皮肤黏膜表面呈紫色；阴道血肿多使一侧阴道壁向阴道腔膨出，阴道变窄，血肿壁组织十分紧张，表面黏膜呈紫色，触诊时剧痛；阔韧带血肿，由于疼痛症状不明显，往往产妇出现贫血或休克时才发现。在腹股沟韧带区或一侧处，可扪及包块且明显触痛。

（三）治疗

1. 外阴血肿

血肿直径 <5 cm，不继续增大，可冷敷，待其自然吸收，同时应用抗生素预防感染；如血肿直径 > 5 cm 或观察中血肿继续增大，应手术治疗，选用局部麻醉或神经阻滞麻醉，选黏膜侧血肿最突出处切开血肿腔，将腔内血块清除，对活动性出血应用丝线缝扎止血，冷生理盐水冲洗血肿腔，然后用 0 号肠线由血肿底部开始间断或荷包式缝合腔壁，避免无效腔，创面用丁字带加压防止渗血。

2. 阴道血肿

多为阴道黏膜下较深层血管破裂，应切开血肿，去除血块，缝合止血。因为阴道血管似网络交错的吻合枝，给止血带来一定难度，如找不到出血点，只有大片渗血，可用吸收性明胶海绵敷于创面处，然后用"0"号肠线"8"字缝合血肿腔，术毕于阴道内填塞纱布，48 小时后取出。术后留置尿管。如血肿延伸至后穹隆，则不要盲目缝合结扎，一定要在麻醉下充分暴露术野，避免伤到输尿管，必要时可剖腹探查止血，也可选用血管介入技术。

3. 阔韧带血肿

如阴道血肿累及阔韧带，一侧阔韧带处形成血肿，如病情稳定，全身情况尚好，可仅处理阴道血肿，阔韧带血肿任其自然吸收，用抗生素预防感染。如全身情况差，有失血过多表现，应剖腹探查，寻找出血点结扎，如找不到出血点而又有明显出血，止血无效时应行同侧髂内动脉及子宫动脉结扎。有时产妇分娩后无明显阴道出血，但出现血压下降伴有心率增快等休克表现时，虽然阴道检查未发现软产道损伤，但在纠正休克的同时应行盆腔检查以早期发现附件区是否有包块存在，应警惕是否有阔韧带血肿形成的可能，以便早期发现、早期处理。

血肿时间久，可疑感染者，不宜创面缝合，可用消毒纱条填塞血肿 24～48 小时取出，之后每天换 1 次，直至血肿基本愈合为止，因组织脆弱，适度填塞不宜过紧。

4. 介入治疗

在抢救难治性产后出血患者过程中快速及时有效的处理方法是至关重要的。子宫切除和介入性子宫动脉栓塞术均是产后出血晚期采取的手段。介入治疗的优势在于保留了患者的生育功能，而且止血确切，因为在血管造影过程中我们可以清晰看见出血的血管，而且与单纯的血管结扎比较，栓塞术可以对小的血管网也进行栓塞。血管造影可以发现平均流速 1～2 mL/min 的血管溢出表现。与子宫切除术比较，介入治疗的优势显而易见。既往的研究报道中动脉栓塞作为保留子宫的治疗手段应用于各种类型的产后出血。根据出血的病理生理学基础，不同的疾病选择有所区别。

应用血管性介入治疗产后出血的主要技术为盆腔动脉血管栓塞术，1979 年，Heaston 首次将该技术应用于产后出血的治疗获得成功，1992 年，国内的李选应用该方法成功治疗产后出血。血管性介入治疗技术结束了部分产妇因产后出血常规治疗失败不得不切除子宫的历史，开创了一种治疗产后出血的新技术，为重度产后出血的治疗提供了一种简单、方便、有效、损伤小的方法。随着介入技术的日臻完善，该技术治疗成功率达 90% 以上，明显优于盆腔动脉的结扎术。

近年有采用动脉栓塞疗法治疗产道裂伤所致产后出血的报道，产程进展快或胎儿过大，往往可致胎儿尚未娩出时宫颈和（或）阴道已有裂伤。保护会阴不当、助产手术操作不当也可致会阴、阴道裂伤。会阴、阴道严重裂伤可上延达阴道穹隆、阴道旁间隙甚至深达盆壁。传统治疗方法是寻找出血点、结扎止血、缝合血肿腔隙。而发生腹膜后血肿时则必须经腹、经阴道联合手术，手术困难，且有时创面广泛渗血不能缝合止血或血肿超过 24 小时不宜创面缝合。相比之下，介入疗法栓塞髂内动脉则简便安全、快速有效。目前，在我国选择介入治疗的患者病情危重，因此产道裂伤所致产后出血的介入治疗术式选择，经皮双髂内动脉栓塞术（IIAE），由于盆腔供血呈明显的双侧性，因此仅栓塞一侧髂内动脉前干将导致治疗失败。

产道裂伤所致产后出血血管性介入治疗的目的是栓塞出血血管，因此栓塞剂的选择是十分重要的。目前临床常用的栓塞剂根据栓塞时间的长短分为长效栓塞剂（如聚乙烯醇颗粒 - PVA、海藻酸钠微球 - KMG 等）、中效栓塞剂（新鲜吸收性明胶海绵颗粒）和短效栓塞剂（新鲜血凝块等）。根据病情需要在产道裂伤所致产后出血中最常用的栓塞剂为新鲜吸收性明胶海绵颗粒，具体做法是将消毒的新鲜吸收性明胶海绵剪成直径 1~3 mm 大小的颗粒，溶入造影剂和抗生素中进行栓塞。新鲜吸收性明胶海绵颗粒具有以下优点：①吸收性明胶海绵栓塞剂是无毒、无抗原性的蛋白类物质，其海绵框架可被红细胞填塞，在血管内引起血小板凝集和纤维蛋白沉积，并引起血管痉挛而达到较好的栓塞效果。②新鲜吸收性明胶海绵是可吸收的中效栓塞剂，14~19 天吸收，约 3 个月可以完全吸收，子宫动脉复通后可保全子宫的功能，最大限度地避免栓塞后并发症的发生。③新鲜吸收性明胶海绵只能栓塞至末梢动脉，不能栓塞毛细血管前动脉及毛细血管床，保证了毛细血管小动脉平面侧支循环的通畅，使子宫、膀胱、直肠等盆腔脏器可获得少量血供，不致出现盆腔器官坏死。

介入栓塞髂内动脉方法：在一侧腹股沟处消毒、局部麻醉，扪及动脉搏动后，确定穿刺点。在穿刺针触及搏动后快速进针，拔去针芯，见搏动性血液从针尾喷出，插入导引钢丝。当导管插入一侧髂内动脉后，注入造影剂，见到造影剂自血管外溢时，即可注入吸收性明胶海绵颗粒进行栓塞止血。造影示栓塞成功后拔去导管、导丝，局部压迫止血 15 分钟，加压包扎，卧床 24 小时以防止穿刺部位血肿形成。

介入栓塞髂内动脉无绝对禁忌证。相对禁忌证包括对造影剂慢性过敏，严重 DIC，失血性休克，严重的心、肝、肾疾病及凝血功能障碍。

5. 预防

（1）产前预防。产道血肿常常发生于妊娠高血压、巨大儿、胎位不正、双胎等，产前应做好围生期保健工作，重视妊娠并发症防治，对于胎位不正的孕妇应在围生期及时纠正；应早期发现并发妊娠高血压等具有高危因素的孕妇，积极防治、及时处理是防治血肿扩展的有效措施。

（2）产时预防。对初产妇、巨大儿、妊娠高血压、急产、胎位不正及胎儿宫内窘迫急需缩短第二产程等产妇，产时应保护好产道，注意预防产道撕裂。如需施行胎吸、产钳等阴道助产，要掌握好时机，及时会阴侧切，帮助胎头俯屈，以最小径线在宫缩间歇缓慢娩出，注意保护会阴；胎盘娩出后应及时检查产道，不仅要检查会阴切口，而且要检查阴道右侧壁，以免导致右侧及双侧壁血肿的发生。助产士应提高缝合技术，会阴切口及血肿切开时，缝扎必须超过裂口顶端 0.5 cm，不留无效腔，对于产道撕裂缝合要彻底。

（3）产后预防。产后血肿多发生在分娩后数分钟至 2 小时。因此要加强产后观察，产后 24 小时，尤其是 2 小时，应严密观察巡视，注意阴道有无明显流血，重视产妇主诉，如会阴、肛门坠痛，便急紧迫感，产妇出现不明原因的烦躁不安，面色苍白，脉搏、血压下降等休克表现，应阴道检查和肛门检查，及时发现血肿。

第十章

产后出血

一、概述

产后出血是指胎儿娩出后生殖道出血超过 500 mL（阴道分娩中），早期产后出血发生在产后 24 小时内，晚期产后出血发生在产后 24 小时后到产后 6 周内。出血可能发生在胎盘娩出前、娩出时及娩出后。事实上，在没有并发症的阴道分娩中测量平均出血量为 600 ~ 700 mL，而阴道助产和剖宫产可达 1 000 ~ 1 500 mL。产后出血量的估计通常存在低估。不论是在发达国家还是发展中国家产后出血都是引起孕产妇死亡的重要原因，特别是在非洲和亚洲的发展中国家。产后出血在世界范围内的发生率是 5% ~ 10%，产后出血的死亡率为 1%。在我国，产后出血近年来一直是引起孕产妇死亡的第一位原因，特别是在边远落后地区产后出血引起的死亡占到 50% 以上。降低孕产妇死亡率，减少和有效处理产后出血至关重要。

二、病因

在阴道分娩时，胎儿娩出后生殖道出血超过 500 mL，在剖宫产时，胎儿娩出后出血超过 1 000 mL 应诊断为产后出血。这种传统的定义对于临床处理并没有太多的帮助，研究表明阴道分娩的平均出血量在 500 mL 左右，而剖宫产的平均出血量在 1 000 mL 左右，按照这种定义有一半孕产妇分娩时会发生产后出血。用能引起低血容量症状时的失血量来定义产后出血可能更为实用，例如，红细胞比容产后较产前降低 10% 或需要输血治疗，这种情况占到阴道分娩的 4%，剖宫产的 6%。

（一）产后出血的常见病因

1. 子宫收缩乏力

产后止血的重要生理机制就是胎盘附着部位围绕在血管周围的子宫肌纤维的强力收缩，使血管关闭从而达到止血的目的。子宫收缩乏力是指子宫肌纤维收缩不佳，是引起产后出血的最常见原因（占 50% 以上）。引起子宫收缩乏力的危险因素有：过多的宫腔操作、全身麻醉、子宫过度扩张（双胎、羊水过多）、产程延长、多产、子宫肌瘤、手术助产及宫腔操作、缩宫素引产和催产、子宫感染、子宫卒中等。

2. 软产道损伤

会阴切开和（或）产道撕裂伤引起的大量出血占产后出血原因的 20%。撕裂伤的部位包括子宫、宫颈、阴道及外阴，在急产及阴道助产中比较常见。有时在外阴和阴道的皮下发生血管的撕裂伤，引起皮下血肿，由于没有显性出血，容易被忽略，有时产后几小时或发生休克了才发现。

会阴切开时如果伤及动脉血管或曲张的静脉可能引起大量出血，切开时机的选择也很重要，胎儿娩出前切开过早，或是胎儿娩出后未及时缝合，都会明显增加出血量。世界卫生组织建议应有限制地进行会阴切开，而不应作为一项常规。

产后如果子宫收缩好，持续有新鲜血液流出，应考虑撕裂伤的因素。发现宫颈和阴道撕裂伤需要在良好的暴露下仔细检查，如有撕裂伤应在充分的麻醉下及时修补。

子宫自然破裂十分罕见，在多产、胎位异常、子宫瘢痕和催产素引产等高危因素存在时应警惕。近年来剖宫产术后再次妊娠的情况越来越多，子宫破裂引起的产后出血有所增加。

3. 胎盘组织残留

胎盘胎膜组织残留造成的产后出血占 5% ~ 10%，在胎盘植入、手剥胎盘、第三产程处理不正确、未及时发现副胎盘均可造成胎盘组织残留。B 超发现宫腔内高回声团块支持宫内组织残留的诊断。在产后几个小时或晚期产后出血时，应高度警惕胎盘组织残留，并及时进行 B 超检查。经阴道的彩色多普勒超声检查更为敏感。如超声未见明确的宫内占位，则没有必要进行清宫术。

4. 凝血功能障碍

在一些严重的产科并发症中可能出现凝血功能障碍，如胎盘早剥、死胎、羊水栓塞、重度子痫前期、子痫及败血症。临床表现可能有低纤维蛋白原血症、血小板减少及弥散性血管内凝血。如输血超过 8 个单位可能出现稀释性的凝血障碍。其他内科并发症也可能引起凝血功能障碍，如白血病、血小板减少性紫癜等。对凝血功能障碍的诊断应重视孕产妇病史的采集和实验室检查。

（二）产后出血常见的危险因素

在一项对 9 598 例阴道分娩的孕产妇的调查中，有 374 例发生产后出血，发生率为 4%，相关的危险因素（*OR*）值为：产程延长（*OR* 7.56）；子痫前期（或 HELLP 综合征）（*OR* 5.02）；会阴侧切（*OR* 4.72）；有产后出血病史（*OR* 3.55）；双胎（*OR* 3.31）；先露下降停滞（*OR* 2.91）；软组织撕裂伤（*OR* 2.05）；使用催产素引产（*OR* 1.66）；手术助产（*OR* 1.66）；会阴正中切开（*OR* 1.58）；初产妇（*OR* 1.45）。

其他一些危险因素还包括：全身麻醉、子宫过度膨大（多胎妊娠、巨大儿、羊水过多）、多产、绒毛膜羊膜炎等。

三、治疗

许多处理产后出血的方法还停留在专家的经验和一些个案的报道，缺乏随机对照研究和系统评价，但在目前证据的基础上，也能为我们有效地处理、抢救产后出血的产妇提供有价值的借鉴。国际助产士联盟（ICM）和国际妇产科联盟（FIGO）建议处理产后出血按以下的流程，共 11 个步骤，每个步骤的第一个字母组成英文单词"止血"（HAEMO – STASIS）。

止血步骤如下。

1. H（Ask for Help）

呼叫救援帮助，立即组成抢救小组。通知助产士、产科医师、麻醉医师、内科医师、护工及后勤保障部门，组成有效的抢救小组，由在场职称最高的医务人员作为总指挥，统一协调，并指定专人记录，同时通知血库、手术室做好准备。将产妇转入高危病房或重症监护病房。

2. A（Assess and Resuscitate）

评估（包括生命体征、出血量）并开始抢救复苏。立即建立 2 个 14 号或 16 号的静脉输液通道，每个通道输入晶体液 1 000 mL，最初 15 ~ 20 分钟内可快速输入 1 000 mL，在第 1 小时内至少输入 2 000 mL，输液 20 ~ 30 分钟评估休克有无改善，如有改善则以每 6 ~ 8 小时 1 L 的速度滴注晶体液。予面罩给氧，流量为 8 L/min，并抬高下肢。抽血进行血常规、凝血功能（PT、APTT、Fib、D – 二聚体）、电解质检查；安放尿管，行尿液分析，记录每小时尿量；监测产妇生命体征包括血压、心率、呼吸、氧饱和度及心电图，必要时行中心静脉插管监测中心静脉压。

3. E（Establish Etiology and Check Medication Supply）

初步确定病因并检查药物准备情况（缩宫素、麦角新碱等），立即备血。经过补液治疗无改善则进一步处理，有血液应立即使用，危及生命时先输入 O 型 Rh 阴性血液，PT/APTT > 1.5 倍正常值，输入冰冻血浆，有的建议每输入 6 U 血液需输入冰冻血浆 1 L，当纤维蛋白原 < 1 g 输入血浆冷沉淀物，血小

板 $<50 \times 10^{9}$/L 输入血小板悬液。

4. M（Massage Uterus）

按摩子宫。让产妇躺在产床或手术台上，一手置于阴道前穹隆，另一手放于耻骨联合之上，一起加压，按摩子宫。

5. O（Oxytocin Infusion）

使用缩宫素及前列腺素（经静脉、盲肠、肌肉或直接子宫肌壁）。剂量与方法为：①缩宫素 5～10 U 静脉缓推。②麦角新碱 0.4 mg 静脉缓推。③缩宫素 10～20 U + 500 mL 液体，125 mL/h 静脉滴注。④卡前列素氨丁三醇（PGF$_{2\alpha}$）250 μg 肌内注射，15～90 分钟可重复使用，总量不超过 2 mg。

6. S（Shift to Operating Room）

将产妇转入手术室，排除胎盘等组织残留以及产道的撕裂伤。可继续双手按摩子宫。

7. T（Tamponade）

填塞止血。可考虑使用胃底静脉出血的气囊填塞，在条件不具备的地区可使用自制避孕套水囊填塞。纱布填塞也可使用，但失败率在 50% 左右。在使用缩宫剂治疗无效的情况下，应立即考虑进行填塞试验，以确定是否需要手术干预。使用方法：消毒暴露宫颈后将无菌的单腔气囊放入宫腔，这时静脉持续滴入缩宫素，缓慢注入热的生理盐水可达 300～400 mL，观察宫颈及引流管没有新鲜血继续流出时停止注入。如填塞试验阳性为有效，保守治疗成功率为 87%，可持续滴入缩宫素，保留尿管，监测生命体征、出血量及尿量。6 小时后如无继续出血可先放出生理盐水，但不取出气囊观察 30 分钟，如无出血可取出气囊停用缩宫素。如再次出血可考虑重新注入生理盐水填塞。常规使用抗生素 3 天。

8. A（Apply Compression Sutures）

实施压迫子宫的缝合。填塞试验阴性，应考虑开腹进行手术止血。最常用的是 B-Lynch 缝合，探查宫腔，清除积血，搬出子宫，用手加压子宫体以估计缝合成功的机会；用 0 号合成缝线自子宫切口右侧距下缘 3 cm 处进针，经宫腔自切口上缘侧方距 4 cm 出针，拉紧肠线至宫底绕到子宫后壁，于前壁相当部位进针至宫腔，自右侧水平向左侧相应部位穿出至子宫后壁，肠线紧贴宫体表面绕过宫底到子宫前壁下段切口上 3 cm 处进针，通过宫腔在切口左下缘与右侧进针处同一水平出针，拉紧可吸收线，切口下缘左右侧两线端打结，再加压宫体，检查子宫止血良好，缝合子宫切口。

9. S（Systematic Pelvic Devascularization）

系统性地结扎盆腔血管。如果子宫压迫缝合失败，可试行供应子宫血管的结扎（包括双侧子宫动脉），接下来是双侧卵巢韧带远端的输卵管分支。子宫动脉可在打开膀胱腹膜反折下推膀胱后直接结扎，在距子宫侧缘 2 cm 处进针穿入子宫肌层，从阔韧带无血管区出针，缝扎打结。对侧同法处理。如果出血仍持续，可考虑结扎双侧卵巢动脉的输卵管支。如果仍无效，可进一步结扎髂内动脉，这需要手术医师有熟练的技巧并熟悉盆腔的解剖结构。在子宫切除术中常规辨别髂内血管和输尿管可增强产科医师在急诊时处理的信心。双侧髂内动脉结扎后，远端动脉血管的脉压降低高达 85%，结扎远端的血流供应减少约 50%，这一方法的成功率为 40%～75%，对避免子宫切除有很高的价值。可能的并发症有盆侧壁血肿、输尿管损伤、髂静脉撕裂伤、误扎髂外动脉等。

10. I（Intervention Radiologist）

放射医师干预，如出血继续，有条件的可行子宫动脉栓塞术。

11. S（Subtotal or Total Abdominal Hysterectomy）

子宫次全切或全切术。选择全切或次全切要看出血的情况，如果出血主要在子宫下段（如前置胎盘），应考虑行子宫全切术。如果子宫收缩乏力则子宫次全切术更合适。次全切并发症发病率和死亡率均较低而且时间较短。子宫切除术是处理子宫收缩乏力及胎盘植入的最后手段，但如果患者的血流动力学不稳定或出血量大，用药物和其他手术措施根本无法控制的情况下应及早施行。

参考文献

［1］徐丛剑，华克勤．实用妇产科学［M］．北京：人民卫生出版社，2018.

［2］朱建华，阮列敏．产科重症治疗学［M］．杭州：浙江大学出版社，2018.

［3］刘兴会，贺晶，漆洪波．助产［M］．北京：人民卫生出版社，2018.

［4］魏丽惠．下生殖道上皮内病变的诊治和管理［M］．北京：北京大学医学出版社，2018.

［5］张信美，黄秀峰，郝敏．子宫腺肌症［M］．北京：人民卫生出版社，2018.

［6］李德爱，黄欧平，张国楠，等．妇产科疾病治疗药物的安全应用［M］．北京：人民卫生出版社，2018.

［7］丁焱，李笑天．实用助产学［M］．北京：人民卫生出版社，2018.

［8］郑勤田，杨慧霞．正常和异常妊娠［M］．北京：人民卫生出版社，2018.

［9］沈丹华．妇产科病理学诊断纲要［M］．北京：科学出版社，2018.

［10］陈常佩，李力，陆兆龄．妇科超声与临床［M］．北京：人民卫生出版社，2018.

［11］田秦杰，葛秦生．实用女性生殖内分泌学［M］．北京：人民卫生出版社，2018.

［12］李继俊．妇产科内分泌治疗学［M］．北京：科学出版社，2018.

［13］纪艳洁．瘢痕子宫妊娠与分娩［M］．北京：化学工业出版社，2016.

［14］张玉泉，王华．妇产科学［M］．北京：科学出版社，2016.

［15］司徒仪．中西医结合妇产科学妇产科疾病诊疗程序［M］．北京：科学出版社，2016.

［16］陈倩，时春艳，赵扬玉．妇产科疾病超声诊断路径［M］．北京：北京大学医学出版社，2016.

［17］杨慧霞，狄文．妇产科学［M］．北京：人民卫生出版社，2016.

［18］杨菁，徐望明，孙莹璞．宫腔镜诊断与手术图谱［M］．北京：人民卫生出版社，2015.

［19］刘兴会，漆洪波．难产［M］．北京：人民卫生出版社，2015.

［20］刘琦．妇科肿瘤诊疗新进展［M］．北京：人民军医出版社，2015.

［21］孔玲芳，张素莉，刘军敏，等．妇产科疾病诊疗程序［M］．北京：科学出版社，2015.

［22］徐丛剑，郭孙伟．子宫内膜异位症［M］．北京：人民卫生出版社，2015.

［23］李光仪．实用妇科腹腔镜手术学［M］．北京：人民卫生出版社，2015.

［24］闫金凤，韦秀宜．助产技术［M］．北京：人民卫生出版社，2015.

［25］林寒梅．妇产科中西医结合诊疗手册［M］．北京：化学工业出版社，2015.